教授 | 主任医师 | 硕士生导师 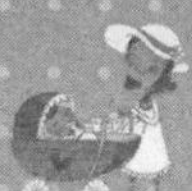 谢文英 主编

怀孕分娩

小百科

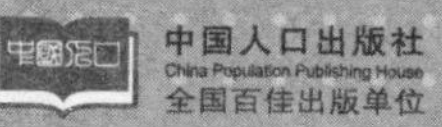

中国人口出版社
China Population Publishing House
全国百佳出版单位

图书在版编目（CIP）数据

怀孕分娩小百科 / 谢文英主编. -- 北京 : 中国人口出版社，2015.10

ISBN 978-7-5101-3709-9

Ⅰ. ①怀… Ⅱ. ①谢… Ⅲ. ①妊娠期－妇幼保健－基本知识②分娩－基本知识 Ⅳ. ①R715.3②R714.3

中国版本图书馆CIP数据核字(2015)第231349号

怀孕分娩小百科

谢文英　主编

出版发行　中国人口出版社
印　　刷　北京天正元印务有限公司
开　　本　710毫米×1000毫米　1/16
印　　张　16.25
字　　数　250千字
版　　次　2015年12月第1版
印　　次　2015年12月第1次印刷
书　　号　ISBN 978-7-5101-3709-9
定　　价　32.80元

社　　长　张晓林
网　　址　www.rkcbs.net
电子信箱　rkcbs@126.com
总编室电话　（010）83519392
发行部电话　（010）83534662
传　　真　（010）83519401
地　　址　北京市西城区广安门南街80号中加大厦
邮　　编　100054

前言

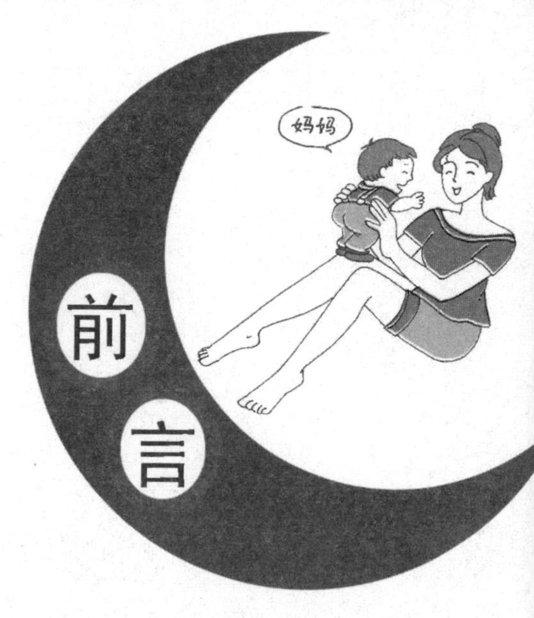

生儿育女是人生的一件大事，年轻的夫妇都希望能生育一个聪明、漂亮、健康的宝宝。这是每一个家庭的需求，更是整个社会进步的需要。因此，优生、优孕、优育非常重要。

怀孕分娩对一个女人来说，是一段美丽、神圣而并不轻松的生命历程。如何踏上这一转折性的历程并顺利度过这一时期，是每一对夫妻都应该掌握和了解的知识。为此，我们编写了《怀孕分娩小百科》一书，试图帮助新婚夫妻提高生活质量，做一对称职的夫妻和合格的父母。

本书重点介绍了孕前准备、身体调养、科学受孕及孕期保健、孕期饮食与营养、孕期各阶段胎儿的情况和注意事项、孕期常见的疾病及预防方法、顺利分娩的方法、产后护理、新生儿喂养等一系列内容，从而有助于年轻夫妇全面地了解和掌握怀孕和分娩的有

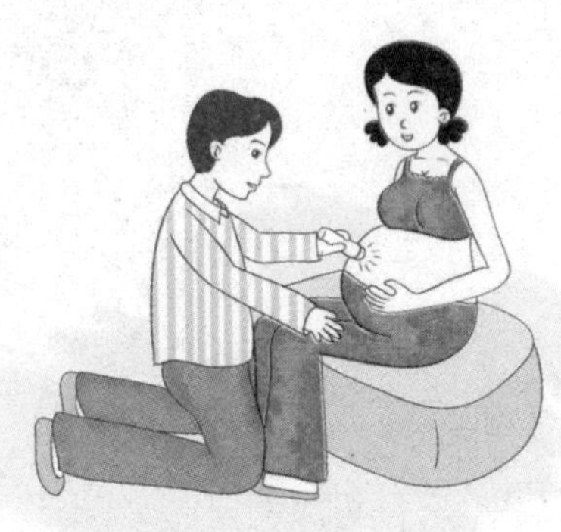

关知识，进而顺利地怀孕和分娩。

本书尽量避免解释“为什么”，着重介绍“怎么做”，从而能够让读者在很短的时间之内以最快捷的方式了解、掌握妊娠生活所必需的参照“方案”。从这个意义上说，该书必将成为孕妇所青睐的必备手册。

在本书的编写过程中，作者得到了孕产护理专家的大力支持和帮助，在这里向他们表示衷心的感谢！由于编写时间仓促，加之编者水平所限，难免有不当或遗漏之处，敬请同行及广大读者给予指正。

编者

2015 年 5 月

CONTENTS 目录

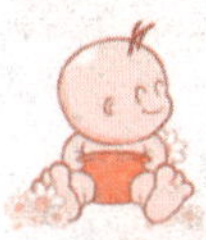

第一篇　孕前准备必修课

第一章　调养身体与优生

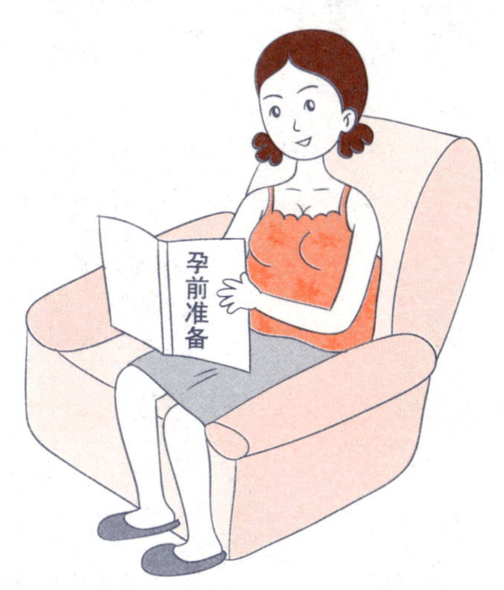

目录 CONTENTS

第二章　避孕与受孕

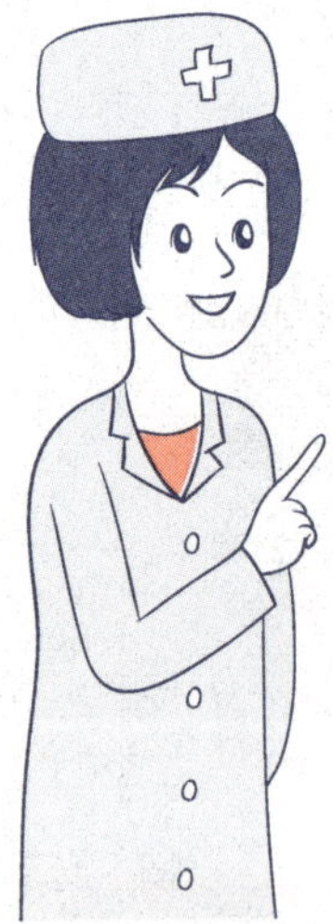

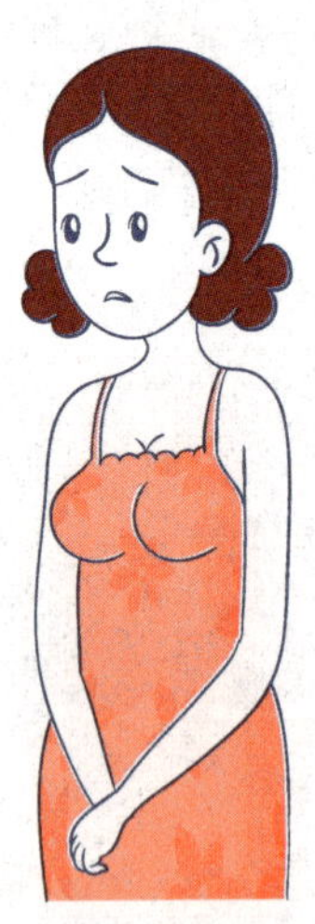

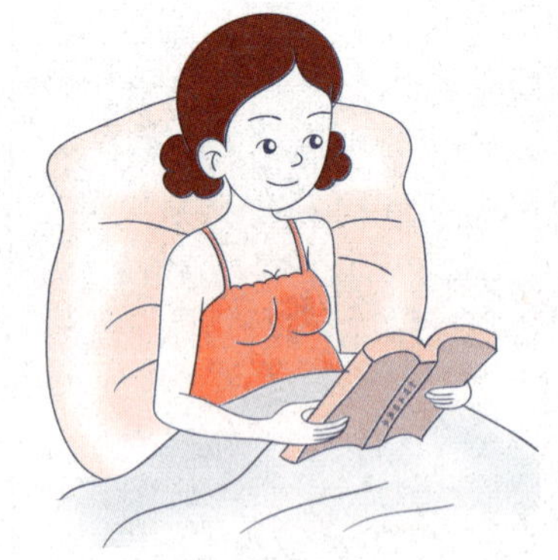

CONTENTS 目录

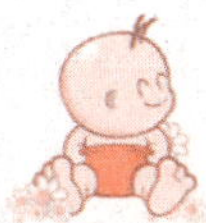

第二篇　孕期护理方案

第一章　孕初期要注意什么

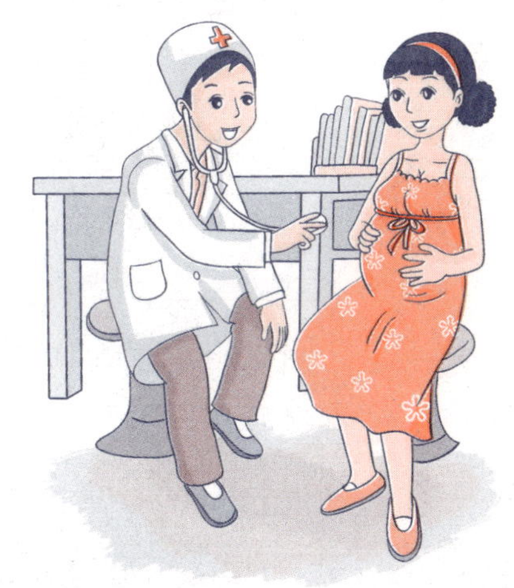

第二章　日常生活与保健

目录 CONTENTS

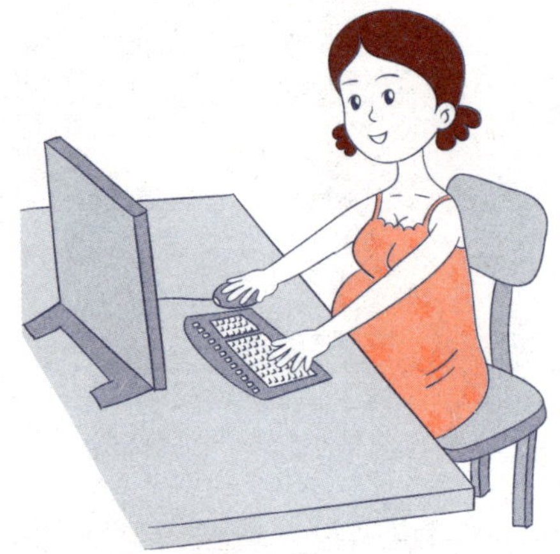

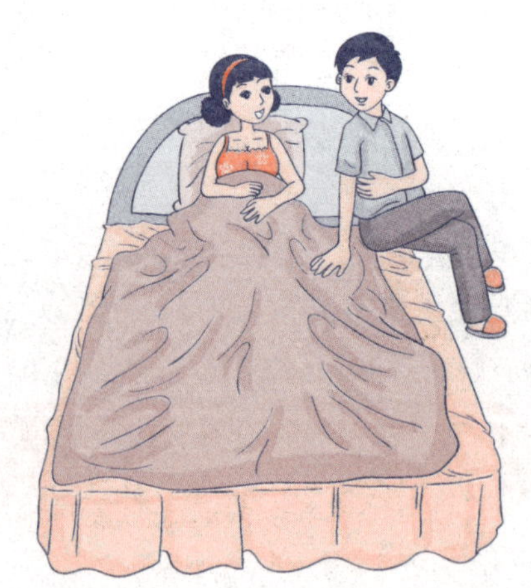

CONTENTS 目录

第三章　孕期营养须知

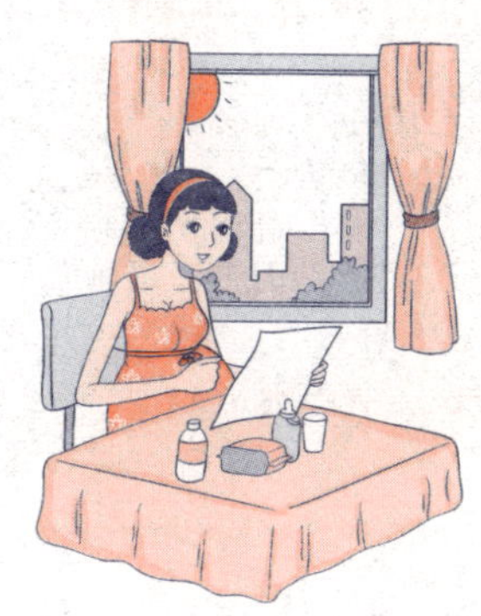

目录 CONTENTS

第四章　孕妈妈身体变化和胎儿发育

第五章　科学胎教方案

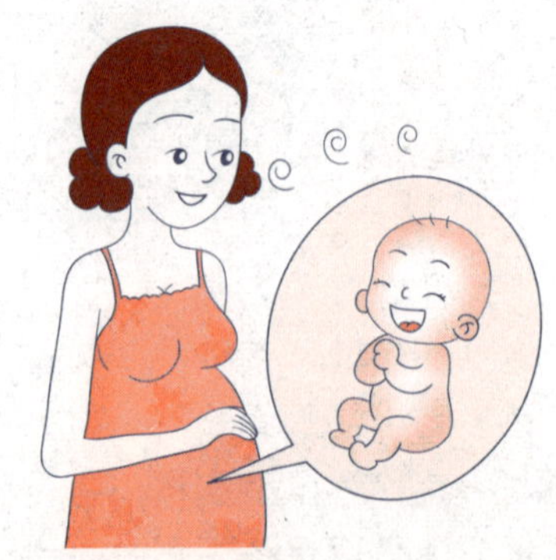

CONTENTS 目录

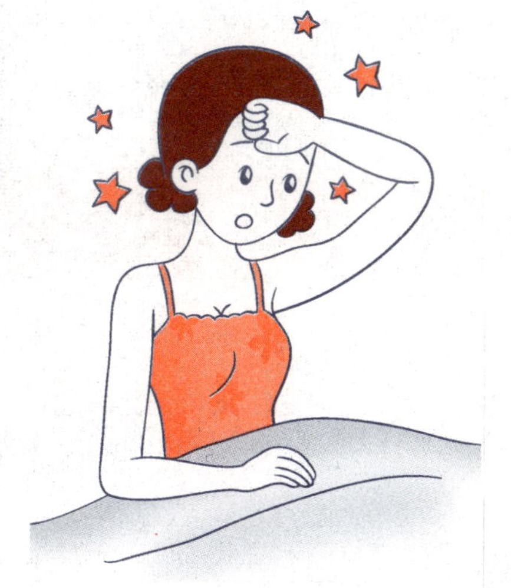

目录 CONTENTS

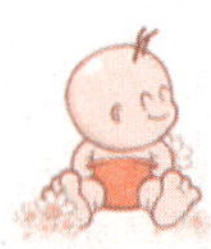

第三篇　顺利生个乖宝宝

第一章　为生产而准备

CONTENTS 目录

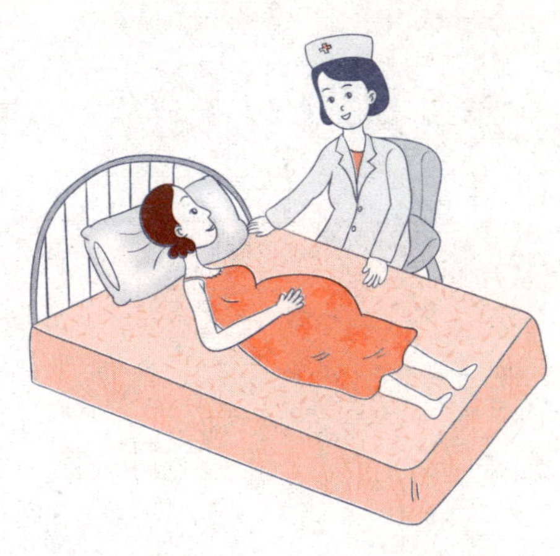

第二章　亲历分娩过程

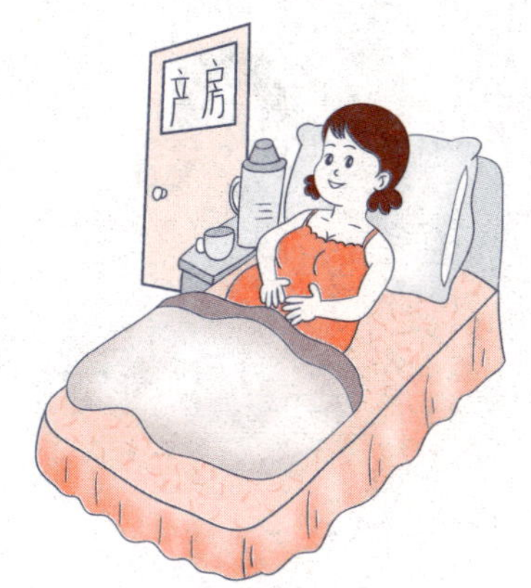

目录 CONTENTS

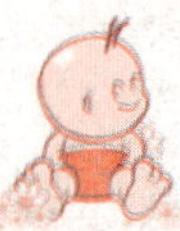

第四篇　新妈妈产后护理

第一章　月子中的保健知识

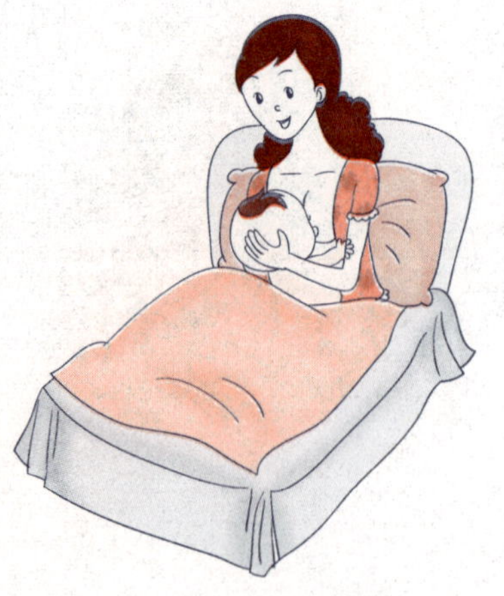

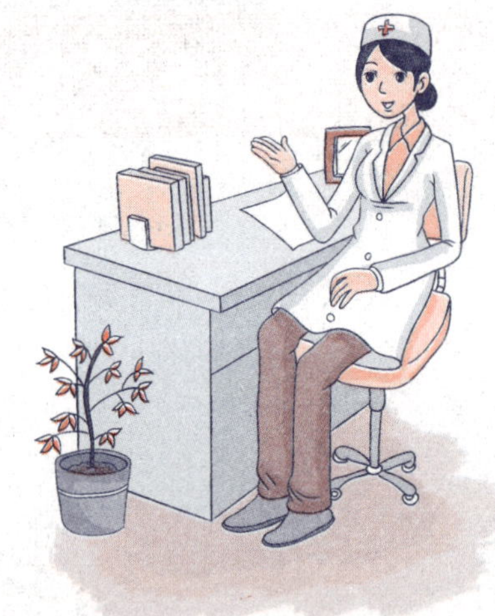

CONTENTS 目录

目录 CONTENTS

第二章　月子中的食谱

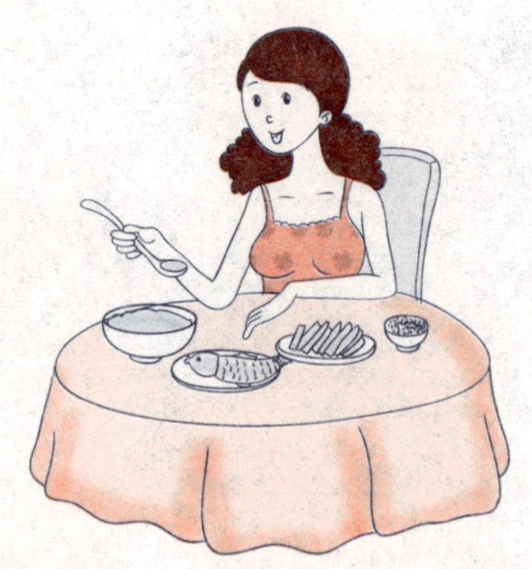

CONTENTS 目录

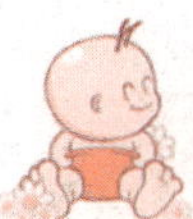

第五篇　新生儿护理与喂养

第一章　新生儿护理

目录 CONTENTS

第二章　新生儿喂养

第三章　新生儿疾病护理

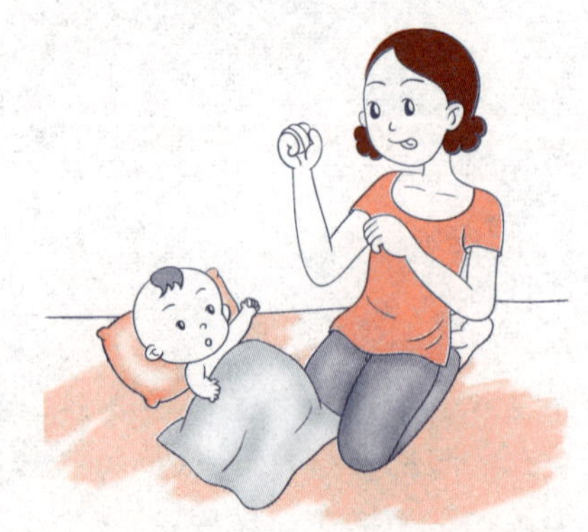

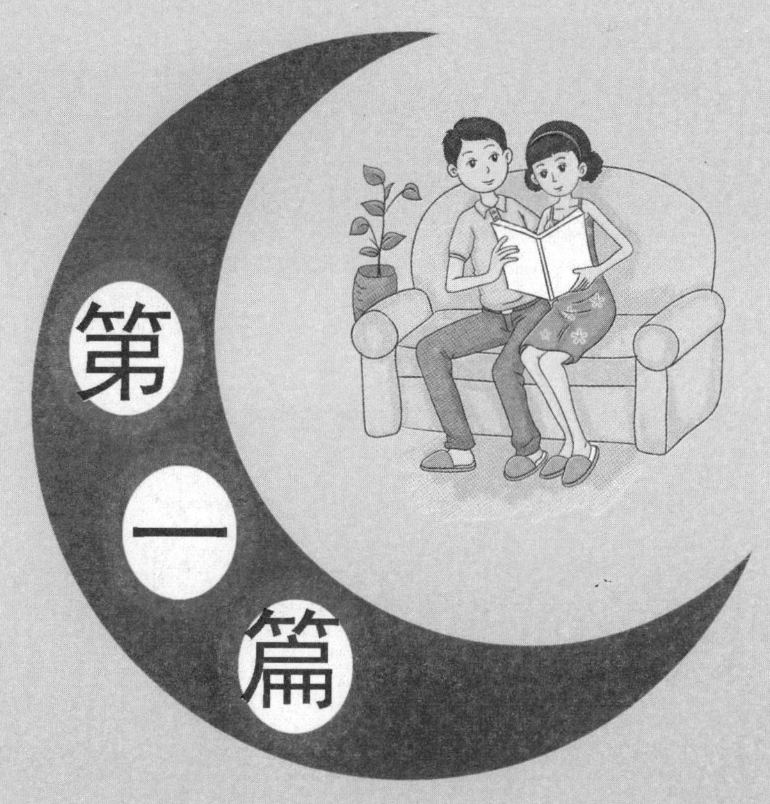

孕前准备必修课

为了使胎儿生长发育良好，达到优生的目的，首先要考虑有优质的精子、卵子。受孕时刻男女双方的身体健康状况及营养、精神因素，这些方面将直接影响受孕。为此，准备受孕时应认真调养夫妻双方的身体。

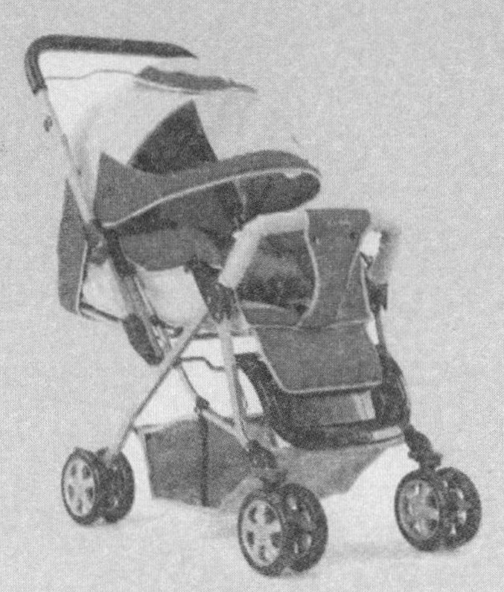

第一章 调养身体与优生

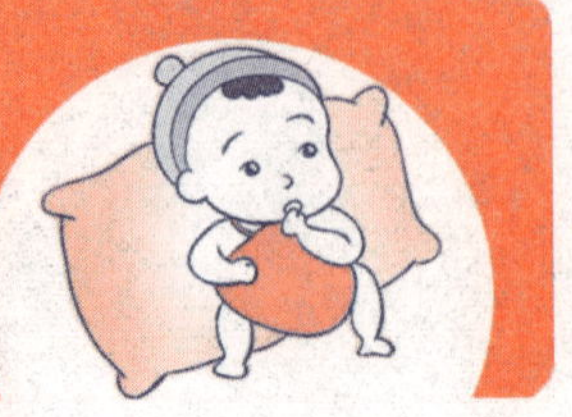

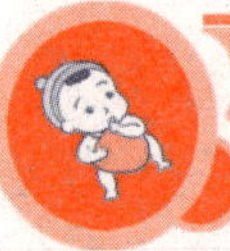

第一节 孕前给身体补充营养

准备孕育的夫妻所需要的蛋白质、脂肪、糖类（碳水化合物）、维生素与矿物质，要比非怀孕的夫妻多，适宜在专业人员指导下，掌握好所需营养的量。不同食物中所含的营养成分不同，含量也不等。应当吃得杂一些，不偏食，不忌嘴，什么都吃，养成良好的膳食习惯。

孕前为什么要加强营养

一般来说，人们比较重视怀孕后的营养。但实际上，孕前营养也很重要。

计划受孕前的食物不要太精细，食用五谷杂粮最好。加上花生、芝麻等含有丰富促进生育的微量元素锌和各种维生素，适量的含动物蛋白质较多的猪肝、瘦肉，以及新鲜蔬菜和各种水果，就会对男子精液的产生起到良好的促进作用，同时应注意食物不能太咸，尤其是炒菜应少放盐，过多摄入盐，可能是怀孕期间出现高血压和水肿的隐患。

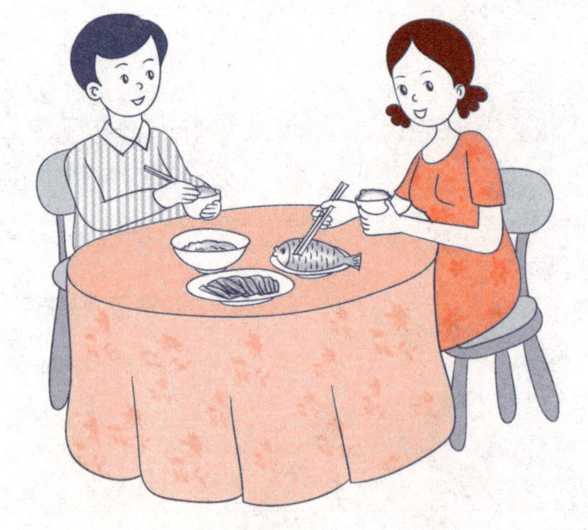

合理的饮食除能提供合格的精子、卵子外，还给准备受孕的妇女提供了在体内储存一定营养的机会。

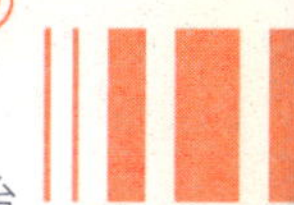

因为在妊娠早期，胚胎需要的营养还不是靠母亲每日饮食和通过胎盘来输送到胎儿体内的，主要是从子宫内膜储存的营养中取得的。倘若在怀孕前期营养不足，怀孕后又因妊娠反应较大，呕吐频繁，不思饮食，势必影响到胎儿大脑发育时所需要的营养供给。这是因为胚胎先发育大脑，在妊娠第10～16周这段时间，是胎儿大脑发育的第一个高峰，所以孕前一定要加强营养。

为了能生个健康聪明的孩子，妇女在想要孩子的时候，就必须做准备，开始适当增加营养。当然，具体从何时起做准备，增加什么营养，增加多少，还要因人而异。一般来说，到怀孕时能达到比一般人体质稍好一些即可。如果是营养状况一般的妇女，应该从孕前3个月开始，注意多摄入含优质蛋白质、脂肪、矿物质、维生素和微量元素丰富的食品，其中尤其不可忘记钙、铁、碘、维生素A和维生素C的摄入，要多吃些水产品、骨头汤、瘦肉、动物肝脏、新鲜蔬菜和水果等。这些食品会满足孕妈妈本身和胎儿各方面营养的需要，有利于孕产妇和胎儿、新生儿的健康发育。如果是自己觉得可能缺什么营养的妇女，可请医生检查，缺什么补什么。

孕前要补充蛋白质

蛋白质是构成人的内脏与肌肉以及健脑的基本营养素。妇女在孕初期正是胎儿内脏生成和分化的时期，也是脑开始发育的时候。如果妇女在孕前摄取蛋白质不足，就不容易怀孕，或者怀孕后由于蛋白质供应不足，胚胎发育迟缓，对健全内脏和脑大为不利，而且容易造成流产，或发育不良，出现先天性疾病及畸形。此外，孕妈妈缺乏蛋白质，产后母体也不容易恢复。有的妇女就是因为产前蛋白质摄取不足，分娩后身体一直衰弱，还会有多种并发症发生。

含有丰富蛋白质的食物有牛肉、瘦猪肉、鸡肉、肝类、鱼、蛋、牛奶、乳酪等；植物性含蛋白质丰富的有黄豆及其制品、大米、小麦、小米、红薯、花生等。

成年人每千克体重每天应提供蛋白质1～1.5克，准备生孩子的青年妇女应为1.5～2克，这样才能为怀孕做准备。

所以，妇女孕前补充蛋白质有非常重要的意义，准备要宝宝的妇女孕前一定要做好补充蛋白质的工作。

可净化体内环境的食物有哪些

吸烟的夫妻或长时间在灰尘环境中工作的纺织工、清洁工、矿工、教师及接触过烟尘与毒品的人，在怀孕

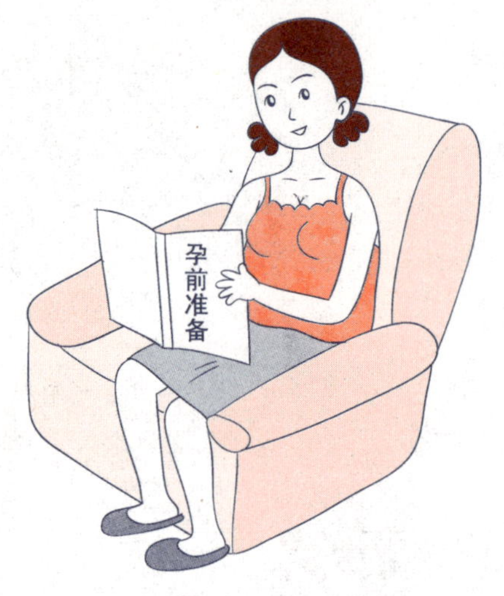

前多吃一些有利于净化人体内环境的食物是必要的。这些食物在计划怀孕前6个月多食用，对怀孕和优生是有利的。可以净化人体内环境的食物主要有以下几种。

（1）**畜禽血** 猪、鸭、鸡、鹅等动物血液中的血蛋白被胃液分解后，可与侵入人体的烟尘发生反应，增强淋巴细胞的吞噬功能。猪血中富含氨基酸、铁、铜、锌、钴、钙、磷、钾、硅等人体必需的营养物质，特别适宜体弱及贫血者的食用。

（2）**春韭** 春韭又称起阳草，富含挥发油、硫化物、蛋白质、纤维素等营养素。其粗纤维可帮助吸烟饮酒者排泄体内的毒物。

（3）**木耳** 木耳营养丰富，其含有较多的胶质，有润肺和清涤胃肠的功能，因而为棉、麻、毛纺织工人清除体内污物及异物的保健食品。

（4）**海鱼** 富含有多种不饱和脂肪酸，能阻断人体对香烟的反应，增强身体免疫力。

（5）**豆芽** 无论黄豆、绿豆在发芽时产生的多种维生素都能够清除体内的致畸形物质，还能促进性激素生成。

孕前为什么要补充叶酸

叶酸有抗贫血性能，还利于提高胎儿智力。人体内叶酸缺乏，将引起

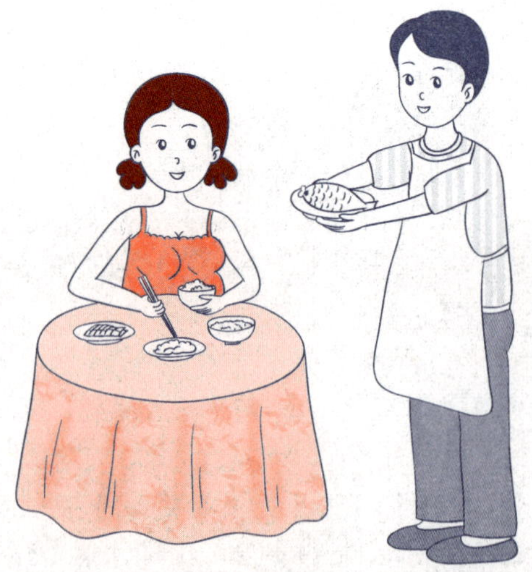

红细胞中核酸合成受阻，使红细胞的发育和成熟受到影响，因红细胞比正

常细胞的体积大但个数少，称之巨幼红细胞性贫血。同时还可影响粒细胞、巨核细胞及其他细胞。巨幼红细胞性贫血以婴儿和妊娠期妇女较多见。此症可用叶酸治疗，所以，叶酸又称抗贫血维生素（叶酸又叫维生素 M）。

叶酸广泛存在于绿叶蔬菜中，肉、鱼、蛋、肝脏、小麦、胚芽、豆类、谷物、花生中也含有叶酸。

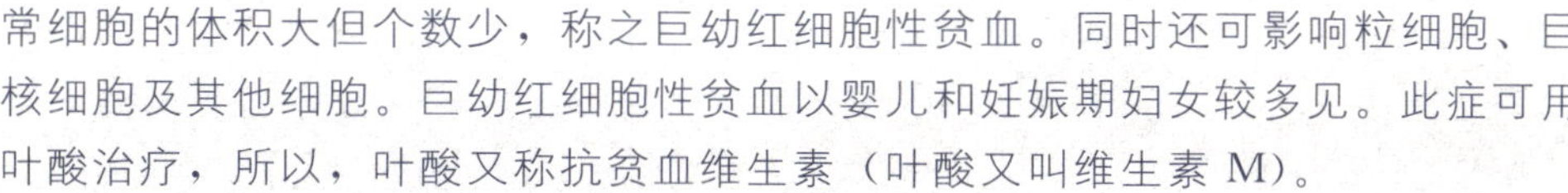

准爸爸为什么也要加强营养

妻子怀孕需要准爸爸的阴茎进入女方阴道，射入精液和精子，经过子宫、输卵管，才能完成与卵子“相会”的生育使命。而男子生殖系统中，精液腺、前列腺和尿道球腺等各自分泌不少液体，它们联合组成精液浆。精液浆担负着输送数万计的精子去女性阴道的“保驾”任务。精液浆和精子共同组成精液。

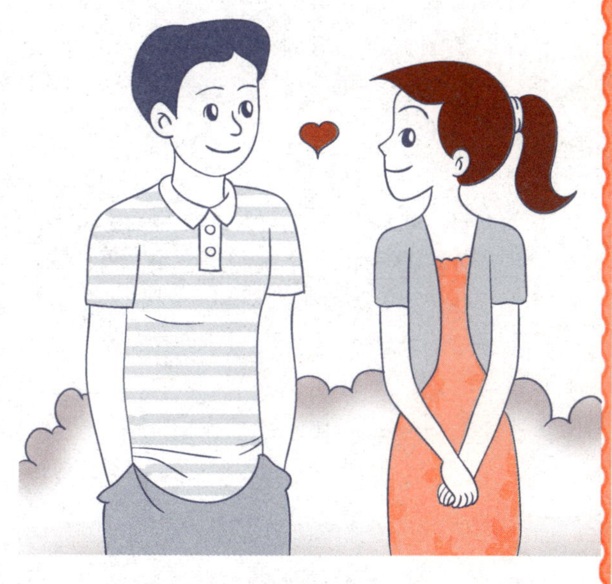

精液浆的主要成分是水，占总量的 90% 以上，使精液浆呈液态并能流动，便于对精子输送。因为精液浆负责供给精子生存的营养物质，是精子的“粮仓”，所以精液浆里还含有果糖、山梨醇、白蛋白、胆固醇、钠、钙、锌、钾、维生素以及多样的酶类物质，既为精子提供营养与能量，又可激发精子的活动，所以，妻子准备怀孕时，丈夫需要多吃富含以上营养成分的食物，以利于精浆更充分，质量更高，为精子进入阴道与卵子结合“保驾护航”。

提高身体素质有什么意义

有些青年男女平时不注意锻炼身体，在妊娠之后才开始讲求优生，这自然比不讲求要好，但是终究显得有些迟了。

优生应始于择偶，择偶的科学意识，显然应包括对意中人身体素质的考察。新婚之后，为保持身体素质的良好状态，最关键的一条是建立有助于两性生活健康化的节律和格调。这不仅是家庭生活幸福的源泉，从生育观点看来，也关系到未来的父母所经常分别产生的生殖细胞——精子和卵子能否始终处于最佳性状，并有利于新生命在形成过程中获得优良遗传基因的第一个生存环境。

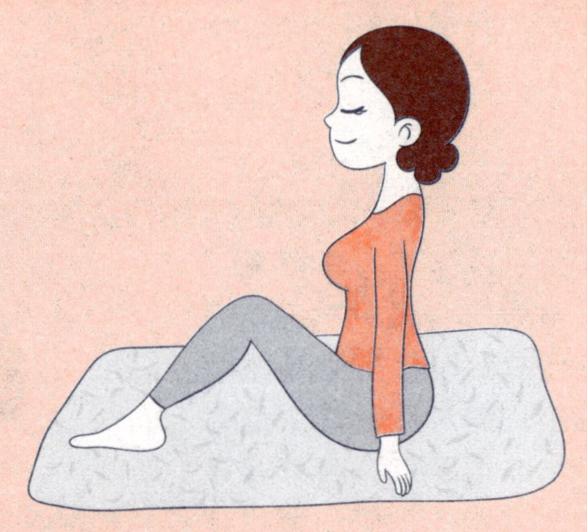

孕前身体素质调养方式，最关键的是夫妇要分别坚持进行健美活动，包括健美运动和有益于健美的艺术活动。沉湎于自我封闭式的新婚生活，无节制地纵欲则是重要的“禁忌”。保持健康的精神状态，是身体素质向正常发展的“精神卫生”条件，万万不可忽视。

孕前补锌的作用是什么

锌对人体的生理作用是相当重要的。多吃点“金属”元素有利于妇女受孕。青少年缺锌可能出现性发育缓慢，性成熟延迟，性器官幼稚型，性功能下降，男性精子减少，女性第二性征发育不全，月经不正常或停止。

锌是人体内一系列生物化学反应所必需的多种酶的重要组成部分，对人体的新陈代谢活动有重大影响。缺锌会导致味觉及食欲减退，减少营养物质的摄入，影响生长发育。孕妈妈缺锌，就会影响胎儿，生长发育迟缓，身体矮小，甚至出现胎儿畸形。

看来，锌对妇女怀孕和胎儿生长发育都有重要作用，所以，在准备怀孕时

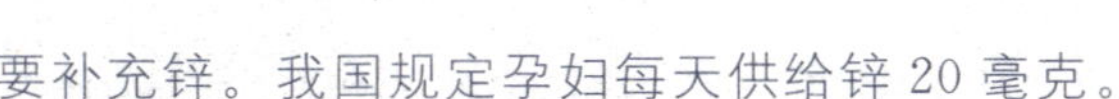

要补充锌。我国规定孕妇每天供给锌 20 毫克。

含锌丰富的食物有豆类、小米、萝卜、大白菜、牡蛎、牛肉、猪肉、茶叶、花生酱、鸡肉、面粉等。

成人每天的锌需要量大约为 15 毫克，孕妈妈还应在此基础上增加一些。

创造和谐的孕前心理环境

对于新婚夫妇来说，心理环境的内容十分丰富，包括夫妻彼此在气质上的互补和性格上的协调等等。和谐的孕前心理环境有这样几个鲜明的特征：

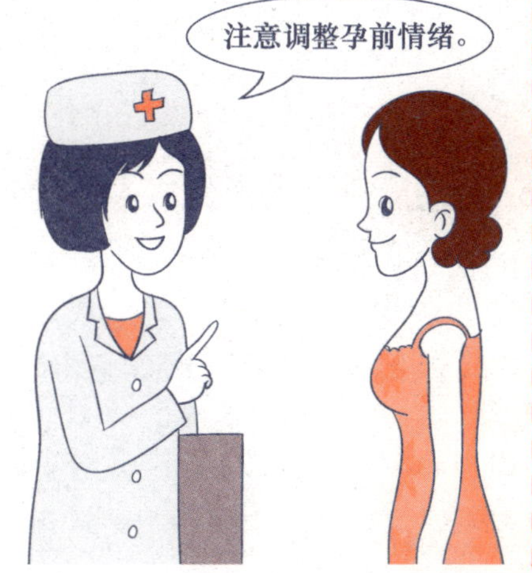

(1) 夫妻善于主动调节相互之间的心理平衡，当一方由于气质上的或性格上的原因失去正常的心理状态时，另一方要善于引导对方摆脱困境。

(2) 善于安排适宜的生活节律，以消除某种容易导致心理失调的因素。

(3) 彼此都善于在特定情况下，加大自身处理与对方关系中的“容忍度”。平常有可能要进行适当争论的非原则性问题，这时可先容忍下来，留待以后适当的时机解决，也可借其他方法使之自然消化。

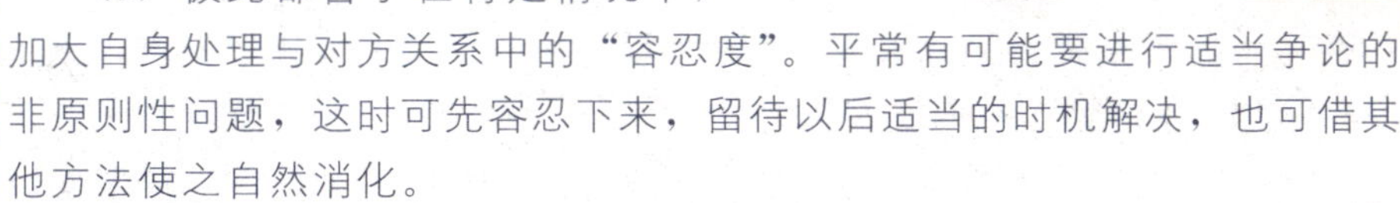

准爸爸需要注意的问题

现代科学认识到，婴儿出生质量不仅仅与妇女的孕期状况有关，与男人也有着同等重要的关系。男人育前保健同妇女孕期保健、围生期保健一样，值得准备做父亲的准爸爸高度重视。为了生一个健康、聪明的宝宝，男人应该了解下面的知识。

已知对精子有毒害作用的物质包括：①某些化学制剂，如苯、甲苯、油漆涂料、二硫化碳、杀虫剂、除草剂等；②某些重金属如铅、汞、镉等；③某些麻醉药品、化疗药物；④放射线；⑤成瘾性毒品，包括大麻、高浓度烟草、烈酒等。这些有毒物质可作用于男性生殖系统，直接毒害生殖细胞。它们或杀死尚未成熟的精子或使精子畸形，破坏其遗传基因。当受到毒害的精子或畸形的精子与卵子勉强结合之后，胎儿发育就会出现障碍，从而导致流产。因此，男人育前保健，关键有两点：一培养良好的生活习惯；二避免接触有害物质。吸毒者应戒毒，吸烟者应戒烟，嗜酒者应戒酒。工作环境存在有毒物质时，应积极采取保护措施。而所有以上准备工作均应在其妻子准备怀孕前 5 个月左右开始进行，因为精子的成熟需要两个多月的时间，而不是今天想要孩子，今天或昨天戒酒就能解决问题。

另外，男子育前保健还包括饮食营养、体质健康、心情愉快、夫妻恩爱等社会、心理、生理诸多方面。做好这些准备，可为孩子的健康打下一个良好的基础。

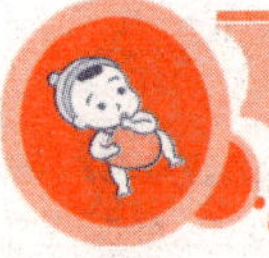

第二节　这样准备最有效

首先，未来的父亲要把烟酒戒掉；尽量避免到污染严重或不卫生的场合去；进行体育锻炼，强健体魄，提高身体综合素质；合理安排家庭生活，保持夫妻间的感情融洽；防止病毒感染，慎服中、西药及各种补品。这一切都有了理想的结果后，还要充分做好生理准备和心理准备。

科学择偶是优生的先决条件

从恋爱到结婚，不仅仅是两性的结合，个人的幸福，而且还涉及子孙后代。青年男女发育成熟，开始恋爱而后结婚，组成家庭，还将发生两性的结合，新生命的诞生，从而产生一系列的生物学和社会学后果，是影响着民族素质的大事。因此，优生应从恋爱开始，科学选择所爱的人是首要重要条件。

在恋爱时，青年男女往往会受到爱情的影响，不够理智，容易产生错误的恋爱思想，这些错误的恋爱思想将会给婚后的生活带来很多不必要的麻烦，所以青年男女在恋爱时，一定要做到心中有数，如恋爱双方有没有近亲血缘关系？恋爱双方的家族有没有遗传性疾病方面的问题？男女双方自身有没有相同的疾病？男女双方的身体状况是否允许很快结婚等。并认真做好婚前体检，征询医生的意见，得到有益的忠告，进而理智地决定婚姻大事和科学地安排婚后的

生活。

当然，在强调理智和科学的时候，并不是说不要感情，感情也是一

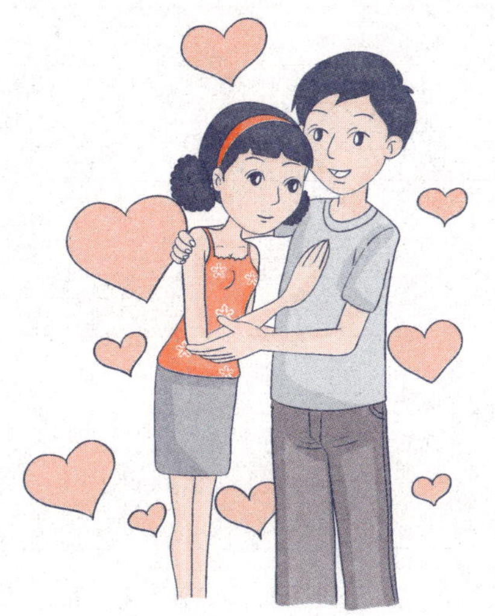

个科学问题，感情可以影响生育质量，父母间的感情对子女的身心健康有直接作用，所以，选择配偶还必须要以感情为基础。

向医生咨询优生方法

为了下一代的健康生长，夫妇双方应该到医院进行优生咨询。

优生咨询是指医生或其他专业人员对遗传病或先天畸形患者或其亲属提出的有关该病的病因、遗传方式、诊断、防治以及在亲属子女中再发此病的风险率等问题进行解答，并就患者及其亲属的婚配与生育等问题提出建议与指导，从而控制某些不良因素，预防胎儿发育缺陷，以达到优生目的。

优生咨询的内容包括：

（1）**婚前咨询** 对即将结婚的男女进行全身健康检查和生殖器检查，询问病史及有无遗传病、先天性疾病家族史等，了解双方情况是否适合婚育，并进行婚育指导。如男女双方属近亲应制止结婚，对患有严重的遗传病、重度智能低下等病症者应劝阻其结婚。有些疾病患者暂时不宜结婚，而对有些疾病患者，医生应动员婚前做绝育。

（2）**孕前咨询** 为了保证孕期母婴的健康，有利于优生优育，需要选择最佳的生育年龄，安排理想的受孕

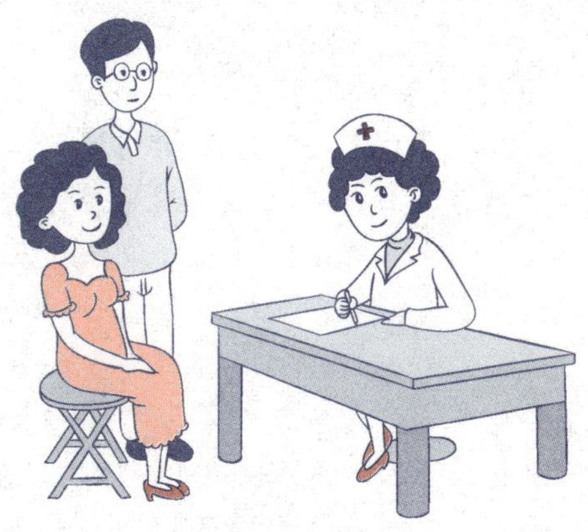

时机。孕前除需要考虑母亲的年龄和健康因素外，一些不良的环境因素也会影响受孕，需要在孕前进行咨询，以采取必要的措施，如女方患有某些慢性疾病或肿瘤、长期接触有毒有害物质、有病毒感染史等。若孕前不做处理，对优生极为不利。

（3）**孕期咨询** 孕期咨询要从早孕开始。有适应症者要在孕早期或在孕中期进行产前诊断，以便在发现胎儿异常时及时中止妊娠。孕期咨询内

容中最多见的是：有异常孕产史者的咨询，如习惯性流产史、死胎史和胎儿畸形分娩史；此次妊娠患病或有不良接触史的咨询，如孕期严重拒食、呕吐、先兆流产，妊娠期患病、用药或其他不良接触史，妊娠期发热、低热，避孕失败造成的妊娠等。孕妈妈从早孕开始就应接受孕期指导，发现问题及时处理，这样就可以预防严重妊娠并发症或胎儿发育异常，有利母婴健康。

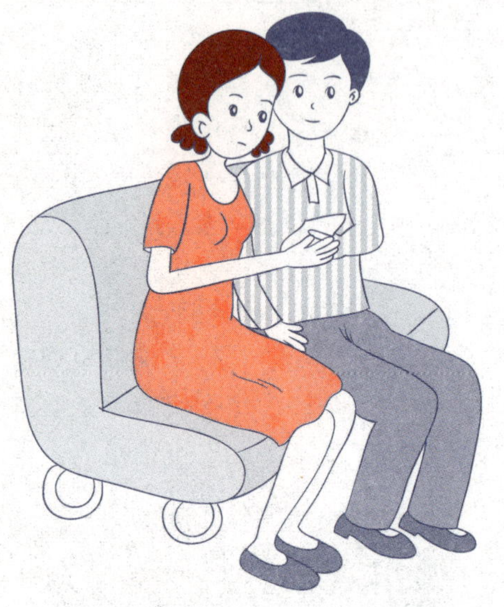

做一个周全的孕前计划

怀孕前先做一个周全的计划会给妊娠带来好的开始。这样，不但可以在心理上做好怀孕的准备，而且能够采取一些措施，以增加受孕的机会，最终拥有一个健康又聪明的宝宝。

(1) 受孕前半年完全停止服用避孕药。

(2) 提前进行风疹疫苗的预防注射。

(3) 家中若养有宠物，如猫、狗、小鸟等，请送给亲友或寄养在亲友家中。

(4) 若准妈妈长期患病，向医生仔细咨询安全的用药和治疗方法。避免做 X 线、CT 检查，不轻易服用不利优生的药物。

(5) 保证自己的工作对胎儿没有危害，生活起居环境舒适宁静。

(6) 及早开始服用叶酸等微量元素，保证均衡、充足的营养。

(7) 采用健康规律的生活习惯，保证充足的睡眠，不过于劳累。

(8) 积极锻炼身体，制订健身计划，使身体、情绪处于最佳状态。

(9) 准爸爸也要积极提前准备，远离有害物质，戒除不良嗜好，保证精子的质量和数量。

做好充足的心理准备

孕育后代对于每一对夫妻来说，都是其人生中的一件大事，是两人要共同经营的“事业”，这就要求我们做好全面的准备，只有了良好的身体条件、物质条件、环境条件等，这些是不够的，同时还要做好心理准备。每对计划怀孕的夫妇在做出决定前，都要冷静的考虑一些与孕育有关的实

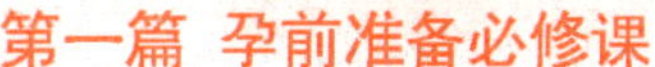
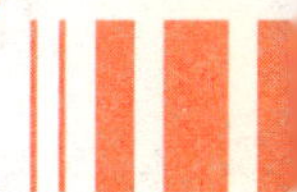

际问题，这是很必要的，也是很明智的。在怀孕前到底应做好哪些方面的心理准备呢？

(1) 夫妻之间的爱情是否经得起孩子的考验 要知道有了孩子，夫妻之间就有了一个“第三者”，这个“第三者”给他们带来的不光是生活的负担，社会的责任，而且还要在你们的情感世界中掠取一部分“领地”，这势必会冲淡夫妻之间的爱情，对此，夫妻二人要做出很好的选择，并且要在做好为人父为人母的同时还要做好为人夫为人妻的双重角色准备。

(2) 关于孩子是否是你们双方都希望拥有的 受传统思想的影响，认为男女结婚就是为了生育后代，延续种族。但在当今社会，随着社会的发展，文化素质的提高，越来越多的人对婚姻爱情有了更深刻的理解，有很多的青年男女，他们不再为续“香火”而结合，更多的是出于爱而结合，所以在婚后，就有可能在生育孩子上产生矛盾。当然还有其他一些方面的原因，如觉得自己不够成熟，还不可能很好地教育孩子等，这些都会影响到夫妻二人在孕育孩子这件事上产生矛盾。

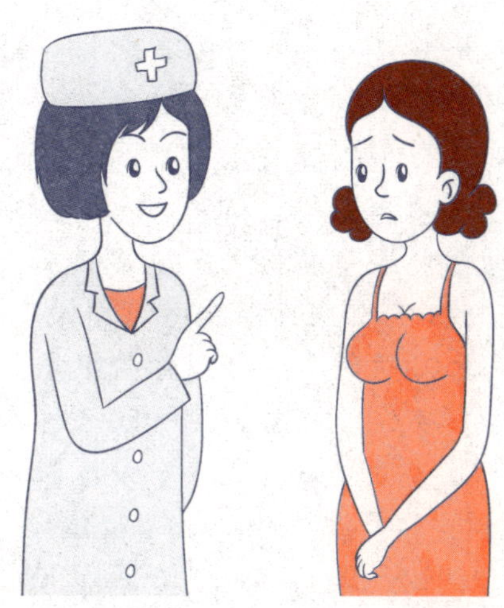

(3) 孩子是否会影响你们为之奋斗的事业 有了孩子你们就要为孕育孩子做出贡献，这多少都会牵扯人的精力，尤其是女性，对孕育孩子的付出要比男性多得多，有的女性为了孩子甚至放弃了自己喜欢的事业，成为专职的家庭主妇，以至她们在事业中成为失败者。所以在计划孕育之前一定要考虑清楚，从实际出发，争取做到事业、孕育双丰收。

(4) 你的家庭经济能力是否足够负担养育一个孩子 一个新生命的诞生，给人们带来欢乐的同时也给人带来负担，孕育孩子需要家庭经济作后盾，所以在计划孕育前，一定要考虑这一点，如果经济条件暂时跟不上，最好暂时不要孕育孩子。

除了我们上面所讲述的情况外，还有很多外在原因需要夫妻二人在计划孕育前纳入自己的考虑之中，所以年轻的父母在计划孕育前一定要做好各方面的心理准备，只有这样才能从心理上真正接受孕育孩子的事实。

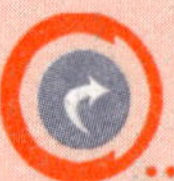

孕前准备好住房

房屋是孕育后代所必须的条件之一。孕育后代的房屋不论豪华还是简陋，首要考虑的是有充足的阳光照射、良好的室内保温设施和空气通畅等方面的问题。阳光照射是保证身体中钙吸收的必要条件，缺乏阳光照射将影响孕、产妇及婴儿的身体健康及骨骼的生长发育。房屋空气通畅对于母子的健康很有益，如果住房空气质量不好、污浊，各种细菌和微生物易于滋生，严重威胁着母子的健康。如果房屋的保温性太差，天气寒冷时，产妇和婴儿的抵抗力弱，容易受凉、患病。所以在怀孕前一定要维修好房屋，增设取暖设施，擦洗玻璃，增加照明设施等。

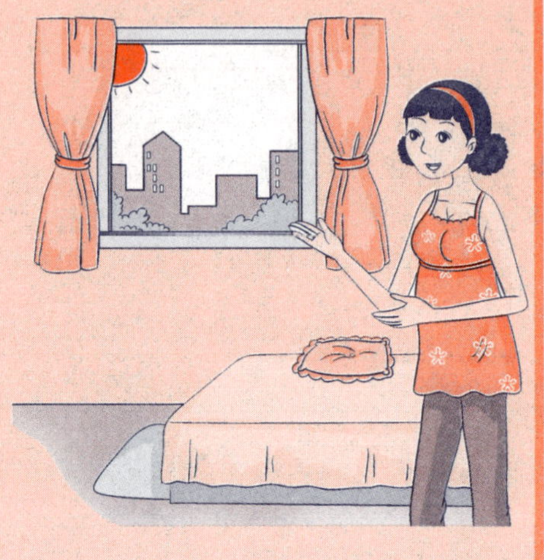

需要改变的避孕措施

当今社会竞争激烈，许多年轻夫妇都选择婚后暂时不要孩子，等事业有成，经济稳定后，才考虑生育之事。这是值得提倡和鼓励的，但有些人却又因此而产生了疑问：避免生育当然就得使用避孕措施，现在的人们大多采用口服避孕药的方法避孕，很多人担心今后会在怀孕时怀上畸形胎儿，因而忧心忡忡，甚至有些人要求人工流产。避孕药的致畸效应确实存在，但是也不必过于担心，研究表明，避孕药的致畸效应与停药后受孕的时间间隔密切相关，只要在停药后掌握好怀孕时机，胎儿的安全和健康就有保障。

国内外的医学工作者对避孕药的致畸效应进行了大量、细致的研究。研究资料显示：

在妊娠前 6 个月内曾服用避孕药的妇女，其自然流产胎儿染色体畸变率有增高趋势；妊娠时误服避孕药以及停药后 1 个月内妊娠的胎儿，其先天畸形发生率有增高的趋势；大剂量避孕药对人体细胞 DNA 有损伤作用，但停药后可

以修复。药物避孕刚停药后不宜受孕。停药后1～3个月，机体即可恢复排卵，但此时不宜妊娠。避孕药有抑制排卵和干扰子宫内膜生长发育的作用，怀孕后产生质量不高或畸形胎儿的可能性也增高，最好在怀孕前6个月就停用。一般六次正常的经期后，身体基本恢复正常周期，这时尝试怀孕，受孕成功率和质量会有保证。在这期间可以用避孕套、子宫帽等避孕措施防止怀孕。若在恢复正常周期前怀孕，胎儿的质量将难以保证，预产期的计算也较为困难。万一在此期间怀孕，应主动到医院就诊，向妇产科医生说明详情，咨询意见，必要的情况下可以进行染色体、羊水的检测及超声波检查，以正确处理此次妊娠。

目前在我国旅行结婚者甚多，这些新婚夫妻多数不带避孕工具和避孕药品。并且由于新婚性生活比较频繁，不但精子质量不好，而且旅游途中往往生活起居没有规律，饮食失调饥饱无常，加上过度疲劳和旅途颠簸，可影响孕卵生长或引起子宫收缩，易导致流产或先兆流产。

人工流产或早产的女性怎样怀孕

人工流产、早产的妇女应在至少3个月后才可以再次怀孕。因为人工流产或早产后子宫的恢复最少约需3个月左右，而有些器官的完全恢复时间还要更长一些，因此在1年后怀孕最好。

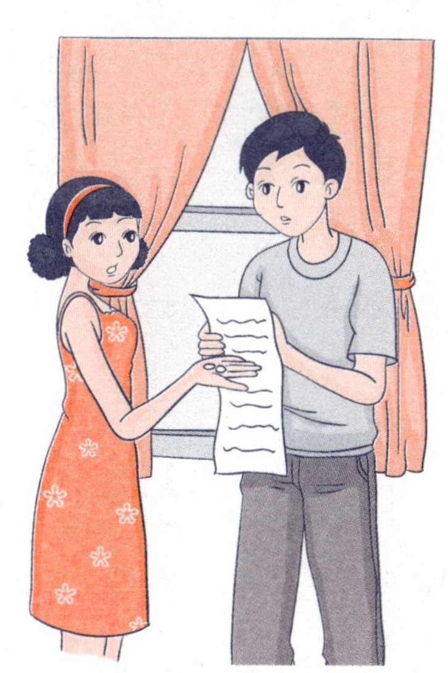

无论人流或早产，都已经进入了一个妊娠的过程。只要一开始妊娠，身体各器官都会为适应怀孕而发生一系列相应的变化，如子宫逐渐增大变薄；子宫峡部逐渐伸展拉长变薄扩张成为子宫的一部分；卵巢增大，停止排卵；乳房增大，腺管发育；心肺负担和功能增强，心排出量增加，血压变化，循环血容量增加；内分泌系统发生变化等。这一系列的变化要完全恢复，机体需要长时间的调整。妊娠是一个需要多方面、多系统协调和配合的复杂精密的生理过程，无论哪一方面准备不协调，都会影响妊娠的过程及质量。在机体，尤其卵巢功能、子宫内膜、激素和内分泌调整好之前发生的妊娠，卵子质量、授精卵着床和胚胎的发育都不可能得到很好的保证。

剖宫产后的怀孕

剖宫产后的妇女至少需要2年以上才能怀孕。因为剖宫产对子宫造成创伤、损害，子宫切开后，子宫壁留下瘢痕组织。不仅子宫内膜的功能恢复，瘢痕组织机化、修复需要较长时间，而且其弹性、韧性和厚度都与正常的子宫肌肉有很大的差别。在子宫疤痕还没完全修复时怀孕，由于以上差别的存在使得子宫正常的收缩节律性失调，在子宫扩大和（或）收缩的过程中肌纤维容易发生断裂。同时，手术后的子宫功能及内膜的修复如不彻底就怀孕，将不能为受精卵的着床和胎儿的发育提供良好的生长环境，如果术后过早怀孕、分娩，极容易发生不协调性宫缩、子宫破裂、胎儿死亡等一系列严重并发症及后果，可威胁母婴生命。

孕前需要注射的疫苗

目前，我国还没有专为孕前女性设计的免疫计划。但专家建议计划怀孕的女性最好于孕前注射风疹疫苗和乙肝疫苗。这两种病毒可通过胎盘垂直传播给胎儿，造成胎儿畸形或死亡等极为严重的后果。但这两项疫苗在注射之前都应先确认未感染风疹和乙肝病毒。另外，有些疾病在哺乳期可通过乳汁传播给胎儿，注射一些疫苗对母子都是有百利而无一害的。医学专家建议在怀孕前可注射以下疫苗进行预防：

（1）**风疹疫苗** 风疹病毒通过呼吸道传播。风疹病毒会导致胎儿先天性畸形、先天性耳聋等；早孕期感染风疹病毒会出现先兆流产、流产、胎死宫内等严重后果。因此，为了避免妊娠初期感染风疹病毒，可在怀孕前注射风疹疫苗。如果妊娠初期感染风疹病毒，专家建议人工流产结束此次妊娠。风疹疫苗注射后大约需要3个月的时间，人体内才会产生抗体，所以应在怀孕以前至少3个月时注射。疫苗终身免疫，注射有效率在98%左右。

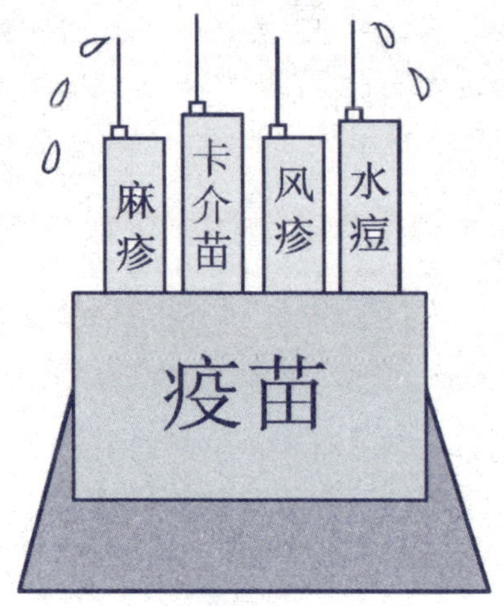

（2）**乙肝疫苗** 乙型肝炎的重要传播途径是母婴垂直传播。在计划怀孕前9个月注射，注射按照0、1、6程序。第一针后1个月时注射第二针，6个月时注射第三针。免疫率可

达95%以上，有效期在7年以上。一般在注射后第5、6年时可加强注射一次，可以有效的延长免疫时间。

除了注射上面介绍的几种常见的疫苗外，应根据自己的需求，咨询医生，选择注射一些疫苗：

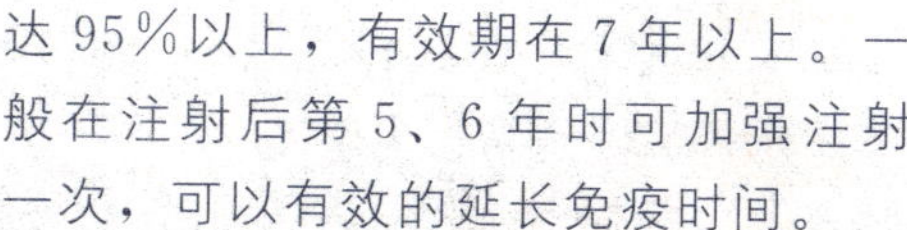

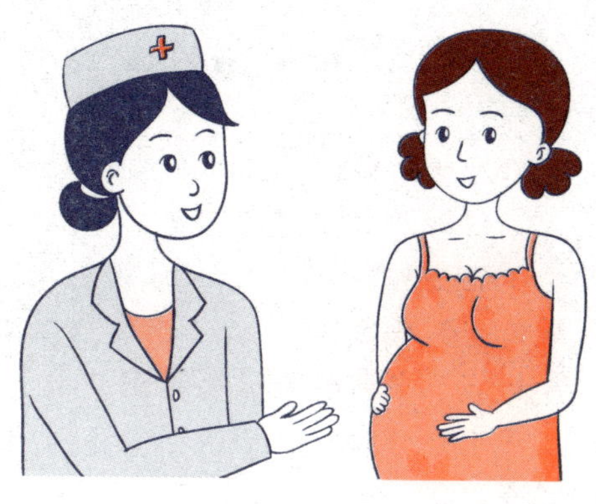

（1）甲肝疫苗 甲肝病毒通过水源、饮食传播，妊娠期抵抗力减弱，极易感染。专家建议高危人群（经常出差或经常在外面吃饭）应该在孕前至少3个月注射甲肝疫苗，其免疫时间可达20～30年。

（2）水痘疫苗 国外的免疫计划规定13岁以下的儿童、未怀孕的育龄女性以及从事教师和医疗保健行业的人都应注射水痘疫苗。早孕期感染水痘可导致胎儿先天性水痘或新生儿水痘，怀孕晚期感染水痘可能导致孕妈妈患严重肺炎甚至致命。应在受孕前至少3个月注射水痘疫苗，其免疫时间长达10年以上。

（3）狂犬疫苗 孕早期应当尽量避免注射狂犬疫苗。只有在被动物严重咬伤，而且征求妇产科医生的意见后，才能考虑注射。注射药品应选择进口的维尔博狂犬疫苗。在咬伤后立即注射第一针，而后第3天、第7天、第14天、第30天各注射一针。

（4）流感疫苗 流感疫苗孕前注射的意义不大，可根据自己的身体状况自行选择。

（5）气管炎疫苗、肺炎疫苗 患有慢性气管炎及抵抗力较弱的计划怀孕妇女，可以注射气管炎疫苗、肺炎疫苗，但都应至少在受孕前3个月注射。

已纳入免疫计划的卡介苗、脊髓灰质炎糖丸疫苗、百白破三联疫苗、乙型脑炎疫苗（简称乙脑疫苗）、流行性脑脊髓膜炎疫苗（简称流脑疫苗）应该在成年前已经注射完毕。

孕前需要治疗的疾病

计划孕育后代时，夫妻双方都应进行体格检查，排除一些对孕育有影响的疾病，确保妊娠的顺利进行和胎儿的健康。如有疾病，要在医生的指导下根据病情的性质和症状决定能否妊娠，但有一些疾病应在怀孕前治疗。

（1）贫血或高血压 尤其是严重贫血，对母亲和胎儿都产生不利后果，得到治疗后，才可以妊娠。高血压患者是重症妊娠中毒症的高危人群。不清楚自己血压情况的人，如有剧烈头痛、肩膀酸痛、失眠、眩晕和浮肿等症状时应去医院检查。

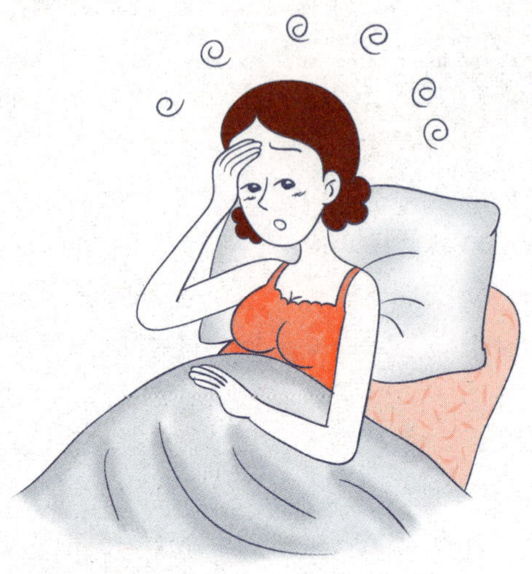

（2）**心脏病、心功能不全**　此类患者如怀孕，会造成心肺负担加重、心力衰竭、血运障碍、胎盘血管异常，发生流产、早产等，严重时可危及孕妈妈的生命。

（3）**肾脏病、糖尿病**　此类患者妊娠，必定引起妊娠中毒症，巨大儿、畸形儿的比率也会增加，应请教医生根据疾病的程度和症状，考虑能否妊娠。

（4）**肝脏疾病**　此类患者妊娠后，肝脏负担急剧增加，病情恶化迅速者应当终止妊娠，如病情不严重，可以在医生的指导下继续妊娠。

（5）**肾盂肾炎**　此类患者需治愈后才能妊娠。膀胱炎可以发展成肾盂肾炎，膀胱炎患者也要求在治愈后才能妊娠。

（6）**子宫肌瘤**　此类患者不容易受孕，最好及时治疗。但是，一旦怀孕，其在妊娠期没有特别异常现象，大多能正常分娩。

（7）**念珠菌感染引起的阴道炎**　此类患者在分娩时，细菌会接触并感染胎儿，使新生儿患鹅口疮。

（8）**乳腺癌**　此类患者不应怀孕。怀孕会使癌症复发或扩散，危及孕妈妈的生命。

（9）**结核病**　结核病患者可以将病菌直接传染给胎儿，所以在怀孕之前必须治愈。

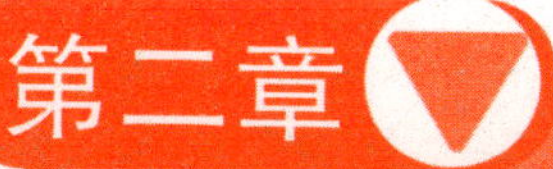

第二章 避孕与受孕

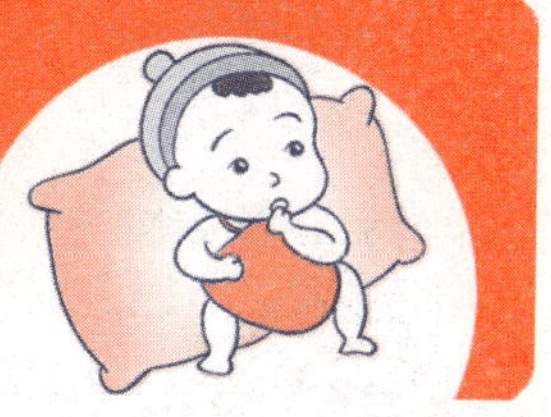

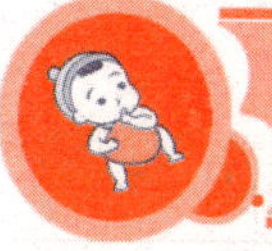

第一节 常用避孕措施

避孕就是使用人为的各种方法，使妊娠不能发生、不能进行或在萌芽阶段就结束。避孕对世界范围内控制人口问题发挥着重要作用。避孕可以使怀孕有计划地进行，避免不必要的怀孕和没有准备的妊娠，保护育龄妇女的健康，减少人工流产的次数。同时也有利于控制人口的出生和保证出生人口的质量。

初夜怎样避孕

初夜避孕最理想的方法就是避开排卵日。所以，订过婚的女性，最好能测量自己的基础体温，此时就可以利用基础体温预先确定结婚的日子，以避开排卵日。但是，在我国很多地方，人们的结婚日，是根据“选好日子”的方法来决定的，有很多人是在半年甚至一年前，就决定结婚的日子，如果想在一年前就预知排卵日可不是一件容易的事儿。不过，如果月经一直很规则的话，倒是可以预知月经来潮的日子是在月初、月中或月末。排卵日在下次月经来潮前的14天左右，因此，只需要反过来推算，就可以在月初、月中或月末选择一个安全日了。但是，即使月经周期很规则的女性，想要以基础体温来决定一个在半年甚至一年之后的初夜，仍然是无法达到100%的正确。如此一来想自然避孕就难了。

如果是属于上述情形的话，那么还是应该想办法来避孕，如使用短效口服避孕药或打避孕针等。此法的避孕效果可达99%，而且对某些女性的月经不调、过多、过频，痛经或经前紧张症等妇科疾病还有治疗作用，真是一举两得。不过有些女性服用避孕药或使用避孕针时，会有恶心、呕吐、头痛等不良反应，此时，可在睡前服或加服维生素 B_6 以减轻不适症状，不过在停药后这些症状都会消失。

口服短效避孕药

口服短效避孕药常用的药品有口服避孕片 0 号（复方炔诺酮和甲地孕酮）、1 号（复方炔诺酮）、2 号（复方甲地孕酮）、复方 18 甲基炔诺酮避孕片等。我国常用药物为 1 号和 2 号。这些短效口服避孕药应从月经来潮的第 5 天开始服药，每晚 1 片，连用 22 天。通常停药 2～3日发生撤药性出血，犹如月经出血，3～5 天即月经来潮。如停药 3 日尚无月经来潮，则当晚开始下一个周期的服药。如漏服药必须在 12 小时内补服 1 片。

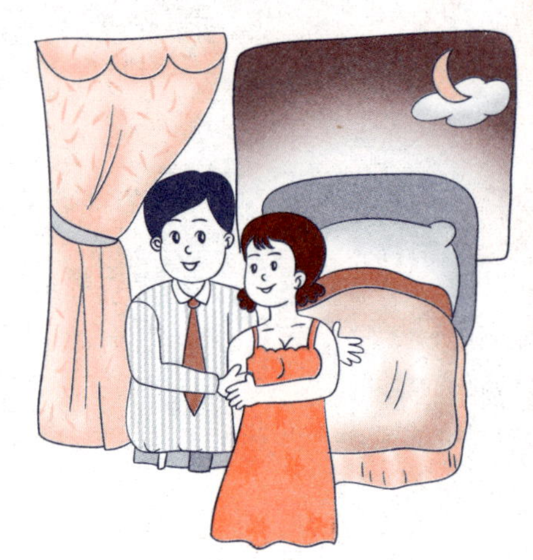

速效口服避孕药（口服探亲避孕药）服用时间不受经期限制，适用于短期探亲的夫妇。常用药物为炔诺酮（天津探亲片）、18 甲避孕片和甲地孕酮。性交前一日起，每晚服 1 片，连服 24 天，如性交当日服用，须配合工具避孕。速效口服避孕药需服完 14 片，超过 14 天者继续服短效口服避孕药 7 天。一般停药后 7 日月经来潮。

事后避孕药即 53 号避孕片。性生活后立即或 12 小时内服药 1 片，12 小时再服 1 片，服用时间不受月经周期的限制，也不需连续服用，但副反应的发生率较高，多用于未采取避孕措施的性生活或工具避孕发生意外情况如避孕套破裂、脱落到阴道内等的补救措施。

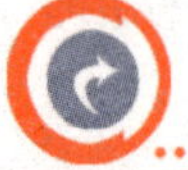

使用避孕套

避孕套也称阴茎套。使用避孕套避孕的方法也是新婚期常采用的避孕方法。在新婚夫妇性生活有了一段时间的适应之后，可选用男用阴茎套的方法

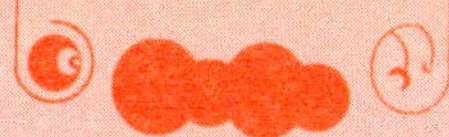

避孕，它是通过阻断精子与卵子相遇的机会从而达到避孕目的的，只要型号大小选择适当，使用方法正确，避孕效果也是可靠的。同时，避孕套的使用还可以有效的防止性传播疾病的传染，应当大力提倡和广泛使用。为了保证使用的效果应注意使用方法的正确：

每次性交时应更换新的避孕套，并选用合适的型号。在使用前，先将阴茎套吹满气体检查有无漏气，并排出避孕套前部小囊中的空气，以免射精后精液胀破小囊或通过破孔外渗。当阴茎插入阴道之前就应戴上避孕套，如果在射精前才戴，可能在阴茎分泌的润滑液中已有少量精子进入阴道，从而造成避孕失败。射精后，应在阴茎尚未软缩之前，捏紧套口连同阴茎一起抽出。

另外，女用阴道隔膜与男用阴茎套一样也是通过阻断精子与卵子相遇的机会从而达到避孕目的的，只要型号大小选择适当，使用方法正确，避孕效果也是可靠的，并且女用阴道隔膜对性快感也无影响，是一种比较理想的新婚避孕方法。

长效避孕药

常用口服长效避孕药有复方18一甲基炔诺酮长效避孕片、复方炔雌醚长效避孕片、复方16次甲基氯地孕酮长效避孕片等。

服用此类药有以下4种方法，根据各自情况选用其中一种服法。

(1) 在月经来潮第5天和第25天各服1次，每次1片。以后每月按第2次服药的同一日期服药1片。

(2) 原来服短效避孕药而改服长效避孕药片者，在服完22片短效药后第2天接着服长效药1片，以后每月按开始用长效药的同一日期服药1片。

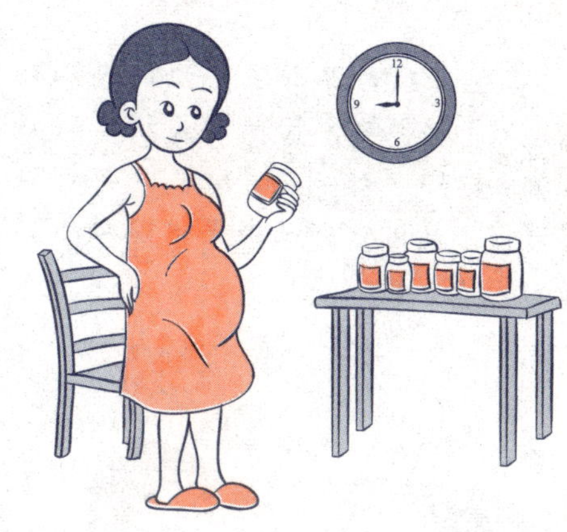

(3) 从月经来潮当天算起的第5天中午服药1片，记住这个日期，从服药日算起，以后每隔28天服药1片。

(4) 在月经来潮第5天和第10天各服1片，记住第1次服药日期，以后每月固定在这个日期服药，每次1片，这种服法由于第1次与第2次服药间隔短，可避免月经周期缩短，并能增强避孕效果，为首选的服用方法。

长效避孕药服药一次可避孕1个月，避孕效果可靠，安全，服法简便。适宜于长期同居夫妇避孕。

注意事项：服用长效避孕药的不良反应和短效口服避孕药相似。但停药时应注意，应在月经周期第5日开始服用短效口服避孕药，连续服用3个月，作为停用长效雌激素的过渡。因为此时体内还有大量的雌激素蓄积，突然停用可能发生月经失调。

安全期避孕

采用安全期避孕的方法首先要准确地掌握排卵期。目前用于测定排卵期的方法有3种，这3种方法各有所长：日历法可较为准确地推算排卵期及排卵前、后的安全期，但只适用于

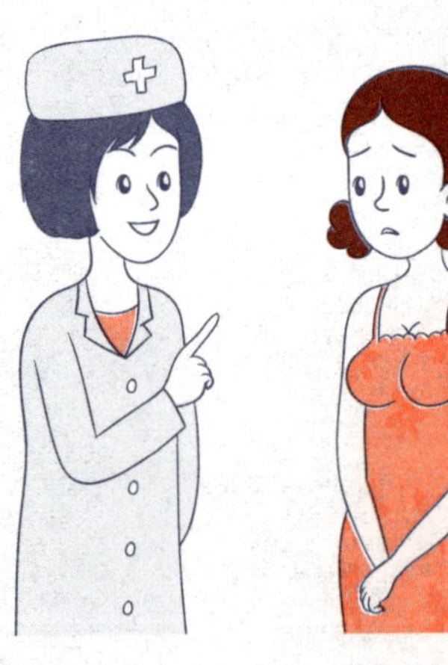

月经正常的妇女，对环境改变和情绪变化影响排卵，使其提前或推迟的变化难以应付；基础体温测量法可测定排卵日期及其后的安全期，但不能测定排卵前的安全期，而且方法复杂、要求严格，不便于使用；宫颈黏液观察法能测定排卵期及排卵前、排卵后的安全期，准确性高，但使用方法的掌握和观察的要求难度大，一般夫妇在心理上也难以接受。最好的办法是把这三种方法结合起来使用，扬长避短，取得最好的效果。

安全期避孕方法在排卵期要停止性生活，需要男方的密切配合，否则不能起效。如在排卵期性生活也可以使用外用避孕药和避孕器具。安全期避孕方法使性生活受安全期的束缚，不能根据心情和感情来进行性生活，易导致性生活不和谐，对性功能也可产生不利影响。

节育环避孕

节育环是妇女最常用的避孕工具之一。节育环具有许多优点，并且深受广大育龄妇女的欢迎。我国目前使用节育环的妇女占所有采取避孕措施妇女的40%左右。

节育环最大的优点是长效，放置后避孕的效果好，甚至可达到终身避孕。节育环放置简便，痛苦小，避免了服药、戴避孕套或放置阴道隔膜、外用避孕药、测量基础体温等许多麻烦。节育环是一种可逆性的避孕工具，节育环取出后既可恢复生育能力，不对生育能力产生不良影响。节育环起局部避孕作用，不影响机体的内分泌功能，不影响夫妻双方的性感觉和性满足，性生活不受影响，容易被人们接受。

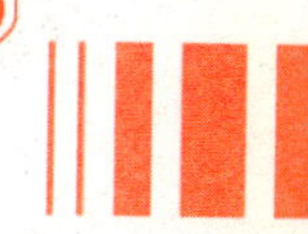

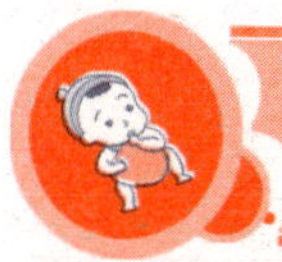

第二节 如何成功受孕

我国古时候就很重视客观环境和优生的关系，如大风大雨、大雾、大寒大暑不孕，雷电霹雳、日食月食不孕，甚至没有明月的阴沉天气也不孕。这虽然有些迷信色彩，但也不无科学道理。因为恶劣的自然环境会给夫妻双方的心理带来不利影响。因此，理想的受孕时机应该选在空气清新、令人精神振奋及精力充沛的日子里。

如何确定排卵期

根据女性生殖系统的周期性生理变化，通过一些医学方法掌握排卵规律，判断易于受孕的时期和不易于受孕的时期，择日性交提高受孕机会，以实现计划受孕的目的。通常易于受孕的时期也就是女性的排卵期。采用以下一些方法和手段可以使你掌握排卵期的规律：

（1）**基础体温测量法** 妇女可每天晨起测量体温，将其记录并画成曲线，以便观察发现规律，来掌握排卵期。正常女性月经周期中其基础体温也呈周期性变化，排卵后基础体温一般升高0.3～0.5℃，温度上升提示已经排卵。一般看来，排卵发生在基础体温上升的前一天或体温上升的过程中，基础体温处于升高水平的3天内为易于受孕的时期。

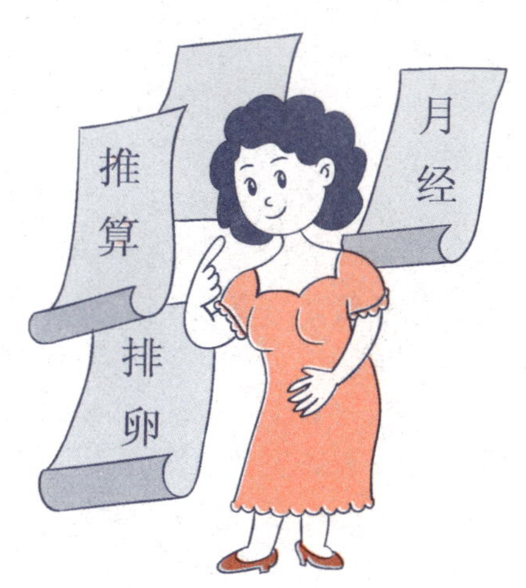

（2）**日程推断法** 一般女性卵巢排卵大约在月经周期的中间，即在两次月经中间，即下次月经来潮前12～16天（平均14天）。下面介绍的公式可以用来计算排卵期较为方便：

以往月经最短周期天数－19＝不易于受孕时期的最后一天，次日即为易于受孕时期的开始。

以往月经最长周期天数－10＝易于受孕时期的最后一天。

例如：最短月经周期天数为 28 天，28－19＝9，月经来临后的第 10 天为易于受孕时期的第一天。如月经最长的周期天数为 32 天，32－10＝22，月经来临后的第 22 天为易于受孕的时期最后一天。

（3）**宫颈黏液观察法**　性激素水平在妇女月经周期不同阶段出现高低变化，宫颈黏液的性状也随之发生相应变化。在月经期前或后雌激素水平较低，宫颈黏液稠厚、量少，精子难以穿过，不易受孕。在月经周期中期雌激素水平逐步升高，宫颈黏液越变越稀薄，量也增多；接近排卵期，宫颈黏液清澈透亮，似蛋清状，而且能保护、营养精子，增强精子的活力，引导精子穿入子宫，有助于受孕。另外，此时阴部湿润感明显，利于性交。这一时期相当于排卵日或排卵的前一天。

保证精子的数量和质量

男子一次射精，精液中有 2 亿～4 亿个精子，而与卵子结合却只有 1～2个，这是为什么呢？早在 19 世纪 70 年代科学家就提出了精子竞争的理论。这一学说不仅意味着只有最优秀精子才能夺取与卵子结合的权利，而且也表明一名男性射精时，射出的精子越多，精子与卵子结合的可能性就越大。在我们日常生活中有许多夫妻婚后多年不能生育，虽原因很多，但大多数是由于男子精液中精子数量过少，造成女方不能受孕，这是很常见的病例。那么怎样才能使男性的精液中精子数量增多呢？

一项研究说明，在正常性交时排出精子数量与夫妇最近的性生活时间成反比，即夫妻间性生活次数多则丈夫在性交时排出的精子量少，而分离时间长，尤其是久别的夫妇在性交时丈夫排出的精子多，这就保证了有足够的精子。因此，夫妻在计划怀孕前最好分离一段时间或中止性生活一段时间，那么当准备妊娠时，就会有数目较多的精子。与此同时丈夫在妻子妊娠前一个月里更注意多吃各种营养丰富的饮食尤其是含蛋白质多的饮食。加强身体锻炼，忌烟酒，不用热水盆浴，以提高精子的质量。

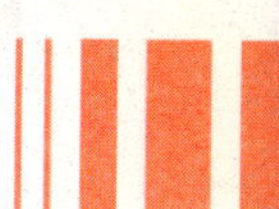

男女最佳生育年龄

究竟什么时候为最佳生育年龄呢？从优生优育的角度来讲，女性最好在24～29岁，男性最好在25～32岁。因为在这个年龄阶段女性的身体已发育成熟，且此时最为健壮，精力最旺盛，卵巢功能最活跃，排出的卵子质量最高，这时受孕，将会获得最佳胚胎。同时也要考虑自己的工作、学习和经济状况是否允许怀孕和生育。有统计证实，大于35岁后，女性的卵巢功能开始衰退，卵子出现“老化”现象，出生畸形儿、痴呆儿的发病率明显增高。对于最佳生育年龄阶段的男性，身体、心理及智慧也都趋于完善，精子活跃率最高，性欲也比较旺盛，且有了比较稳定的经济收入，能够充分担负起抚育后代的重任。

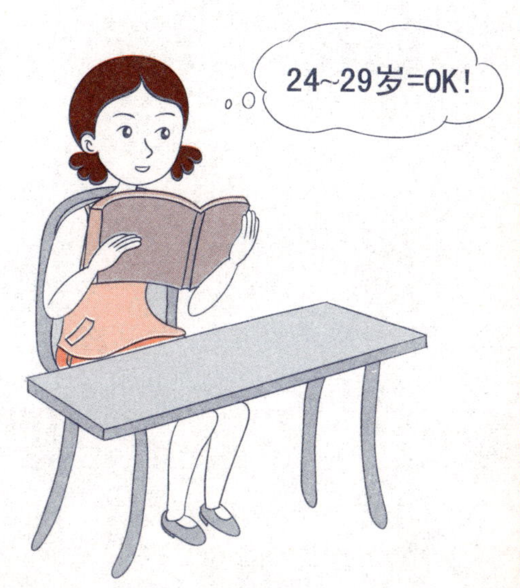

当然，如果由于某种原因（如疾病或其他特殊原因），年龄较大才怀孕也不必过分紧张，但要做好产前检查，以便发现可能出现的畸形胎儿，及时处理。这类产妇也是围生期的“监视”对象，要重视孕期保健和定期做产前检查，并在分娩时给予特别关照，以保证母子安全。

性高潮时受孕有利于优生

夫妻在性生活时，妻子的性欲一旦达到高潮，血液中的氨基酸和糖就渗入阴道。美国性科学家通过研究发现：当精子进入盐水里立即像死了一样失去活动能力，而进入葡萄糖和氨基酸溶液中，如同起死回生一般活跃起来。这说明了女性的性欲达到高潮时，阴道内的葡萄糖和氨基酸具有延长精子存活的时间和活跃精子运动的能力，从而为受孕创造了良好的环境。此外，性高潮还能使阴道内环境发生其他的变化，如阴道深部皱褶伸展变宽，子宫颈口较前松弛。

这种环境有利于大量的精子储存，并且容易进入子宫进行激烈的竞争而使最优秀、最强壮的精子与卵子结合。在这种状态下发育的胎儿更有利于优生，出生后才能培养成聪明的孩子。

女性最佳怀孕月份

妇女怀孕应该考虑一下季节因素。一般而言，早孕期和分娩期最好选择在春季或秋季，尤其孕晚期应尽量避开酷暑严冬。

从医学角度看，认为女性怀孕的最佳月份是7～9月。其原因是，从优生的观点来看，胎儿在母体内，第二个月时大脑皮层开始形成。若女性7～9月受孕，正值秋高气爽，睡眠不受暑热、寒冬的影响，食欲也好。过二个月后，正值秋末冬初，又是水果问世的黄金季节。这些优良自然环境条件，对于孕妈妈营养与胎儿大脑发育十分有利。

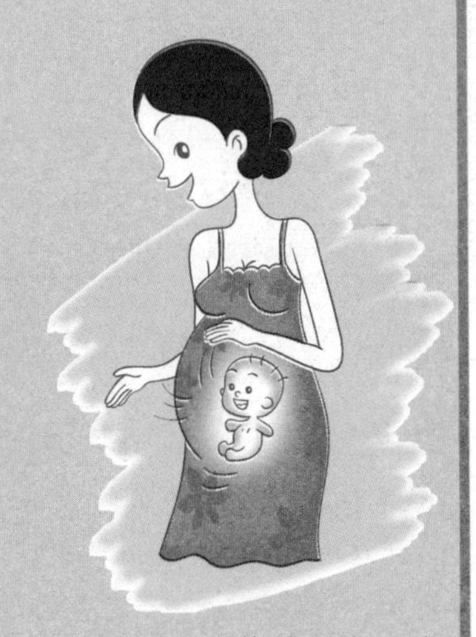

孕妈妈到了临产，正是春末夏初，天气温和而不热，蔬菜、鱼、肉、蛋等副食品有充裕供应，饮食花样便于调剂，有利于产妇顺利渡过产褥期，使身体尽快康复。同时，产妇乳汁营养丰富，也有利于胎儿的成长。还有一个重要原因，是人们在这个季节里，衣着单薄，便于母乳哺育，婴儿洗澡也方便，不易受凉。还可以把婴儿抱到户外晒晒太阳，呼吸新鲜空气，能大大增强抗病能力。等到婴儿渐渐长大，也进入冬季，可避过肠道传染病的流行高峰。

到了一年断奶，已是春暖花开，孩子在父母扶持下，多到户外活动，对孩子身体健康和智力发展，都十分有利。

容易受孕的做爱姿势

所谓做爱姿势是指男女双方在性交时各自的体位。为了受孕而寻找容易受孕的性交体位，采取最佳受孕姿势促使精子顺利进入子宫。

许多专家推测男上女下姿势对孕育最有利。这种姿势使阴茎插入最深，因

此能使精子比较接近子宫颈。要加强效果，女性可以用枕头把臀部抬高，这样女性的子宫颈就可以最大限度地接触精子。

其他姿势：

①后面插入式：当男性从后面插入，无论躺下还是跪着，都可以使精子接近子宫颈，有助于受孕。

②侧卧式：男性和女性并排侧卧，这是最放松的姿势（能提高性快感），而且对肥胖或背痛者有益，这种姿势也有助于受孕。

选择好受孕的环境

在过夫妻性生活时，一定要选择安全，安静，舒适温和，空气流通的环境。

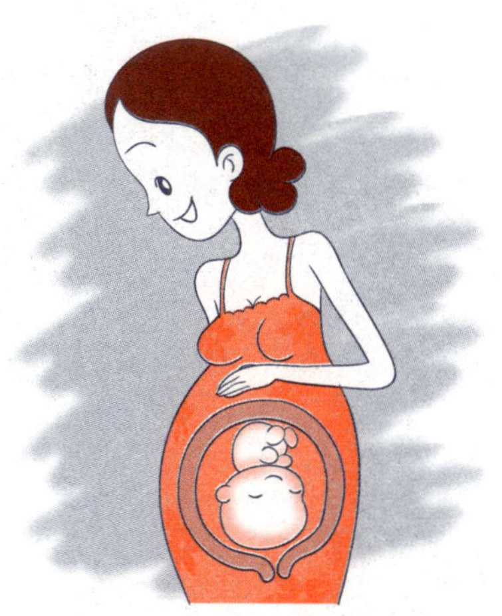

良好的生活环境是保证优孕的前提条件之一，所以在日常生活中要努力创造良好的生活环境，尤其是在夫妻同房时，一定要注意创造温馨、浪漫的气氛，这样会使性生活变得更加浪漫、多姿、多彩，给人无限的遐想和回味，同时也为高质量受孕提供优越条件。

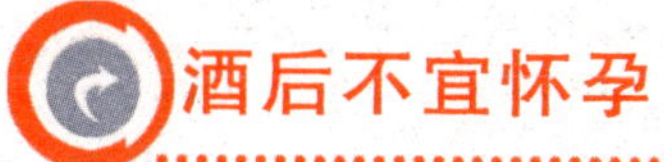

酒后不宜怀孕

大量事实证明，嗜酒会影响后代。因为酒的主要成分是酒精，当酒被胃、肠吸收后，会进入血液运行到全身，少量通过汗、尿及呼吸出的气体排出体外，大部分在肝脏内代谢。

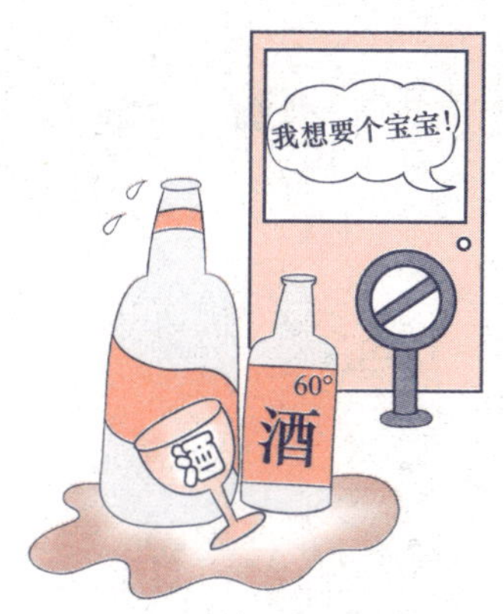

肝脏首先把酒精转化为乙醛，进而变成醋酸被利用，但这种功能是有限的。所以，随着饮酒量的增加，血液中酒精浓度也随之增高，对身体的损害作用也相应增大。酒精在体内达到一定浓度时，对大脑、心脏、肝脏、生殖系统都有危害。

酒精可使生殖细胞受到损害，受酒精毒害的卵子很难迅速恢复健康，酒精还可使授精卵不健全。酒后受孕可造成胎儿发育迟缓。所以，受孕前一周妇女饮酒对胎儿不利，那些常年饮酒的妇女，即使受孕前一周停止饮酒，也还是有一定危害。

妇女受孕前不要饮酒，最好在受孕前一周就停止饮酒。当然，为了孩子的健康，夫妻双方应在早些时间（1 年以上）就开始戒酒。

婚后不宜马上怀孕

婚后马上怀孕有个俗称叫“坐床喜”，生个大胖儿子有人认为是喜上加喜。实际上婚后马上怀孕，存在着一些不利的因素。

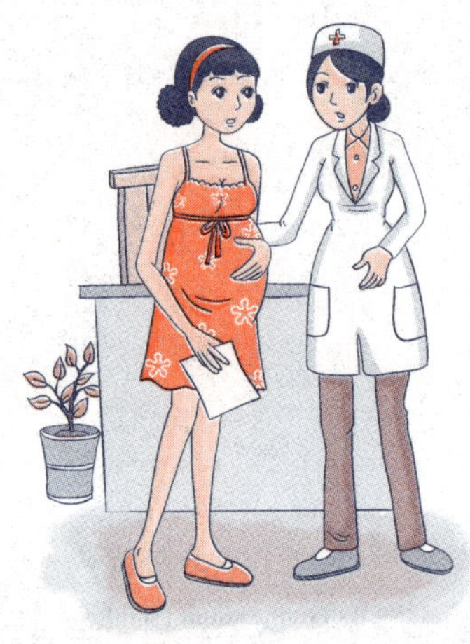

婚前准备工作消耗了夫妻双方很大的精力、物力，再加上结婚期间，免不了要喝酒、要应酬，既费精力，又费体力。如果再加上身体不舒服，随便吃点药等，这些都是不利于怀孕的因素。

有人统计，结婚后马上就怀孕的初产妇与结婚后休息一段时间再怀孕的产妇相比较，前者发生妊娠高血压综合征、胎儿流产、难产等情况比后者多。这种情况希望能引起新婚夫妇的重视。婚后双方体力上恢复一下，精神上得到放松，夫妻双方共同学习一些生儿育女的知识，从精神到物质上做好迎接宝宝的准备，是有很多好处的。

避孕期间不宜怀孕

妇女口服避孕药避孕失败后所生的孩子和停止服药后短期内怀孕所生的孩子，其先天畸形发生率较高，即便未出现畸形，其婴儿成熟度、体重、生长速度等各方面比未用药妇女所生的孩子都有明显差别。所以，如果口服避孕药期间避孕失败而怀孕，或在停用避孕药不足 6 个月而怀孕，都不要抱侥幸心理继续妊娠，要在怀孕早期中止妊娠。

用金属节育环避孕期间不宜怀孕。如果用环选择不当或带环时间选择不当，都有可能使节育环自行脱落，或者环在宫腔内的位置改变，从而造成带环怀孕。带环怀孕后，自然流产、早产、死胎、死产和胎儿发育异常的概率都比正常妊娠发生的概率高。因此，发现带环受孕应及早做人工流产。

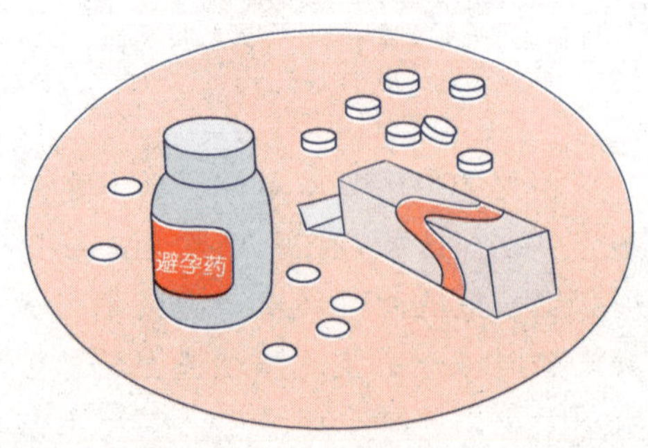

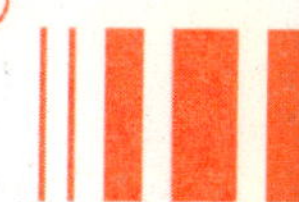

外用避孕药膜是一种强力杀灭精子的药物，有时由于使用方法不当可造成避孕失败。例如药膜未放入阴道深处，以致未完全溶解，或者放入药膜后未等到10分钟以上，药膜未完全溶化即性交，可使部分精子未能杀死而存活。考虑到药物对授精卵生长发育可能产生的影响，若使用外用避孕药膜后怀孕，应及早进行人工流产，不要继续妊娠。

为什么怀孕前要谨慎用药

孕前因病或其他原因服药时，要特别注意。因为一些药在体内停留和发生作用的时间比较长，有时会对胎儿产生影响。还有一些妇女怀孕之后身体没有明显变化，也不出现妊娠反应，自认为没有怀孕，于是完全不考虑所服的药品是否会对胎儿产生什么影响，结果无意之中伤害了非常脆弱的胎儿，留下了终身遗憾。为了防止上述情况的出现，在计划怀孕前3个月就应当慎重地服药。

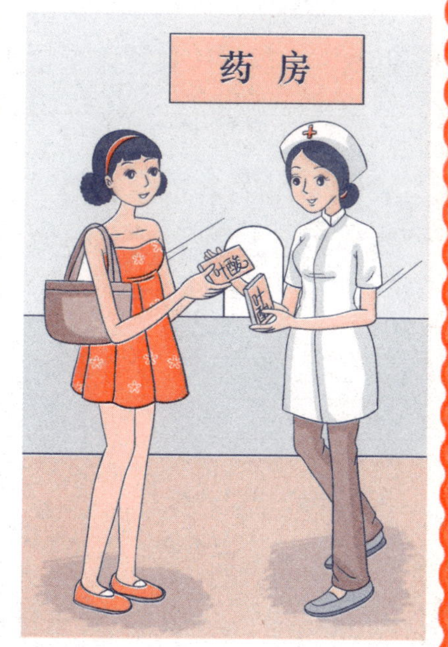

如果经过慎重的考虑，认为需要在某月怀孕，那在怀孕月的前6个月首先应当停服避孕药品，因为避孕药中含有影响精子和卵子质量的激素，为了保证高质量的精子和卵子进行结合，必须排除各种不利的干扰因素。

抗组织胺剂、起解热镇痛作用的阿司匹林等，有不宜长期服用之说。为治疗贫血而服用铁剂时，在准备怀孕前，要同医生商量，了解是否会对胎儿产生影响。

由于药物而导致胎儿畸形，有相当一部分是在还未发现妊娠的时期，所以，在准备怀孕前的一段时间内，用药时就要格外谨慎。用药前要了解某些药物在体内影响和停留的时间以及是否会对数月后的怀孕、胎儿的形成及发育带来影响，最好能够认真地请教医生或有关专家。

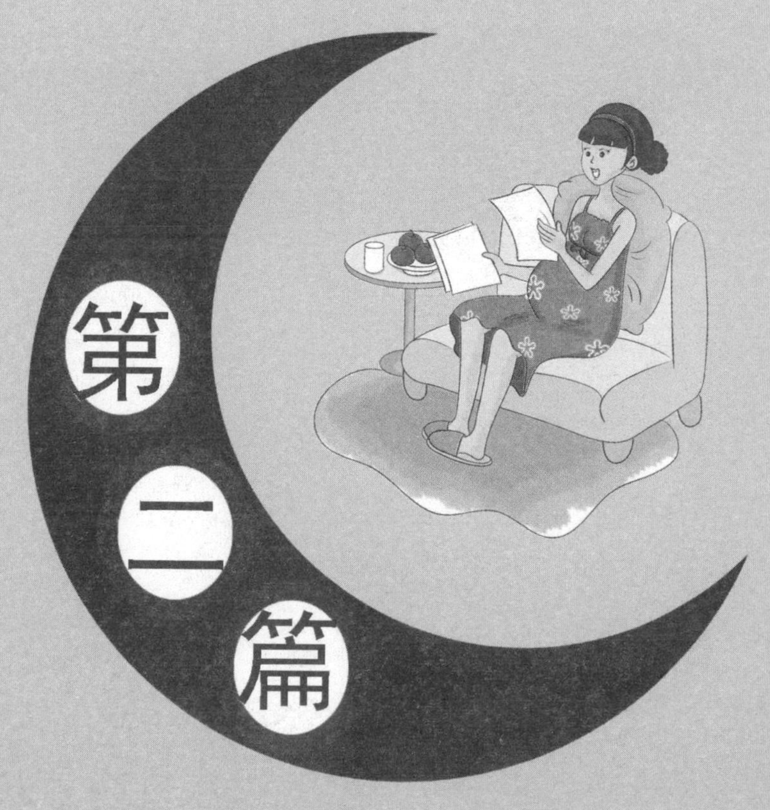

第二篇 孕期护理方案

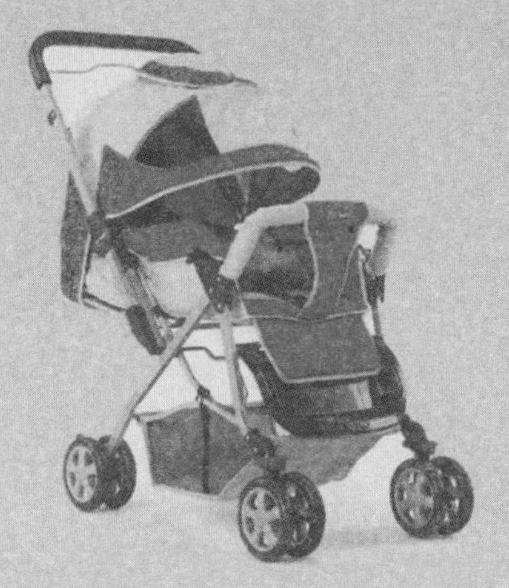

怀孕后有必要找妇产科医生为你做一次全面的盆腔检查，理由有两方面。一方面，正常的盆腔检查是安全的，不会引起异常子宫出血，不会引起流产。另一方面，通过盆腔检查可及时发现怀孕时生殖器官有无异常，及时提出治疗建议，如有无性病、肿瘤、炎症等疾病，不适宜妊娠者可于孕早期中止妊娠，可减少对母体的损害，可治疗的疾病及时治疗，也可减少孕期或产时对孩子造成伤害。

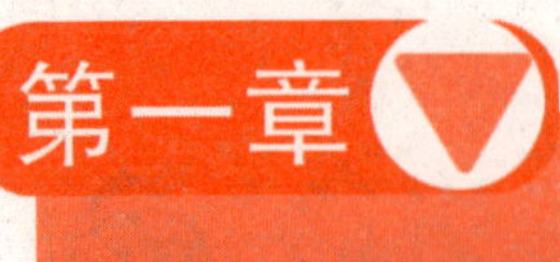

第一章 孕初期要注意什么

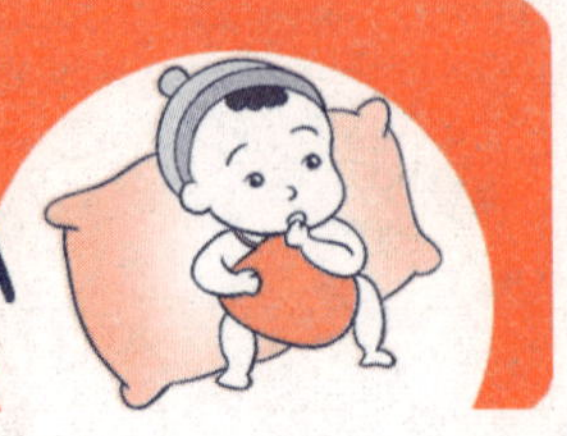

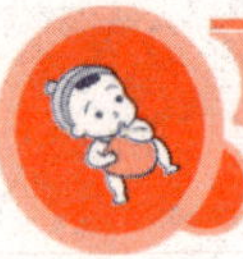

第一节 怀孕早知道

发现自己怀孕后，最好到固定的医院，找固定的医生为自己检查。当然，如果是有备而孕，不妨事先做好考察，为自己提前选择好医疗条件适合的医院，找一位值得自己依赖的医生，从妊娠期一直到分娩及产后恢复期都遵照医嘱，定期检查，医生熟悉自己的健康状况对于母子都是有益的事。

怀孕后身体有哪些反应

（1）**月经过期** 如果月经一向是规律的，并在两次月经中期有过性生活，若月经过期不来，多数是怀孕了。当然，月经不调者不算；另外，生病、劳累、过度紧张或焦虑也可能使月经推迟。

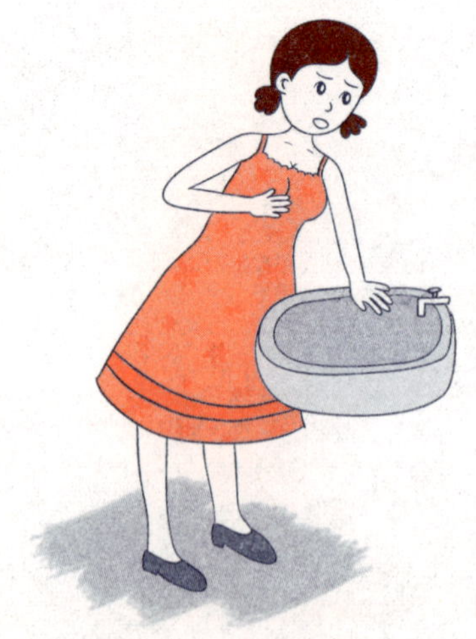

（2）**早孕反应** 怀孕40天左右开始出现，有恶心、呕吐、食欲不振等表现，尤其早晨空腹时厉害。此外，身体发热、疲倦无力、嗜睡、白带增多也是常见的现象。有些人可能有食欲的变化，爱吃酸或辣的东西。嗅觉敏感，闻到异味容易恶心呕吐。由于激素分泌，有的人可能引起情绪异常。

（3）**乳房变化** 乳房发胀，变得柔软，有轻微的触痛，乳头和乳晕颜色变深。

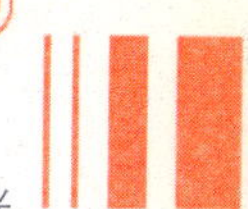

（4）**小便次数增多** 这是由于母体血液循环增加及子宫增大后压迫膀胱所致。

怀孕后多长时间可测出怀孕

如果妇女月经周期规律，每月来一次月经，一般停经 35 天以后，就可以通过化验尿液，测出是否怀孕。可以在药店买早孕试纸，自己在家化验早晨的第一次尿液，最好收集小便过程中的中段尿液，按照试纸使用说明观察判断是否妊娠。如果不放心，最好到医院化验。因为有时验尿可能会出现假阳性，所以必要时还需做妇科检查，甚至 B 超检查。

如果妇女 40 多天甚至 2 个月才来一次月经，一般停经超过以往月经 10 天左右，可以验尿，如果试验阴性，可再延期一周，继续化验。

除了停经验尿以外，在孕早期出现的胃肠道恶心、呕吐等反应，也可协助判断怀孕了。

为什么要定期到医院检查

精子、卵子来自父母两人不同的个体，他们在母体内相遇、结合、生长发育，最终出世。小生命在顽强生长的过程中，谁能想到中途会发生哪些意料之外的事情，来干扰他们的生存呢？通过每次孕期检查，能及早发现、治疗妊娠中出现的疾病，有利于帮助母婴平平安安地走过新生命诞生的第一年的宫内生活。这期间，提供适时、合理、高质量的孕期保健，是医生的职责，更是接受这一服务的准妈妈的义务。根据妊娠各阶段不同的变化特点，将妊娠全过程分为三个阶段，即孕早期（12 周内）、孕中期（13～27 周）、孕晚期（28～40 周），医生将在各个时期给予相应的保健指导。

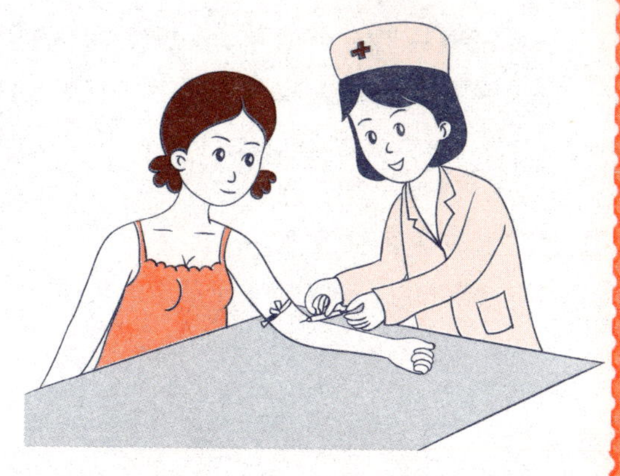

孕期检查的次数

检查次数是根据胎儿发育的早、中、晚不同阶段生理特点，人为规定的，以便能及时发现异常，有效控制疾病，保护母亲及胎儿顺利度过整个孕期。

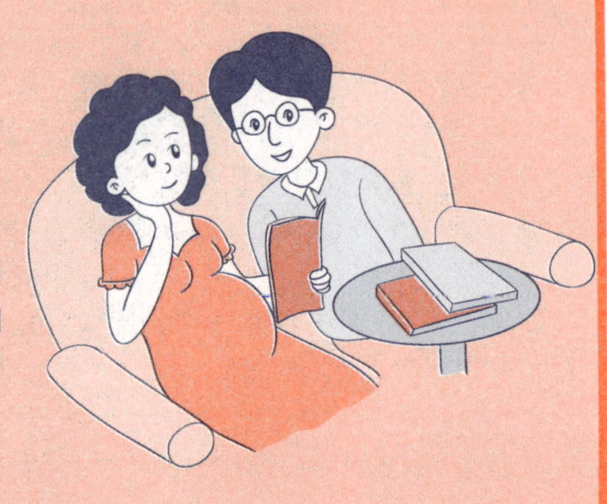

初查：在孕早期即孕 12 周之前，建立围产保健手册。

复查：孕 13～27 周，每 4 周检查一次；孕 28～36 周，每 2 周检查一次；孕 36 周后，每周检查一次。发现异常，应听从医生意见，增加检查次数，并且按时检查，以防发生意外。

如何计算孕周及预产期

妇女排卵日期有个体差异，所以妊娠期限（从授精到胎儿娩出）很难正确估计，为了方便都以末次月经的第一天作为妊娠的开始。从末次月经的第一天到胎儿娩出的时间为 280 天，即 40 周。妊娠期把 28 天作为 1 个月，7 天为 1 周。

推算预产期的方法如下：

(1) 按末次月经来潮第一天算起，月份减 3 或加 9，天数加 7。

例如：末次月经是 1995 年 9 月 10 日

分娩月份＝9－3＝6

分娩日＝10＋7＝17

即预产期是 1996 年 6 月 17 日。

再如：末次月经是 1995 年 3 月 20 日

分娩月份＝3＋9＝12

分娩日＝20＋7＝27

即预产期是 1995 年 12 月 27 日。

（2）如果孕妈妈既往月经不规律或末次月经记不清，则可以按胎动开始时间推算预产期。初产妇从自觉胎动日加20周，经产妇从自觉胎动日加22周。

孕早期需要检查的内容

（1）**全身检查** 心、肝、脾、肺、肾等的一般体检，测血压、量身高及体重等。以全面了解孕妈妈发育、营养、精神状态。

（2）**妇产科阴道检查** 顺序地从外至内了解内外生殖器的发育状况，生殖器有无感染、畸形，子宫发育大小与孕周是否相符（这也是对月经不规律者，确定孕周的指标之一），卵巢、输卵管是否有异常，还可以尽早发现宫外孕、葡萄胎等异常妊娠，以便早发现、早处理。

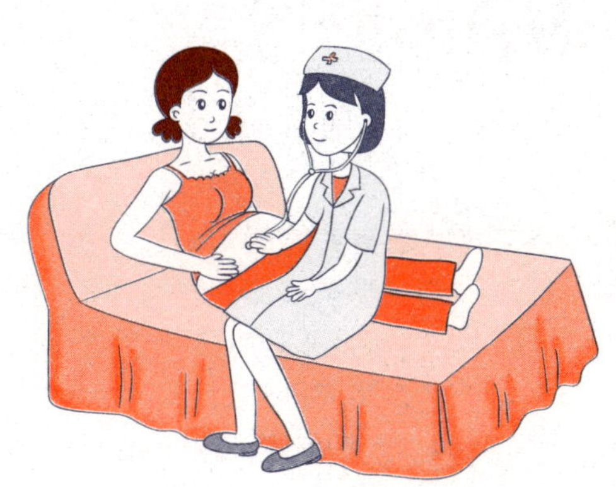

（3）**辅助检查** 协助医生了解孕妈妈的基本状况。

（4）**常规化验有** 阴道分泌物检查、尿常规、尿糖、血常规、肝功能、澳抗，孕早期有过病毒感染的孕妈妈，还要做相应的特殊化验。对有死胎死产史、胎儿畸形史及患遗传性疾病等的孕妈妈，应在医生的指导下做必要的产前诊断。

什么是早孕反应

妇女在怀孕早期，会出现食欲不振、厌食、轻度恶心、呕吐、头晕、倦怠，甚至低热等早孕反应，这是孕妈妈特有的正常生理反应。早孕反应一般在妊娠第6周出现，以后逐渐明显，在第9～11周最重，一般在停经12周前自行缓解、消失。大多数孕妈妈能够耐受，对生活和工作影响不大，无须特殊治疗。

早孕反应中有一种情况是妊娠剧吐，起初为一般的早孕反应，但逐日加重，表现为反复呕吐，除早上起床后恶心及呕吐外，甚至闻到做饭的味道、看到某种食物就呕吐，吃什么，吐什么，呕吐物中出现胆汁或咖啡渣样物。由于严重呕吐和长期饥饿缺水，机体便消耗自身脂肪，使其中间代谢产物——酮体在体内聚集，引起脱水和电解质紊乱，形成酸中毒和尿中酮体阳性。孕妈妈皮肤发干、变皱，眼窝凹陷，身体消瘦，严重影响身体健康，甚至威胁孕妈妈生命。

孕妈妈如果出现了妊娠剧吐，就一定要去看医生，以免延误病情。

如何克服早孕反应

早孕反应一般不会太重，孕妈妈可想些办法使反应减轻，下面几点可供参考：

(1) **了解一些相关的医学知识**　明白孕育生命是一项自然过程，是苦乐相伴的，增加自身对早孕反应的耐受力。

(2) **身心放松**　早孕反应是生理反应，多数孕妈妈在一两个月后就会好转，因此要以积极的心态度过这一阶段。

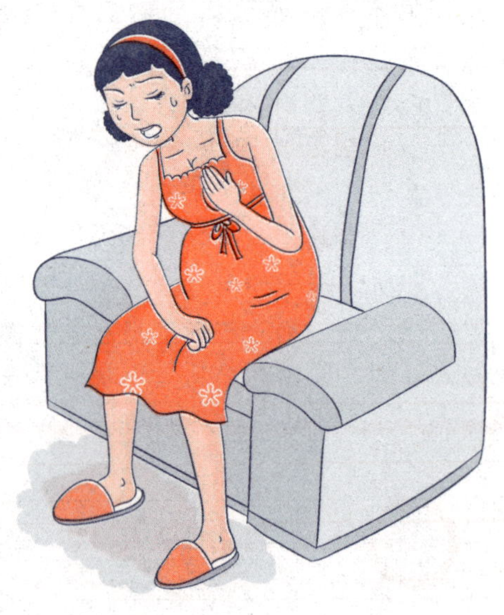

(3) **选择喜欢的食物**　能吃什么，就吃什么；能吃多少，就吃多少。这个时期胎儿还很小，不需要多少营养，平常饮食已经足够了。

(4) **积极转换情绪**　生命的孕育是一件很自然的事情，要正确认识怀孕中出现的不适，学会调整自己的情绪。闲暇时做自己喜欢做的事情，邀朋友小聚、散步、聊天都可以。整日情绪低落是不可取的，不利于胎儿的发育。

(5) **得到家人的体贴**　早孕期间，孕妈妈身体和心理都有很大变化，早孕反应和情绪的不稳定会影响到孕妈妈的正常生活，这就需要家人的帮助和理解。家人应了解什么是早孕反应，积极分担家务，使其轻松度过妊娠反应期。

(6) **正确认识妊娠剧吐**　一般的早孕反应是不会对孕妈妈和胎儿有影响的，但妊娠剧吐则不然。如果呕吐较严重，不能进食，就要及时就医。当尿液

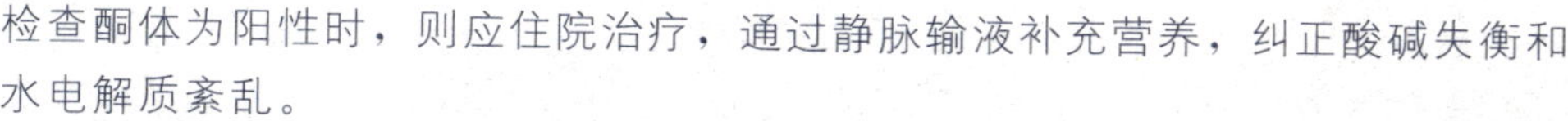

检查酮体为阳性时，则应住院治疗，通过静脉输液补充营养，纠正酸碱失衡和水电解质紊乱。

一般经治疗后，妊娠剧吐现象可迅速缓解，呕吐停止，尿量增加，尿酮体由阳性转为阴性。对治疗后病情无改善，特别是体温持续超过 38℃，心率超过每分钟 120 次，或出现黄疸者，应考虑终止妊娠。

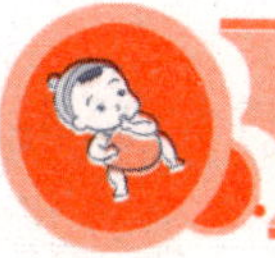

第二节 做个明白的孕妈妈

在妊娠期间，需要根据医生的建议，做几次产前诊断，通过对胎儿进行特异性检查，以判断胎儿是否患有先天性遗传性疾病。有以下情况的孕妈妈需要做产前诊断：近亲结婚者；35 岁以上的高龄孕妈妈；分娩过染色体病患儿的孕妈妈；有过自然流产史或死胎史的孕妇。

孕期阴道出血要特别警惕

孕期不应该出现阴道出血，一旦出现阴道出血，应找原因及时到医院就诊。

孕早期出血，主要原因可能是：先兆流产、流产、宫外孕、葡萄胎等。

孕晚期出血，主要原因可能是：前置胎盘、胎盘早剥、先兆早产等。

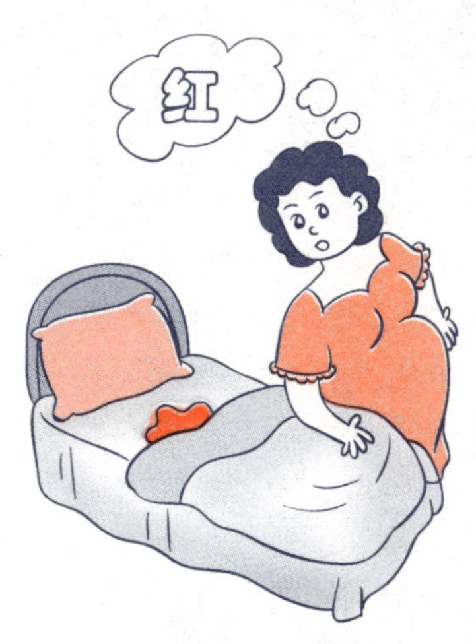

（1）先兆流产 阴道少量出血，有可能伴有腹痛或轻微腰酸，也可能不伴腹痛，阴道没有肉样组织排出。

原因：可能突然受到强烈的精神刺激、创伤、孕妈妈患有某些急性病，或内分泌功能问题，如黄体激素水平低等。

处理：应及时到医院，做 B 超检

查，如果胚胎是正常的（胎囊完整、可见胎芽、可闻胎心搏动等），症状消除后可继续妊娠。

常见的一种情况是，该来月经时只有很少量出血，无任何不适，1～2 天后自行消失，这不算来月经，往往是孕卵植入子宫内膜时引起的少量出血，不需要处理。但有些妇女不认为已经怀孕，没有注意孕早期的保护，以至于对胚胎发育造成不利影响，希望能引起注意。

(2) 流产 阴道出血增多，多见于正常月经量，同时出现阵发性腹痛难忍，此时可能见阴道掉出肉样组织，早期反应消失；如果在妊娠 13～28 周间，可能有阴道流水，随后胎儿排出。

原因：孕早期自然流产，可能是胚胎染色体异常，胚胎发育不好。这实际是一种自然淘汰，保胎效果也不好。

处理：一定到医院检查，同时将流出的肉样组织带到医院请医生看看，是否流产完全，如果不完整需要刮宫时，应与医生配合，避免自行处理不当造成阴道大出血、休克甚至危及生命。如果是 13～28 周内的晚期流产同样应到医院去检查，以防出现意外。

孕早期用药一定要谨慎

药物对胎儿的影响主要与胎儿的生长发育阶段有关。一般来说，受精后 7 天内（怀孕的第 3 周），因受精卵尚未种植在子宫内膜上，故不受药物的影响，受精后 8～15 天（孕 4 周），由于胚胎组织没有分化，如果药物有影响，则引起胚胎死亡、流产，受精后 15～60 天，相当于末次月经后的 30～75 天（孕 5～11 周），这一时期是胚胎器官分化形成阶段，是致畸的高度敏感期，孕妈妈服用某些药物可能会引起胎儿畸形，严重的导致流产或死亡，还有的胎儿出生后表现为功能障碍，如行为改变、肌张力低下、凝血功能障碍等。受精 8 周后（孕 12 周），胚胎器官分化已初步完成，此时药物致畸的影响大为减少。因此孕妈妈在孕早期用药要谨慎，一定要在医生的指导下用药。因疾病必须使用某些对胎儿可能有不良影响的药物时，需要慎重权衡利弊

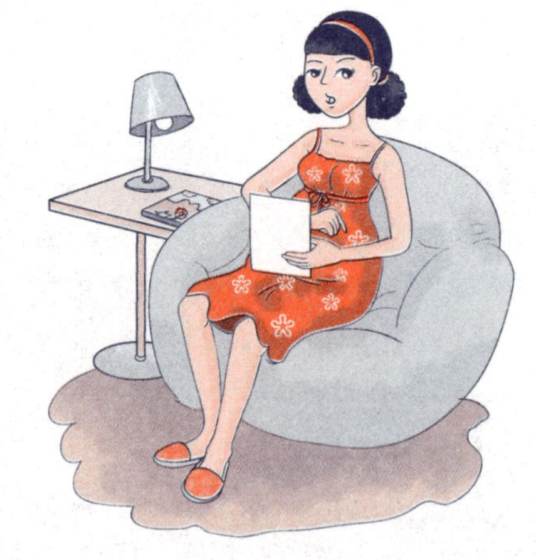

后考虑用药。如患精神病的孕妈妈，孕期内分泌的变化可使病情趋于稳定，故对于过去无复发史和临床缓解很好的孕妈妈，可以暂时停药，待孕12周后再用药。

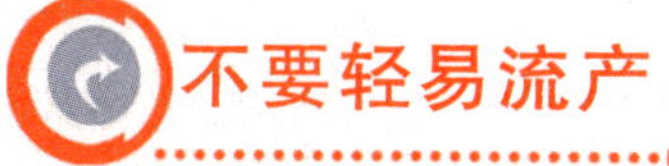

不要轻易流产

有的年轻妇女，怀孕后因夫妻口角或有什么不愉快，不咨询医生，便决定做人工流产。人工流产通常用于避孕失败后的补救，这种手术虽然简便易行，对身体损伤不大，但对头胎孕妈妈来说，还是以慎重为好。

首先，做人工流产手术，必须扩张宫颈，将器械送入宫腔。没有生育过的妇女，子宫颈口较紧，手术时扩张比较困难，很容易造成宫颈内口损伤。其次，人工流产手术是在子宫腔内进行，术者在不能观察的条件下手术，难免造成一些不必要的损伤，比较严重的创伤是子宫穿孔。子宫穿孔后可以进行修补。但修补了的创伤仍然是子宫的薄弱处，再次怀孕后容易发生危险，易发生流产、前置胎盘。第三，有些妇女在刮宫后子宫内膜生长不良，或发生感染后宫腔粘连，可造成不育症。

因此，年轻夫妇如不打算在近期要孩子，应采取安全可靠的避孕方法，不要把人工流产当作避孕措施，把怀孕做儿戏。

不同孕期B超检查的重点

(1) 孕早期 妇女怀孕第5周，B超就可以发现胎囊，5～6周可诊断双胎，6～8周可确定胎龄，8～10周确诊胎儿是否存活。应该注意在孕早期要慎用B超，如果孕妈妈有阴道流血、下腹痛，可以做B超检查，以查明阴道出血、腹痛的原因，了解是否流产、胎停育、宫外孕等。

(2) 孕中期 B超可以筛查出许多重要的先天畸形，例如无脑儿、脑积水、脊柱裂、脑脊膜膨出、内脏外翻等。有时可以发现严重的肢体畸形，如果胎儿在宫内位置恰当时，可以发现有无手指、足趾畸形，但一般肢体畸形难以发现。如果有更先进的B超设备（如彩超），加上B超检查者丰富的经验，也可能筛查出胎儿胸腹腔积水、巨大膀胱、先天肛门闭锁等，先天性心脏病可用M型超声心动机检查。

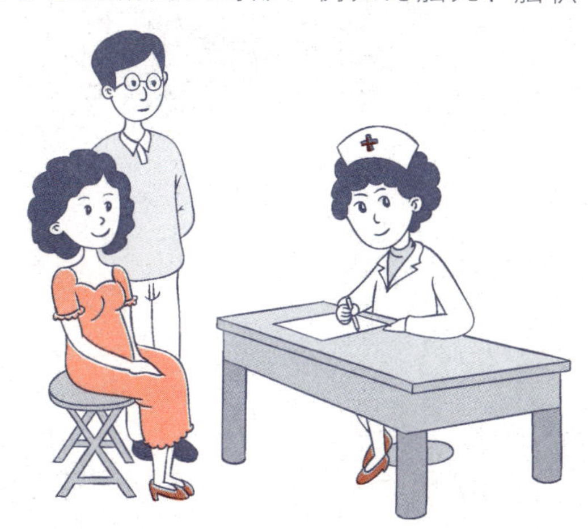

另一方面使用B超测定胎儿头

的双顶骨间径，胎儿大腿股骨的长度，胎儿的头周径头围以及腹围，判断胎儿在子宫内的发育情况，了解胎儿有无宫内发育迟缓。另外根据胎儿的双顶径、股骨长还可以核对孕周与胎龄。

一般正常孕妈妈，怀孕第20～24周应该做1次B超检查，主要了解有无胎儿畸形。

(3) 孕晚期 一方面继续测定胎儿的双顶径、股骨长，了解胎儿生长发育的情况；另一方面判断胎位、羊水量、胎盘位置及成熟情况，以帮助医生确定分娩的方式和时机。一般在孕34周和临产前做一次B超检查。

需要强调指出的是，如果孕妈妈在基层医院B超检查发现有胎儿畸形，应及时去条件好的医院用更先进的B超机，进一步明确诊断。

什么情况下应立即去医院

孕早期，多数孕妈妈都会出现程度不同的早孕反应，如恶心、呕吐、乏力、头晕等，这是怀孕后体内一系列代谢变化和生理改变造成的。对早孕反应，目前没有什么特效的治疗方法。因此，一般的早孕反应不需要治疗。但出现以下异常情况，应引起孕妈妈及家属的重视。

(1) 孕早期突然出现小腹剧痛，并伴有恶心呕吐，甚至发生晕厥，或有少量阴道流血。遇到这种情况，应考虑到子宫外孕，必须立即送孕妈妈到医院检查，一刻都不要停留。

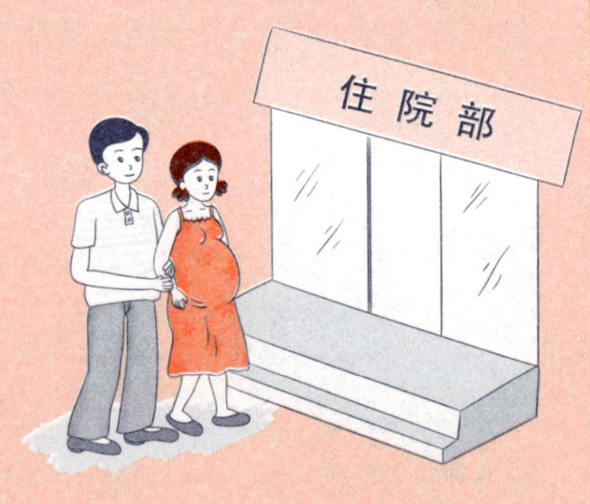

(2) 阴道流血往往是流产的先兆，极少数孕妈妈妊娠后仍有少量月经。不管怎样，出现阴道流血，应到医院检查。

(3) 一般的早孕反应是正常的，但如果孕妈妈呕吐剧烈，也应请医生治疗，以纠正电解质不平衡。

(4) 胎儿在宫内生长有一定的规律性，如果子宫增大速度与妊娠月份不符，有两种可能，一种是子宫增大速度过慢，可能是胎儿死在宫内；一种是子宫增大过快，这种情况除多胎妊娠外，要请医生检查有无羊水过多或葡萄胎。

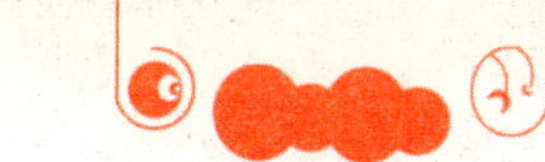

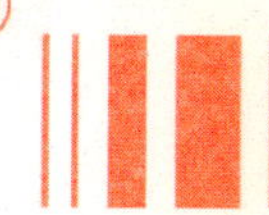

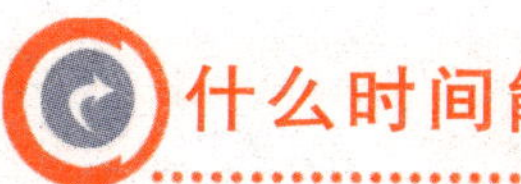

什么时间能感到胎动

怀孕的第16周以后，大多数孕妈妈可以感觉到胎动，开始较轻微，次数也较少。怀孕的第28～32周，胎动最强烈，也最频繁，怀孕36周以后，胎动幅度、次数有所减少，孕妈妈感觉为蠕动感。

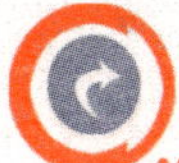

如何数胎动

数胎动可以从妊娠28周开始，直至临产。每天早晨、中午、晚上3次，每次数1小时，用黄豆或扣子计数比较方便，每次胎动时放一粒黄豆或一个扣子，1小时后相加得胎动次数，正常胎动次数每小时3～5次。将早、中、晚3次的胎动数相加再乘4，即为12小时胎动数，一般在30～40次为正常范围。一天中胎动有两个高峰，一个在晚上7～9点，另一个在夜里11点至凌晨，一般早晨最低。注意如果胎儿短时间连续的活动，这只能算1次胎动。如果孕妈妈工作较忙，也可只在晚上数1小时胎动。

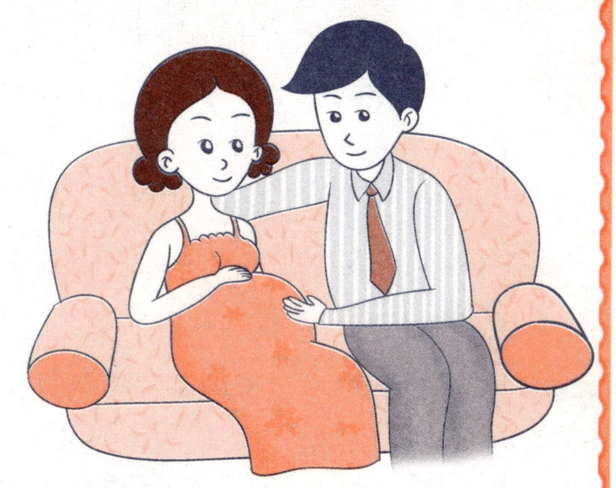

如何识别胎动异常呢？如果12小时胎动次数20～30次，应加以警惕，第二天再重复数3次。胎动次数降到20次以下或比原来的胎动次数减少一半，提示胎儿在子宫内可能缺氧，应及时去医院检查，否则胎儿在子宫内慢性缺氧，可导致胎儿死亡。如果胎动突然异常频繁超过40次，也应该及时去医院做检查。

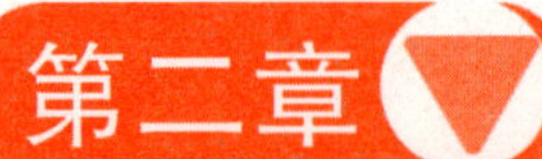

第二章 日常生活与保健

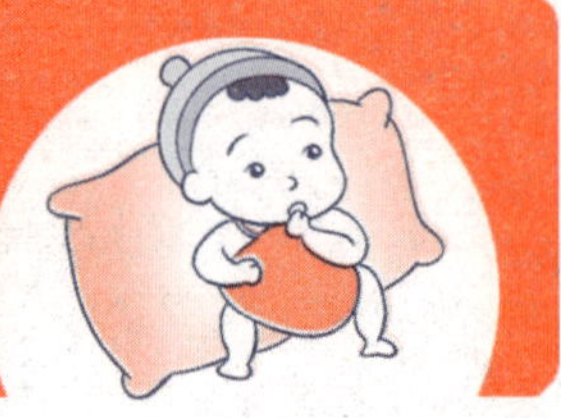

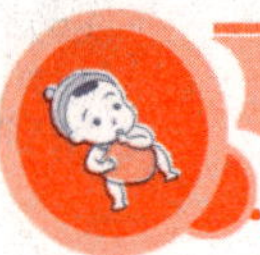

第一节 衣着与化妆

母亲的身体是胎儿生存的环境，爱护自己的身体就等于爱护孩子的身体。所以孕妈妈要重视自身保健，衣食住行都要注意，要培养良好的生活习惯，为宝宝的健康成长创造一个良好的环境。

孕妈妈如何选择外衣

应选择冬天保暖，夏天凉爽，简洁宽松，款式和尺寸实用、美观，穿着得体的服装。颜色可根据个人的爱好选择，但以单色、朴素为好。大红、大绿或花哨的图案会增加孕妈妈的臃肿感，条状花纹能使孕妈妈相对的“苗条”一些。妊娠4个月之前，应尽量穿一些颜色鲜亮明快的衣服；妊娠5个月之后，应根据季节准备衣服，以宽大、舒适为宜。外出衣服要准备1～2套，平时穿的要准备2～3套，夏天最好穿孕妈妈裙，既宽松又凉爽。

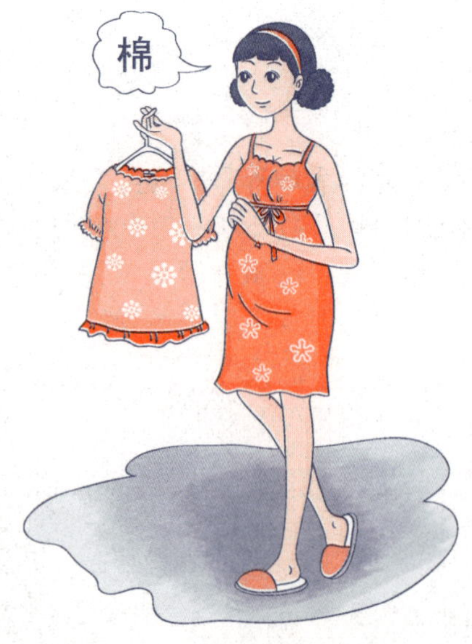

孕妈妈绝不可穿瘦小紧身的衣服，否则会影响呼吸和血液循环，甚至引起下肢静脉曲张和胎儿在腹内活动受限。夏天宜穿肥大不贴身的衣服；冬天宜穿厚实、保暖、宽松的衣服，如羽绒服或

棉织衣服及保暖好的毛织品。孕妈妈夏季出门应戴凉帽，冬季要戴围巾。

孕妈妈如何选择内衣

要选择吸湿性、通气性、保温性和伸缩性良好的内衣，最好使用纯棉制品，尽量不用化纤制品。因为内衣要勤洗勤换，所以应选购易洗及柔软的衣料。应选择容易脱穿的内衣，冬季服装以开胸式衣服为好。内衣内裤应宽松，避免束身太紧，否则不但会影响血液循环，还可能会引起水肿。刚买回来的新衣和布料，应水洗一次再用，以洗去加工处理时所沾染的各种化学药品，防止引起皮肤炎症。

衬裙用前开式的，根据自己的喜好可选用暗扣式、拉链式或左右插襟式。可采用纤维织品的衬裙，而在易出汗的部位采用棉制品。

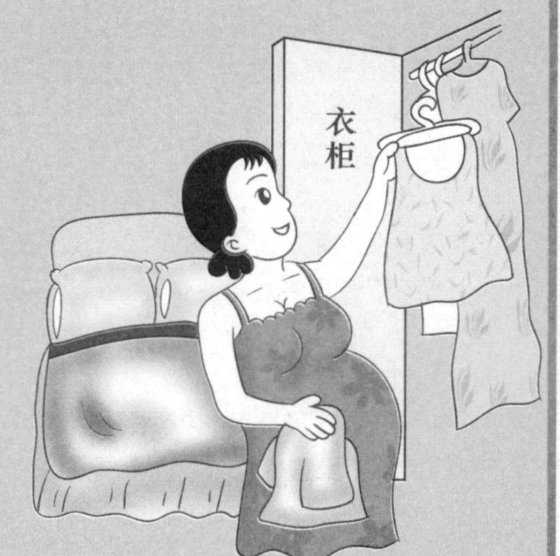

根据乳房的大小，选择合适的乳罩。为方便起见，选用前开式的及肩带式较肥大的乳罩，且布料应有收缩性，质地应是纯棉的，罩杯要选颜色深一些的。

为防止腹部着凉，引起流产、早产，最好选用能把腹部完全遮住的、有伸缩性的、适合于孕妈妈，且具有良好的透气性、吸湿性以及容易洗涤的纯棉内裤。内裤都不要用松紧带，以免紧勒肚子而压迫胎儿，最好使用带子，根据腹围的变化调整松紧。

贴身汗衫应较宽松。

睡衣最好选用棉织品的、前开式的、尺寸较大的长睡衣，裤子比较宽松，腰部带子应能调节。

从洗澡间出来或夜间去厕所，为防止受凉，应选用棉质长袍。

如何选择乳罩

从孕早期开始，乳腺即开始增大，孕妈妈常常感到乳房发胀。同时乳头也逐渐增大，并有勃起感。因为乳腺腺体及脂肪组织增大，可摸到乳房中有一些硬结节。在孕期，孕妈妈要注意保护好乳房，科学地选用合适的乳罩。

戴乳罩并不单是为了美观，主要是因为乳罩有支托、稳定、保护乳房的作用。孕期乳房大，下垂，必须戴乳罩，以防止乳房过度摆动和继续下垂。要选择大小合适的乳罩，既不要松松垮垮，过于宽大，也不要像个紧背心，使乳房像两个“受气包”被紧压在胸壁上，以至乳房血液循环发生障碍，影响乳房的增大。过紧的乳罩不给乳头留有一席容身之地，可造成乳头内陷。这不但影响哺乳，还特别容易发生乳腺导管炎。有人了解乳腺专科门诊患者戴乳罩的情况，发现有 2/3 以上的人戴着不合适的乳罩。

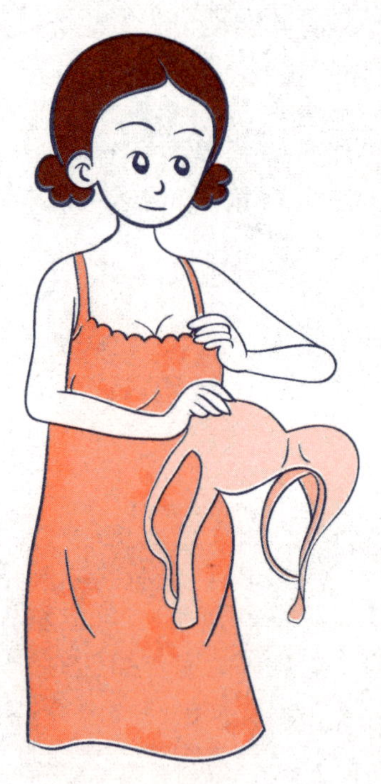

在妊娠期乳房不断增大，所以要按乳房大小更换乳罩。选购乳罩前要量好尺寸。可先用皮尺通过两个乳头处量最大胸围，然后再量两侧乳房下面反折线处的最小胸围，市售的乳罩号码是最小胸围数。还要用最大胸围数减去最小胸围，除以 2，求出乳房的高度。挑选乳罩时，不仅要号码合适，还要量一下乳罩锥形隆起的高度是否与自己乳房的近似高度相适应，圆锥能否容纳乳房。不是所有市售乳罩的设计都是科学的，也不是按号购买的乳罩都能够合适，很多乳罩起不到向上托起、稳定和保护乳房的作用。

孕期、哺乳期所戴的乳罩，应该是纯棉的，不要选用化纤制品。一则孕期易出汗，化纤制品透气性以及吸湿性均较差；二则化学纤维可进入乳腺导管，在哺乳时又会被孩子吸吮进体内。

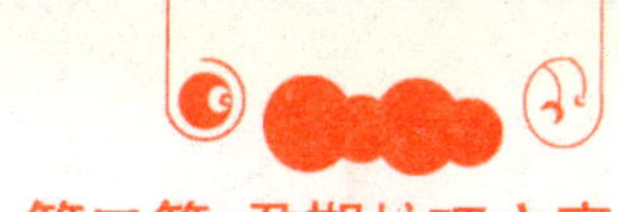

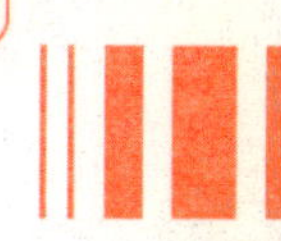

孕妈妈应穿什么样的鞋

孕妈妈穿合适的鞋在整个孕期特别重要，这是由于孕妈妈的生理特点所决定的。

大多数孕妈妈怀孕 3 个月后，会出现大脚趾下面水肿；6 个月后，整只脚水肿得如同平脚；妊娠后期腿脚水肿得难以维持走路时的平衡。孕妈妈体重的增加使血液循环不畅，脚底会产生沉重的压迫感，从而加剧了腰痛。因此，孕妈妈应该从怀孕 3 个月开始，换穿孕妈妈鞋，使脚部负担减小，行走方便。

孕鞋应是什么样的，有何特点呢？

(1) 鞋跟要低 鞋跟高了，脚部负担重，大腹便便，加之脚部浮肿，走路不稳。孕妈妈所穿鞋鞋跟的高度应该在 2 厘米以下。

(2) 孕妈妈鞋应透气性好、宽松、轻便 孕妈妈不应选用合成革、皮、尼龙等材料做的鞋，以帆布鞋为合适。

(3) 孕妈妈穿的鞋应该具有防滑性 富有弹性，较为柔软，以有助于减轻脚部的疲劳为宜。

(4) 孕妈妈的鞋要大小合适 鞋小走路脚痛，会加重脚部水肿；鞋大不跟脚，走路不便，容易摔跤。孕妈妈从怀孕 6 个月后，应选穿比自己的脚稍大一点的鞋为宜。

孕妈妈怎样为自己增添美

孕妈妈是“双身”之人，随着妊娠月份的增加，在生理形态等方面，会出现许多特殊的变化，如肤色改变，腹部膨起，下肢浮肿等，心情也会因此趋于不安宁。这些变化在客观上影响妇女自己原有的审美观。因

而，对不少孕妈妈来说，美感往往被暂时遗忘了。医学研究结果表明，美感不但能调节心情，有利于心身健康，同时，还能起到胎教的目的。所以，孕妈妈经常注意给自己的生活增添美是非常必要的。

（1）摄取足够的营养 妊娠期间，由于孕妈妈身体上担负着孕育胎儿的使命，摄取足够的营养，不但能够保证胎儿正常的生长发育，同时，更利于孕妈妈保持自然的健康美。

（2）注意颜面皮肤的保护 孕妈妈白天外出工作或散步时，应避免强烈的阳光照射，并戴草帽防止阳光直晒。每次洗脸后，要搽些滋润和有营养作用的护肤霜，这样有利于保持面部皮肤的细嫩健美，又能有利于产后皮肤功能的早日恢复。

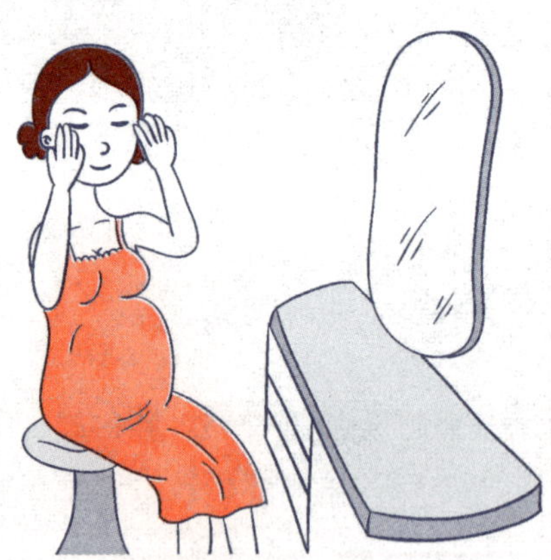

（3）勤梳洗头发 妊娠期间，孕妈妈勤梳洗自己的头发。可促进头皮的血液供应，保持头发整洁，使头发显得娟秀而有光泽。人的头发发型选择恰当，可使人的容貌“锦上添花”。为了梳洗方便，孕妈妈最好选择舒适方便的短式发型，给人一种精神饱满的美感。

（4）进行适量的运动 孕妈妈在身体状况许可的情况下，应经常注意进行一些小量的活动。如散步和轻松的徒手体操。通过参加小量的活动，能有效地消除疲劳，显得精神振奋，给人以健康的美感；同时，又可防止孕期身体发胖。

（5）选择适体的衣着 妊娠期间，孕妈妈的形体变化是孕育胎儿所必需的，但在衣着宽大舒适的前提下。注意在布料和服装款式上有所讲究，也能增添美感。如为了使体形显得均匀有线条，可选用竖条纹的布料。上装的设计，可用稍加宽肩部的办法从而使腹部不显得突出。亦可在领口装上花边或佩戴上胸花，这样便能明显地转移别人对自己腹部的注意力，使自己显得雅致、漂亮。

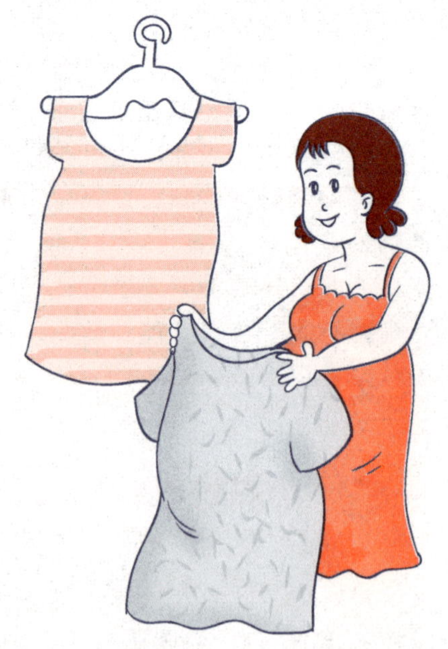

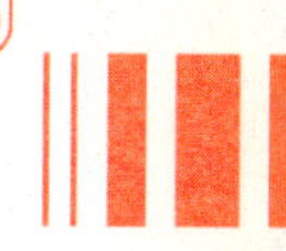

孕妈妈如何清洁皮肤

孕妈妈若想拥有漂亮肌肤，必须注意清洁皮肤。平时一天内，早、晚均以洁肤品洗脸，选择的牌子和性质因人而异。而其余时间，用温水洗脸即可。洗面皂最好选择一些性质温和的，不刺激皮肤的。

当然，若有化妆，在洗脸前一定要先卸妆，再用洗面皂彻底将面部洗净，不要使污垢、油脂和化妆品残留在毛孔内。因为残留的污垢、化妆品会与汗水混合，易使肌肤发痒或产生皮肤病，所以不要贪一时之便，不卸妆就直接洗脸。清洁完毕，要涂抹紧肤水补充水分及收紧肌肤，再涂上保养护肤品。

孕期化妆有何要诀

由于怀孕，孕妈妈生理上起了种种变化，尤其是体型及皮肤更为明显。要成为一个神采奕奕、美丽的孕妈妈，除了平时的保养不可忽略之外，简单得宜的淡妆也可以令你容光焕发。清淡化妆的要诀如下：

（1）打好粉底，可让脸庞肌肤散发柔嫩光泽。

（2）由于各人肤色不同，在选购护肤品时，可在未上妆的脸颊或下巴，将粉底匀开，选出最接近自己肌肤的色调。同时准备另一较肤色稍暗的色彩，但色彩勿超过两色以上，以便修正肤色。

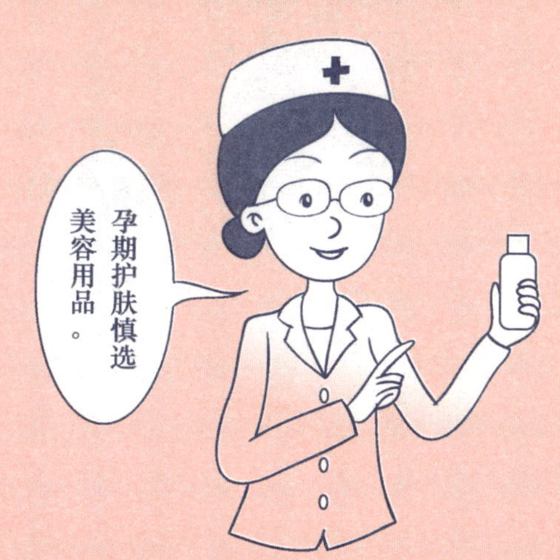

（3）眼影色的选择，除了搭配服装及考虑场合外，平时可选择较自然的色系，让眼睛更为明亮、精神。

（4）轻扫蛾眉，浅咖啡色可让眉色勾勒有型，展现自然的自我本色。

（5）唇色的选择应搭配整体造型，而孕妈妈平时宜以自然清爽的造型为主，因此可选择如粉色调的色系，呈现完全的“自然风格”。

（6）别忘了修容步骤，因生理变化，使脸部稍有浮肿状况，修容之后，可使脸部更为立体。

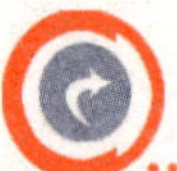

不同孕期有哪些不同的化妆技巧

怀孕初期的孕妈妈很容易忽略脸部的化妆，也没有注重这一时期的化妆技巧。

在化妆之前，必须彻底地清洁脸部，涂上乳液及底霜再打粉底。要使用与肌肤相近的粉底，均匀地涂抹在脸颊、T字部位、眼睛周围等。依序打底后，再刷上一层蜜粉，让肌肤更有透明感。其后，用眉笔顺着眉毛生长的方向自然地描绘出眉形。然后，再打眼影、画上眼线、刷上睫毛液，使睫毛呈现自然卷曲的效果。另外，选择颜色合适的唇膏，以配合整个妆容的和谐，衬托出肌肤的自然光泽。

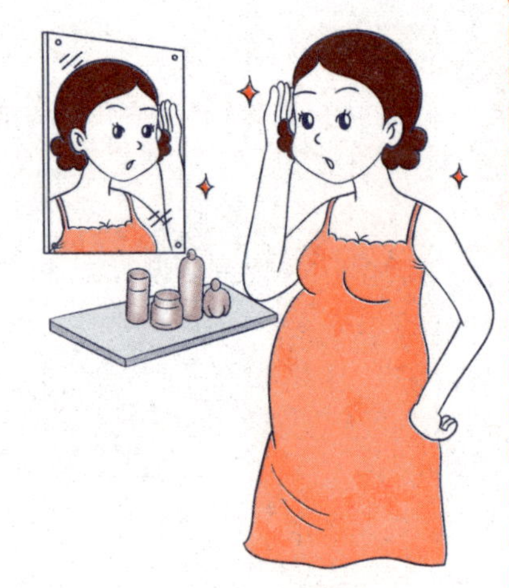

怀孕后期的孕妈妈除身型有显著改变外，脸型也变得圆润。此时，化妆应采取两种色调的粉底。首先，应先使用淡色系列的粉底，遮掩眼窝附近及眼睛上方的黑眼圈。其次，脸颊中央用较明亮色系的粉底，周围则采用较暗的色系，以修饰脸型，让它产生修长的效果。接着，涂上蜜粉，使肌肤明亮，柔和。眼影方面强调深邃感，眉形用较深色系列。唇膏使用红色系列，以搭配整体肤色。

电脑对胎儿有没有影响

随着科学技术的进步，电脑已日益渗透到人们的工作、生活和学习中。越来越多的妇女从事与电脑有关的职业。一旦怀孕以后，很自然就会问，电脑对胎儿有没有影响。

20世纪70年代末，国外的研究表明，孕早期即怀孕的头3个月孕妈妈操作电脑每周超过20小时，发生流产的概率明显高于不操作电脑孕妈妈，但没有发现有增加胎儿畸形的迹象。世界卫生组织专家认为，孕妈妈操作电脑影响生育的原因有很多，主要是工作疲劳和过度紧张，其次可能是来自电脑的极低频电磁场。

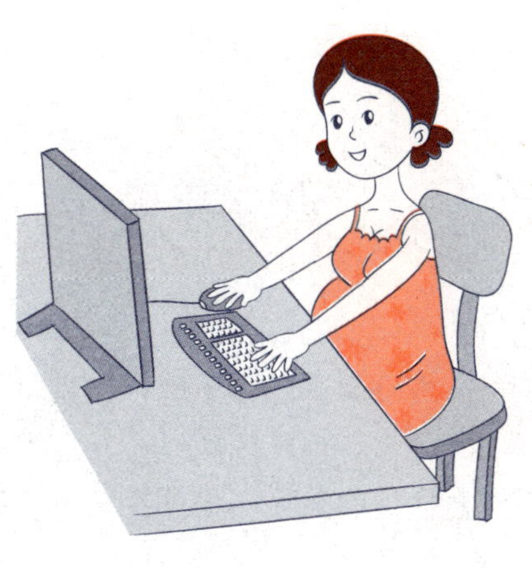

为保障生育一个健康、聪明的孩子，针对电脑操作中存在的一些有害因素，建议采取以下防护措施：

（1）如果工作条件允许，孕期头3个月暂时不接触电脑，同时在整个孕期，都不要长时间、连续地工作，每工作一小时，到室外活动一会儿。

（2）作业姿势不能固定不变，因为长时间固定坐姿，影响胎儿生长发育。

（3）电脑机房应定时换气，保持通风和空气新鲜。

（4）电脑排列应背靠背，以减少电磁辐射的强度。

孕妈妈家务劳动的注意事项

孕期适当地做些家务，对母子都有益。劳动可改善睡眠，增加食欲，增强体力，预防过胖，减少便秘。总之，孕期只静不动是不可取的。但孕期家务劳动要适度，要有选择，以孕妈妈感觉愉快为好。

①在孕早期，妊娠反应使孕妈妈吃不下饭，这个时期不要做饭，也不要下厨房劳动，以免加重孕吐。

②冬天不要使用凉水，以免着凉诱发流产。

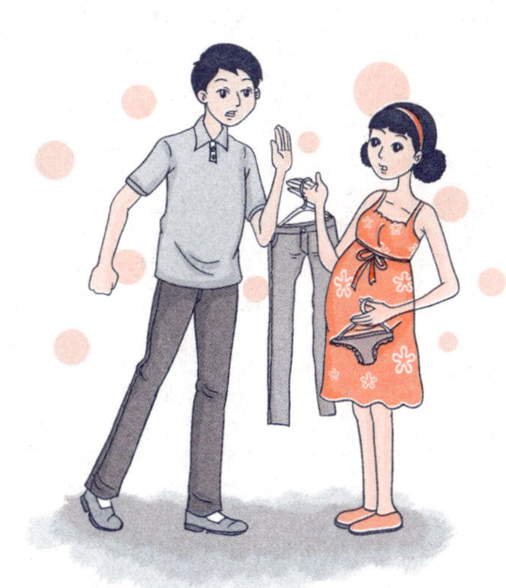

③不要用搓板洗衣服，以防搓板顶撞腹部，对胎儿不利。洗衣不要过多，不要端盛水的洗衣盆。洗衣时宜用肥皂，不宜用洗衣粉。不要用力拧衣服，最好不洗大件衣物。晒衣服时不要用力高举手臂。

④不要登高、抬重物，不要做弯腰下蹲的劳动。

⑤不要站立过久、过劳过累。

⑥心情不愉快、不愿做家务时便不要勉强。

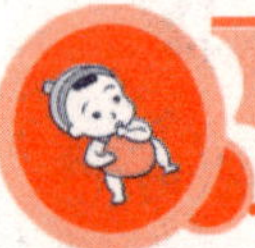

第二节　孕期日常生活

孕妈妈生活应有规律，规律的生活可使体内各系统及各重要器官的生理活动更加协调和统一，从而可以增强身体的免疫功能，提高抗病能力，这对胎儿也十分有益。如果生活没有规律，必然影响母婴的健康。

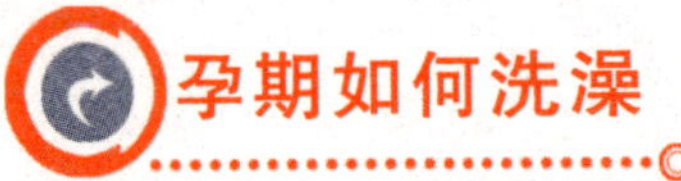

孕期如何洗澡

洗澡沐浴不仅是个人的良好卫生习惯，而且也是一种享受。沐浴以后神清气爽，通体舒泰，女性尤应坚持这个有益身体健康的习俗。但是，妇女怀孕以后由于机体内分泌的改变，新陈代谢逐步增强，汗腺及皮脂腺分泌也会随之旺盛。因此，孕妈妈比常人更需要定期沐浴。

孕妈妈的沐浴毕竟与常人有所不同，是马虎不得的，如果不注意方法，有可能对孕妈妈及胎儿的健康带来不利影响。那么孕妈妈沐浴应注意什么问题呢？

（1）要注意水的温度不可过高　据近代医学研究表明，水温过高会损害胎儿的中枢神经系统。据临床研究测定，孕妈妈体温较正常体温上升2℃，就会使胎儿的脑细胞发育停滞；如果上升3℃，则有杀死脑细胞的可能。脑细胞一旦受损害，多为不可逆的永久性伤害，胎儿出生后可以出现智力障碍，甚者可形成胎儿畸形，如小眼球、唇裂、外耳畸形等，有的还可导致癫痫发作。一般来说，水的温度越高，损害越重。所以，孕妈妈沐浴时水的温度应掌握在38℃以下，最好不去温水池或盆堂沐浴，避免腹部长期浸在热水中。

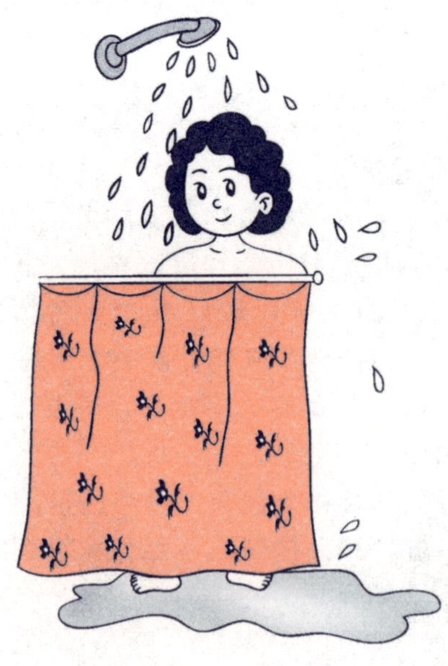

（2）**冬季不宜在浴罩内沐浴** 有些家庭为了避寒保温，冬天喜欢在卫生间支起浴罩沐浴。常人尚可应付，但孕妈妈就不太适应，很快会出现头昏、眼花、乏力、胸闷等症状。这是因为浴罩相对封闭，浴盆内水较热，罩内水蒸气充盈，经过一段时间的呼吸，其中氧气便会逐渐减少，加上温度又较高，氧气供应相对越来越不足；另外，由于热水浴的刺激，会引起全身体表的毛细血管扩张，使孕妈妈脑部的供血不足，加上罩内缺氧，更易发生晕厥。同时胎儿也会出现缺氧，胎儿心跳加快等现象，严重者还可使胎儿神经系统发育受到不良影响。

（3）**注意安全** 孕妈妈身重，行动不灵便，为确保安全，洗澡时应注意扶着墙边站稳，防止滑跌。特别在妊娠晚期，由于行动不方便，或合并高血压、水肿等，最好请家属帮忙协助。

孕妈妈坐、站立、行走的姿势

妊娠早期，孕妈妈身体没有明显的变化，随着妊娠周数增加，腹部逐渐向前突出，身体重心位置发生变化，骨盆韧带出现生理性松弛，容易形成腰椎前倾，给背部肌肉增加了负担，易引起疲劳或发生腰痛。孕妈妈若于坐、站立、行走时保持正确的姿势，可以减少这些不舒服症状的发生，故应采取如下的正确姿势。

（1）**坐的姿势** 坐椅时先稍靠前边，然后移臀部于椅后部坐椅中，后背笔直靠椅背，股和膝关节成直角，大腿成水平状，这样不易发生腰背痛。

（2）**站立姿势** 将两腿平行，两脚稍微分开，这样站立，重心落在两脚之中，不易疲劳。但若站立时间较长，则将两脚一前一后并每隔几分钟变换前后位置，使重心落在伸出的前腿上，可以减少疲劳。

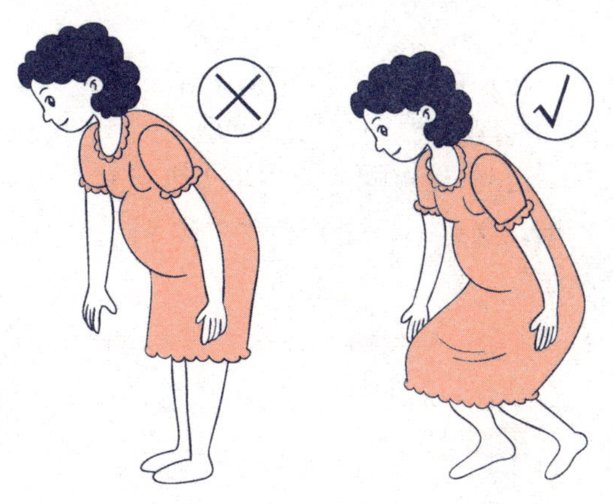

（3）**行走姿势** 不弯腰、驼背，不过分挺胸，不用脚尖走路。要背直，抬头，紧收臀部，保持身体平衡，稳步行走，可能时利用扶手或栏杆行路。

如何让怀孕期间的工作舒适轻松

怀孕期间，如果在办公室做一些简单的布置，就可以舒适地工作，每一点微小的变化都会给孕妈妈带来一天的好心情。

(1) 把脚放舒服，可以在办公桌底下放个鞋盒当作搁脚凳，并准备一双拖鞋，需要时换上。

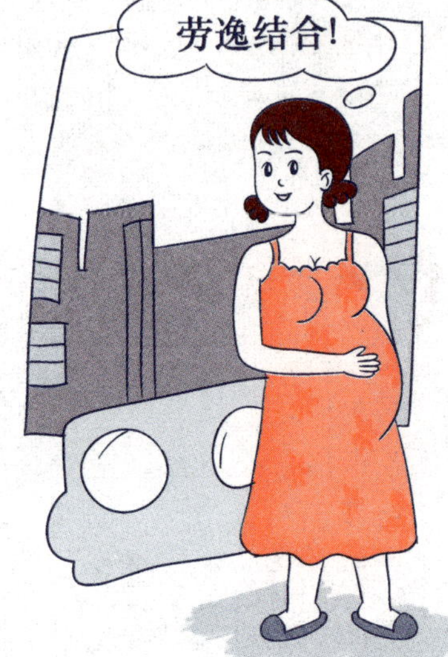

(2) 穿舒适的鞋，可以选择适合孕妈妈的长袜或紧身衣。

(3) 穿宽松舒适的连衣裙。衣料的弹性比较大，方便坐下或站起。

(4) 向其他已经是母亲的同事寻求帮助。

(5) 多喝水，在你的办公桌上准备一个大水杯，随时倒满你的水杯。

(6) 如果你不得不去洗手间，尽快去。

(7) 在计算机前工作的孕妈妈更容易受腕管综合征的影响，因此最好将桌椅调整得尽可能舒适。

(8) 避免危险的工作场所。

(9) 自我减压，如果工作压力太大，尝试一些办法去缓解，如深呼吸、舒展肢体、做简短的散步等。

(10) 如果你的同事小心地照料你，你应愉快地接受。在你的人生旅途里，这是一个非常特殊的时期，所以不必感到害羞，坦然接受别人的帮助。

缓解孕期疲劳的方法

孕妈妈的身体承受着额外的负担，孕妈妈会变得特别容易疲倦，嗜睡，头晕，乏力，这种疲倦感在孕早期和孕晚期尤为明显。专家建议，怀孕期间，孕妈妈想睡就睡，不必做太多事，尽可能多休息，早睡觉。

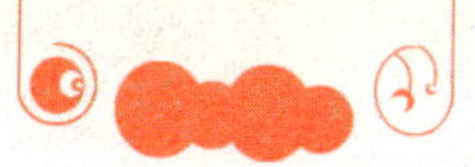

以下列举6种减轻疲倦、恢复精力的方法：

（1）**想象** 想象一些自己喜欢去的地方，例如公园、农家小院、海边、小溪、高山、一望无际的平原等。把思绪集中在美好的景色上，可以使人精神饱满，心旷神怡。

（2）**聊天** 聊天是一种排解烦恼、有益心理健康的好方法，不仅可以释放和减轻心中的种种忧虑，而且可获得最新的信息。在轻松愉快的聊天中，也许你就忘却了身体的不适。

（3）**按摩** 闭目养神片刻，然后用手指尖按摩前额、双侧太阳穴及后脖颈，每处16拍，可健脑养颜。

（4）**听胎教音乐** 选择一些优美抒情的音乐或胎教磁带来听，以调节情绪。

（5）**发展兴趣** 动手制作一些小玩具、小动物、小娃娃，或学习插花艺术，或为即将出生的宝宝做一些小衣物。

（6）**散步** 去洁静、安全、充满鸟语花香的公园或其他场所散步。

孕妈妈不宜吸烟

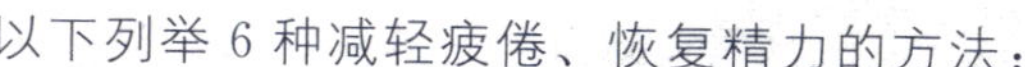

研究表明，孕妈妈吸烟对胎儿影响极大，危害严重，孕妈妈应禁止吸烟。

孕妈妈在妊娠早期吸烟，尼古丁等有毒物质可使体内的黄体酮分泌减少，影响子宫内膜的蜕膜反应，会使孕卵发育不良而引起流产。资料表明，孕妈妈吸烟极易造成流产、早产、死胎，还容易发生各种围产期合并症。孕妈妈每日吸烟不超过1包者和超过1包，其婴儿在围产期死亡率比不吸烟者分别增加20%和35%。

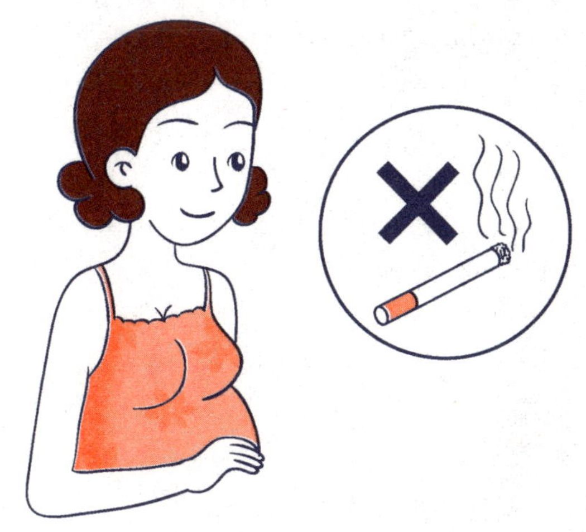

孕妈妈大量吸烟还可导致胎儿先天性心脏病、腭裂、兔唇、痴呆及无脑儿等畸形，给家庭和社会带来不幸和负担。

长期吸烟的妇女在妊娠晚期容易并发胎盘早期剥离、前置胎盘、出血、羊水早破等，而且初生婴儿的体重大多低于正常婴儿，一般比不吸烟母亲生的孩子体重平均低 200 克，其身高、头围、胸围也都小于正常婴儿，智力发育迟缓，记忆力和理解力也较差。

可见，孕妈妈吸烟对母子健康危害极大，容易造成胎儿夭折。

孕妈妈不宜饮酒

孕妈妈经常饮酒和酗酒不仅损害自身健康，还会殃及腹中胎儿，造成不幸。

饮酒对孕妈妈的影响是多方面的。酒精能妨碍叶酸和维生素 B_2 的吸收，引起贫血或多发性神经炎；经常饮酒会影响食欲，造成营养不良；大量饮酒必然加重肝脏负担；饮酒还能使呼吸道防御功能降低，使孕妈妈易患呼吸道疾病。这些危害孕妈妈身体健康的因素均可直接或间接地影响到胎儿的生长发育。

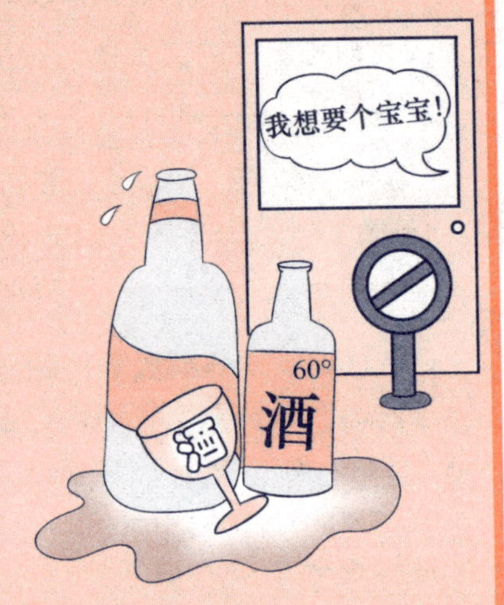

酒精对胎儿影响也非常大，会使胎儿直接受到毒害。酒精使胎儿发育缓慢，而且会造成胎儿某些器官畸形。摄入酒精较多的孕妈妈，其子女 1/3 以上存在不同程度的缺陷，如小头、小眼、下巴短、脸扁平窄小、身子短，甚至发生心脏和四肢畸形。妊娠早期饮酒，胎儿的大脑细胞分裂会受到阻碍，易导致中枢神经系统发育障碍，即智力低下。胎儿生长的高峰是在妊娠的 6 个月后，这个时期孕妈妈饮酒将会给胎儿带来更加严重的危害。

警惕化妆品中的有害成分

孕妈妈要慎重使用化妆品，以下几种化妆品不宜使用：

（1）**染发剂**　染发剂不仅有可能导致皮肤癌，而且可能引起乳腺癌和胎儿畸形。因此，孕妈妈应禁止使用染发剂。

（2）**冷烫精**　孕妈妈和分娩后半年以内的妇女头发非常脆弱，而且极易脱落。如果再用化学冷烫精烫发，更会加剧其头发脱落。另外，用化学冷烫精冷

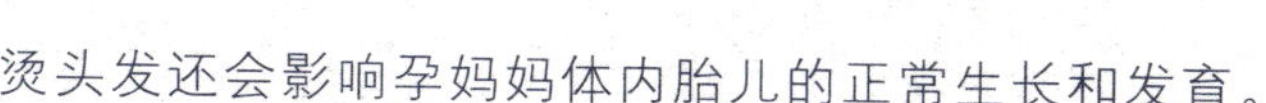

烫头发还会影响孕妈妈体内胎儿的正常生长和发育。

(3) **口红** 口红是由各种油脂、蜡质、颜料和香料等组成的。其中油脂通常采用羊毛脂。羊毛脂既能吸附空气中各种对人体有害的重金属微量元素，又能吸附能进入胎儿体内的大肠杆菌等微生物，同时还有一定的渗透作用。因此，孕妈妈涂抹口红以后，空气中一些有害物质就容易吸附在嘴唇上，并在说话和吃东西时随着唾液侵入机体内，从而使体内的胎儿受害。所以，为了下一代的健康，孕妈妈不要涂口红。

孕妈妈不宜睡软床

孕妈妈不宜睡软床，原因有以下两种：

睡软床容易导致脊柱的位置失常。孕妈妈的脊柱较正常腰部前屈更大，睡软床及其他高级沙发床，会对腰椎产生严重影响。仰卧时，其脊柱呈弧形，使已经前屈的腰椎小关节摩擦增加；侧卧时，脊柱也向侧面弯曲。长此下去，使脊柱的位置失常，压迫神经，增加腰肌负担，不但不能消除疲劳，而且影响生理功能的发挥，并可引起腰痛。

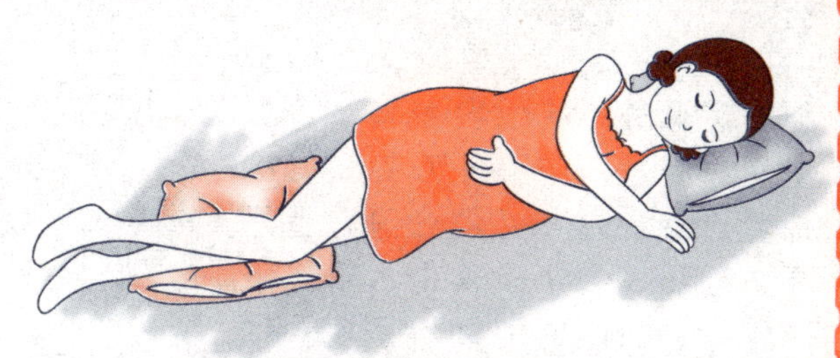

睡软床不利于翻身。正常人在入睡后睡姿是经常变动的，一夜翻身次数可达 20～26 次。学者认为，辗转翻身有助于睡眠时身体承重部位的休息，提高睡眠质量。然而，睡软床，孕妈妈深陷其中，不容易翻身。同时，孕妈妈仰卧时，增大的子宫压迫腹主动脉及下腔静脉，导致子宫供血减少，对胎儿不利，甚至出现下肢、外阴及直肠静脉曲张，有些人因此而患痔疮。右侧卧位时，上述压迫症状消失，但胎儿会压迫孕妈妈的右输尿管，易患肾盂肾炎。左侧卧位时上述弊端虽可避免，但可造成心脏受压，胃内容物排入肠道受阻，同样不利于孕妈妈健康。

孕妈妈不宜睡电热毯

很多人喜欢用电热毯取暖，但孕妈妈不宜使用，以免造成下一代大脑发育不良。这是因为，电热毯在接通电源后使电能转变为热能时，会产生电磁场，电磁场的辐射会影响胎儿的细胞分裂，最易导致各种器官的畸形，同时对胎儿大脑发育不利，使出生后的婴儿智力低下。因此，为了下一代的健康，孕妈妈不宜使用电热毯。

孕妈妈躺卧以什么姿势为宜

孕妈妈卧床的姿势很重要。妊娠早期，可以采用自己觉得舒适的姿势，在妊娠中、晚期则要侧卧，最好是左侧卧，避免仰卧。其原因如下：

(1) 妊娠时子宫增大，胎盘血循环形成，使血容量增加。盆腔静脉通过下腔静脉回到心脏的血量也相应增加。仰卧时，特别是在妊娠晚期，子宫很大，压迫下腔静脉，使血液回流不畅，回心血量减少，胎盘血流量也随之减少，必然影响胎儿对氧和营养物质的需要。如果子宫压迫腹主动脉，使子宫动脉压力下降，也会影响胎盘血流量。

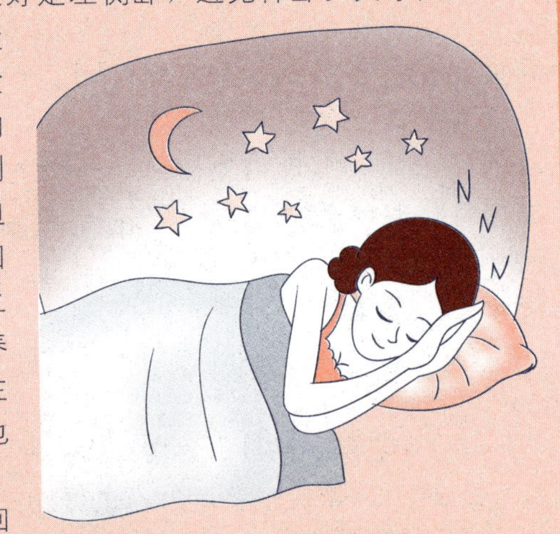

(2) 仰卧时，下半身血液回流不通畅，造成下肢、直肠和外阴的静脉压力增高，容易发生下肢、外阴静脉曲张，痔疮和下肢水肿。

(3) 仰卧时，子宫在骨盆入口处压迫输尿管，使肾盂被动扩张，尿液潴留，尿量减少的同时引起钠潴留，使水肿加重。有人测定仰卧时尿量仅为侧卧的40%。

(4) 侧卧位可降低舒张压，除了夜间侧卧，白天左侧卧位4小时，可预防、治疗妊娠高血压综合征。

妊娠子宫大部分向右旋转，子宫血管也随之扭曲。左侧位可纠正子宫右旋，使血管复位，血流通畅。也有人认为右侧卧和左侧卧效果一样。

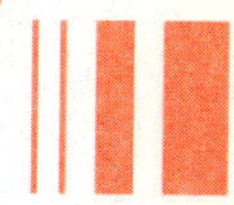

孕妈妈要远离小动物

许多小动物如猫、狗和鸽等身上都容易寄生弓形体。但人们对弓形体还很陌生，并未引起注意。人体一旦被弓形体感染，即可患弓形体病。弓形体病在人体多为隐性感染，也常常被人忽视，但孕妈妈如感染此病，弓形体通过胎盘感染胎儿，那造成的危害可就大了。

弓形体病的感染途径有两条。一条是先天性感染，只要母亲在妊娠期间受到感染，且不论是否表现临床症状，就可能经胎盘传给胎儿。另一条是后天感染，如吃了被弓形体卵囊污染的食品，或未煮熟的肉、乳、蛋等而感染；有的因与宠猫、爱犬逗玩，手、脸被舔而感染；输入含弓形体的血液，移植含弓形体的器官，也可感染。

感染弓形体病的孕妈妈，通过胎盘传给胎儿的机会高达40%，可引起流产、早产、死产及胎儿畸形，如小头、脑积水、小眼、兔唇、智力发育迟缓、肝脾肿大、无耳郭、无肛门、两性畸形等。有些婴儿出生后无明显症状，如不给予及时治疗，数月或数年后可出现智力低下、癫痫，以及斜视、失明等弓形体病症状。

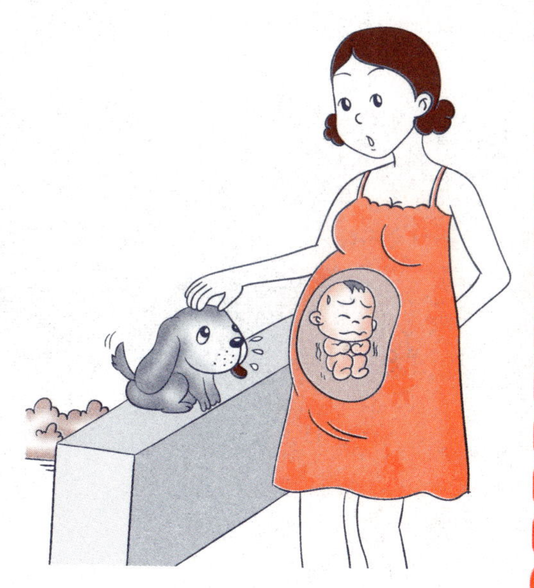

虽然弓形体感染对孕妈妈和胎儿的影响很大，但只要采取有效的措施，是能够控制的。这就是为什么要求孕妈妈不要触摸小动物的原因。此外，不吃生的或未煮熟的猪、羊、牛肉。孕妈妈从事屠宰、饲养职业和肉联厂工作者，应定期做弓形体病的有关检查，对弓形体患者应于孕前及时采用乙胺嘧啶和磺胺嘧啶联合治疗，但怀孕后尤其是在孕后的头3个月，不可用药，因为乙胺嘧啶对胎儿有致畸作用。

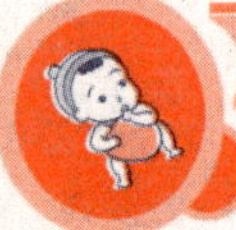

第三节　孕期性生活

男欢女爱，享受"性福"的欢娱时候，要注意观察身体和胎儿发育的情况，不必压制激情。享受孕期的最好办法就是放松心情。如果觉得自己对"性"没有心情，则可以尽量制造一些亲密的气氛，让先生给自己梳头发，揉一揉脚，按摩一下后背和肩膀，在交流和亲昵的举止中，营造两个人的亲密无间气氛。

孕期可不可以过性活

孕期能不能过性生活，一直是一个十分敏感的实际问题，受到广大孕妈妈和其丈夫的关注。

过去，大多数的专家都认为，孕早期阶段和妊娠晚期是不宜过性生活的，并提出种种理由。同时有的专家也认为，妊娠中期可以过性生活，但应谨慎，要有所节制。从理论上讲，这种观点无疑是正确的。但在现实生活中，完全能这样做到的寥寥无几，尤其是孕早期阶段，大多数是结婚几个月的"新婚燕尔"的青年男女，夫妻间如胶似漆，禁欲数月之久，一般难以做到。另外，妊娠期间不用避孕又提高了夫妻的性快感，免去后顾之忧，对性兴趣起了促进作用。同时，若长期实行禁欲，妻子完全拒绝丈夫的性要求，处理不当也会影响夫妻间的感情。因此，不能对孕期性生活采取断然否定的态度。

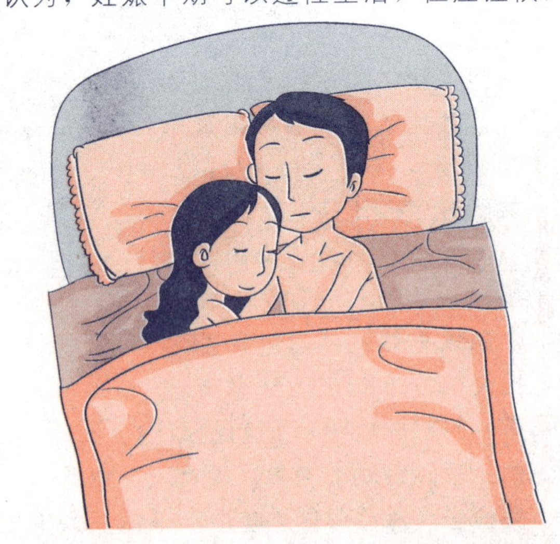

实践也证实这个道理：对于绝大多数孕妈妈来说，孕期适宜的性生活是安全的。而且，它所换来的不仅仅是夫妇双方的性满足和感情上的和谐，而且有

助于孕妈妈保持愉快、稳定的情绪，从而有利于腹中的胎儿。科学研究结果也表明，适宜而有节制的性生活对胎儿并无显著的影响，除了临产的一个月内，性生活应该禁忌之外，其余时间内，孕妈妈可以而且应该过性生活，并同样可能从中获得快慰。

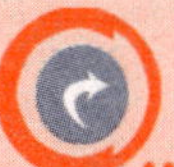

怀孕早期过性生活应注意哪些问题

在妊娠早期，由于有妊娠反应，又考虑胎儿的问题，孕妈妈的性欲和性反应受到抑制。丈夫应该想到这点，要爱护和体谅妻子，应尽量减少性生活。这个时期胎盘还没有完全形成，处于不稳定状态，具有把胎儿维护在子宫里的功能的孕激素的分泌还不充分，因此是最容易发生流产的时期。所以性交次数应比平时减少，也要减少刺激。

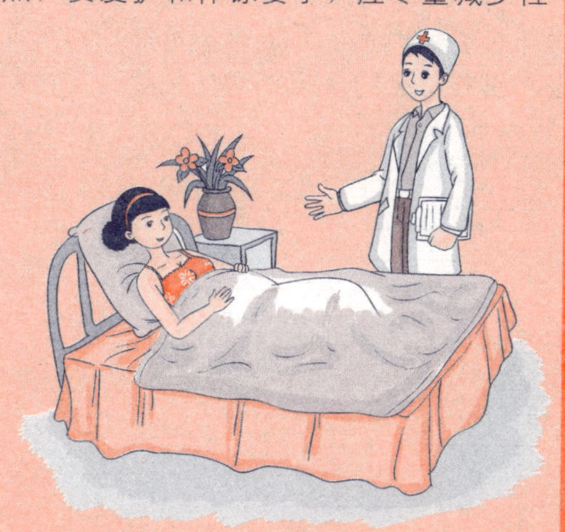

性交的体位，如果是正常位，要让在上面的丈夫伸开胳膊，不要压迫孕妈妈的身体，特别是腹部。还有，孕妈妈采取将两腿伸直的伸张位，使男性的生殖器不能插入很深，也是理想的。性交高潮时，要注意慢慢地抽动，进行中不要频繁交换体位。

有习惯性流产的人，或曾经流产，身体刚恢复的人，性生活应更加节制。

怀孕中期过性生活应注意哪些问题

妊娠超过 4 个月以后，即妊娠中期，胎盘已形成了，胎儿在子宫内也稳定下来了，流产的危险就比初期小了。孕妈妈的妊娠反应消失，性器官的分泌物也增多了，是性感较高的时期，因此，可以愉快地过适度的性生活。但是，不能与非妊娠期完全相同，在次数和结合方面都要节制。

腹部越来越大，注意不要压迫腹部。而且由于性感高潮引起子宫收缩，有诱发流产的可能性。所以孕妈妈本人自身的调节也是极其重要的。此外，丈夫也应注意不要刺激乳头。性交的体位，采用前侧位、前坐位、侧卧位较好。但要注意男性的生殖器不要插入太深，动作不要太剧烈等。

妊娠期性生活应避免的体位

妊娠期性生活的原则有两个：其一，不要给孕妈妈的肚子增加负担；其二，不要给予子宫以直接的强烈的刺激。从这两点考虑，一定要避免骑乘位和屈曲位。女性骑在仰卧的男性身上的姿势是骑乘位。这种体位不压迫腹部这点虽然可取，但是，男性的生殖器插入很深，将子宫顶上去不好。屈曲位，也就是和正常位相同，但是女性把腿高高抬起来的这种刺激强的体位也要避免。

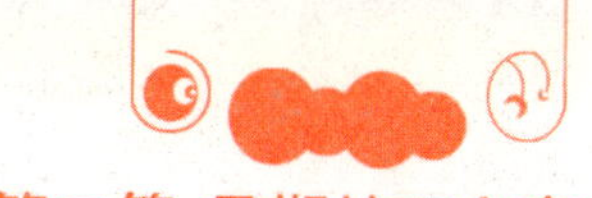
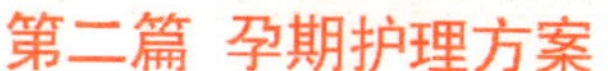

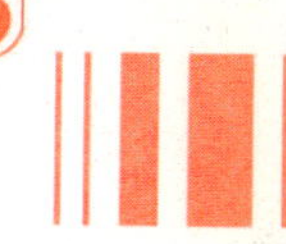

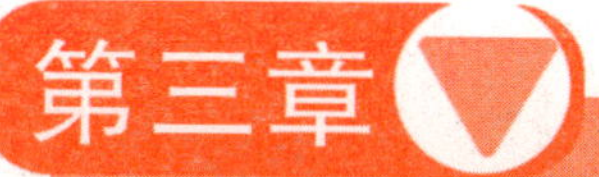

第三章 孕期营养须知

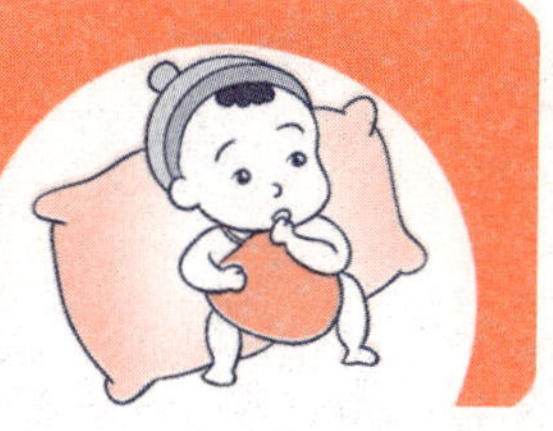

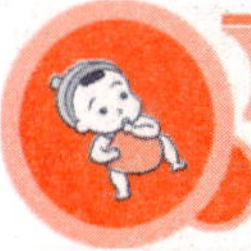

第一节 孕期营养知识

孕妈妈摄入营养才能供应胎儿的需要，母体营养的好坏直接影响到胎儿的生长发育。饮食应该以合理、营养、丰富为原则。同时注意维生素、矿物质、铁、锌、钙等微量元素和叶酸等的补充，铁妨碍锌的吸收，应把含这两类元素的食物分开食用。补钙在孕前就应该进行，在怀孕后继续补充。另外，要禁食辛辣刺激性的食物。

合理营养的重要性

孕期保持合理均衡的营养，不仅直接关系到孕妈妈自身的健康，维持自身和新陈代谢的需要，还能促进胎儿大脑和体格的正常发育，减少孕期并发症和低体重儿发生。

有些妇女怀孕后，胃口还很好，又生怕孩子缺了营养，就经常加餐，盲目以为营养就是吃得多，吃得好，摄入过多的蛋白质、脂肪和糖类，这种进食过多的结果形成营养过剩，对胎儿和孕妈妈都没有好处。由于营养过剩，引起胎儿过大，不仅孕妈妈身体超重，行动不便，给心肺增加负担，还容易出现窒息、颅内出血，甚至引起新生儿缺血缺氧性脑病。因此，孕妈妈的食入量要适可而止。科学、合理的营养是确保母婴两代人安全的重要因素，是孩子健康人生的开始，是不能忽视的。

孕妈妈怎样吃才营养

(1) 多吃新鲜蔬菜和瓜果，摄入身体所需要的维生素 A、维生素 C、钙、铁等。

(2) 多食用玉米、小米、土豆等，其所含维生素比大米、白面高，还含有人体生长发育所需要的微量元素。

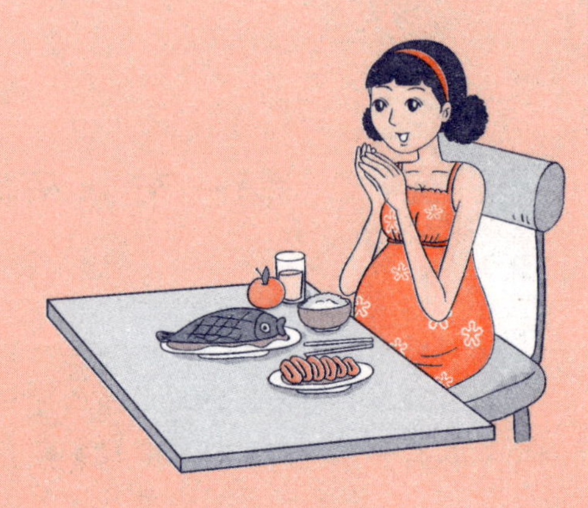

(3) 多吃豆制品、花生、芝麻酱等，如发芽豆类含有丰富的维生素 E。

(4) 多吃鱼、肉、蛋、奶，可供给大量蛋白，特别是牛奶及鸡蛋中含有大量的钙和磷脂，有利于胎儿骨骼生长及神经的发育。

(5) 适当食用一些海带、紫菜、虾皮、海米等，通过膳食补充碘，促进胎儿的发育。

适合孕妈妈的营养食物有哪些

为了优生，孕妈妈需要充足营养。一切营养素来源于食物，适于孕妈妈的营养食物有以下几种。

(1) 蛋白质　蛋白质是人类生命的源泉，是直接组成肌肉、血液等的基本物质，是参与生长发育及供给热能的营养物质。妊娠期每天需要优质蛋白质(含人体必需氨基酸的蛋白质 85 克左右，非妊娠期 60 克)，方可满足孕妈妈的需要。优质蛋白质主要来源于动物性蛋白质如蛋、肉、奶类及植物蛋白质如豆类，但植物蛋白质在人体内的吸收利用率不如动物蛋白质高。

(2) 脂肪　能供给较多的热量，孕妈妈每日所需脂肪以 60 克左右为宜(非妊娠期约 50 克左右)。脂肪太多会导致肥胖。动物性脂肪来源于猪油、肥肉等；植物性脂肪的来源为豆油、菜油、花生油及核桃、芝麻等。

(3)糖 粮食、土豆、白薯等均含糖，是产生热量的主要来源。母体及胎儿代谢增加，需要的热也增加，平均每天主食（谷类）400～500克即可满足需要。

(4)矿物质 特别要提出的是钙、铁、钠等，孕妈妈需要钙量明显增加，食物中牛奶及鱼含钙高，且容易吸收，最好每日喝250～500毫升牛奶，或服钙制剂补充。孕妈妈对铁的需要量也增加，为预防贫血，应多食含铁丰富的猪肝、瘦肉、蛋黄、胡萝卜等。钠与身体的新陈代谢，特别是水代谢关系密切，过多或过少都不相宜，自日常饮食中摄入即可。

(5)维生素 缺少会引起代谢紊乱。维生素存在于多种食物如蛋、肉、黄油、牛奶、豆类及各种蔬菜中。

(6)微量元素 如碘、镁、锌、铜等，对孕妈妈及胎儿的健康也是不可缺少的。海产品中含碘多；动物性食品、谷类、豆类和蔬菜等含有铁、锌、铜等微量元素。

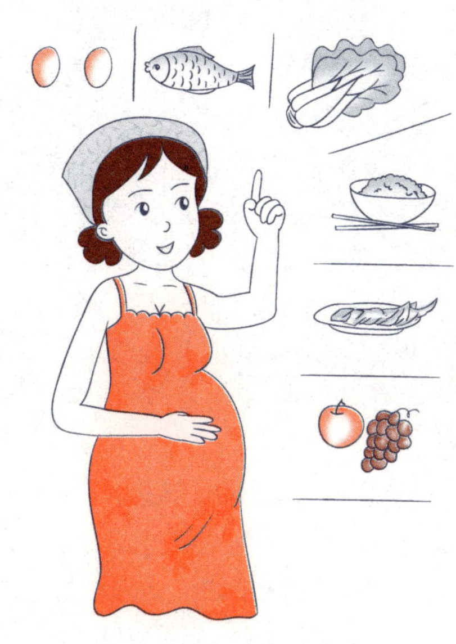

维生素的保健作用和来源

维生素与体内许多重要的代谢过程有关系。如果没有维生素，其他营养素就不能充分有效地被人体吸收。缺乏任何一种维生素都会影响孕产妇的健康和胎婴儿的发育。

(1)维生素A 维持人的视力和上皮组织的功能，增加身体的抵抗力。如果孕妈妈缺乏维生素A，容易使胎儿眼睛畸形，患夜盲症、失明。食物中维生素A的最好来源为动物肝脏、鸡蛋、牛奶等，各种黄绿色蔬菜如胡萝卜、油菜、芹菜等含有类胡萝卜素，食用后在人体内可转变为维生素A。

(2)维生素D 促进人体钙、磷的吸收，维持骨骼、牙齿的发育。孕妈妈缺乏维生素D，可造成胎儿骨骼、牙齿发育缺陷，新生儿先天性佝偻病。孕妈妈本人也容易患骨软化、骨质疏松症。食物中维生素D的含量普遍较低，只有海鱼、动物肝脏、蛋黄中含量较高。孕妈妈多晒太阳，可促进体内维生素D的合成。

（3）**维生素E** 维持人体正常生殖功能，普遍存在于各种食物中，一般情况下孕妈妈不容易缺乏。

（4）**维生素B_1** 又称硫胺素，主要参与人体糖代谢过程。孕妈妈严重缺乏维生素B_1，可导致新生儿患先天性脚气病，甚至死亡。主要来源于谷类食物的外皮或胚芽。淘米次数不要过多，以免维生素B_1的流失。

（5）**维生素B_2** 又称核黄素，主要参与人体的呼吸活动。孕妈妈缺乏时常患唇炎、口角炎、舌炎等。胎儿缺乏，可能会引起早产、死产。维生素B_2主要来源于动物的肝、肾、牛奶、鸡蛋、豆制品、绿叶蔬菜等，大米中含量较少。

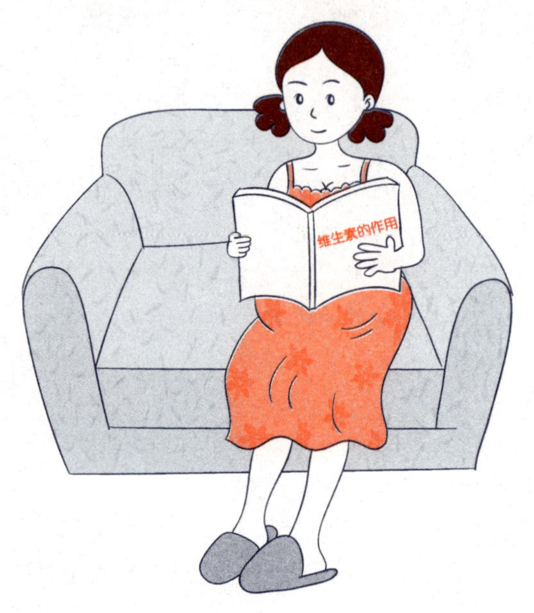

（6）**维生素C** 又称抗坏血酸，维持血液循环系统的功能。如果人长期摄入不足，可引起坏血病、全身有广泛出血点，鼻子、牙龈出血。孕妈妈摄食维生素C不足，可引起胎儿低体重、早产。主要存在于各种新鲜蔬菜、水果中，尤其是西红柿、柑橘、鲜枣等。

各种食物中都含有维生素，为了避免某一种维生素的不足，孕妈妈饮食结构必须合理，粮食、肉类、牛奶、新鲜水果、绿叶蔬菜都是必不可少的。

孕早期对营养有哪些要求

孕妈妈在怀孕的数周和数月中，要保证自己的血液中含有足够的矿物质、维生素和其他营养物质，以满足在怀孕后的初期、胚胎发育的重要阶段对营养的需求。

胎儿在母体中的头2个月被叫作“胚胎”，此时，是胎儿各器官系统分化成形的重要时期。而此时又往往出现妊娠初期反应。在此期间，应在膳食、烹调方面多加注意，忌吃油腻食物，常吃清淡爽口的食物。可根据口味，吃些略带酸味的食物，以刺激胃酸分泌，促进食欲。呕吐严重的孕妈妈，应多吃些蔬菜、水果等呈碱性食物，并口服一些B族维生素和维生素C，以减轻妊娠的不

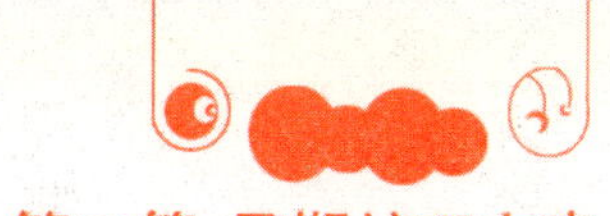

适感觉。总之在此期间，孕妈妈应想吃什么就吃什么，尽量满足自己需求，以保证体内的需要。

（1）**热量** 此期处于机体调节阶段，主要是消化系统功能改变，消化液分泌减少。此期胚胎生长较缓慢，孕妈妈的热量需要增加不明显，基本保持妊娠前所需的热能。热能来源主要为粮谷类食物，应占热量供给的60%～70%。

（2）**蛋白质** 蛋白质的需要量与妊娠前无明显改变。由于消化系统功能的改变，蛋白质食物主要来源应靠植物类及豆制品类，另外可选食乳制品。

（3）**无机盐及维生素** 无机盐及维生素与孕前无明显改变，突出需要补充的是水溶性维生素，特别是B族维生素和维生素C，以便调节孕早期消化功能的改变，减少妊娠不适症状。选食粗粮、干果、坚果及动物内脏等富含B族维生素的食物以及新鲜蔬菜和水果。

孕中期对营养有哪些要求

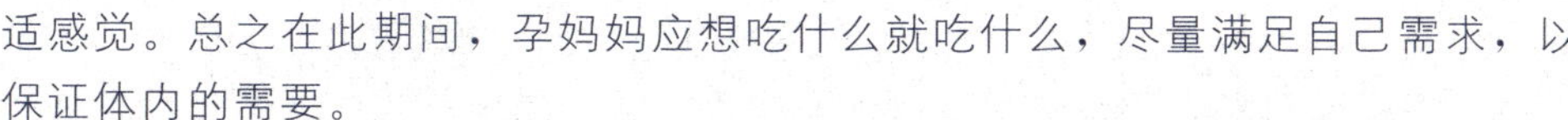

到了妊娠中期，由于早孕反应的消失，会食欲大增，消耗的热量和所需要的蛋白质比正常人增加10%～20%。胎儿体重增加显著，每日可增加10克左右（是早期妊娠时的10倍），同时骨骼、牙齿、各器官都在不断地发育。胎儿的智力取决于大脑的功能，而大脑功能的优劣，与蛋白质、磷脂、质脂、微量元素、糖和维生素等有关。为了满足您和宝宝的需要，此期营养要注意以下几个问题。

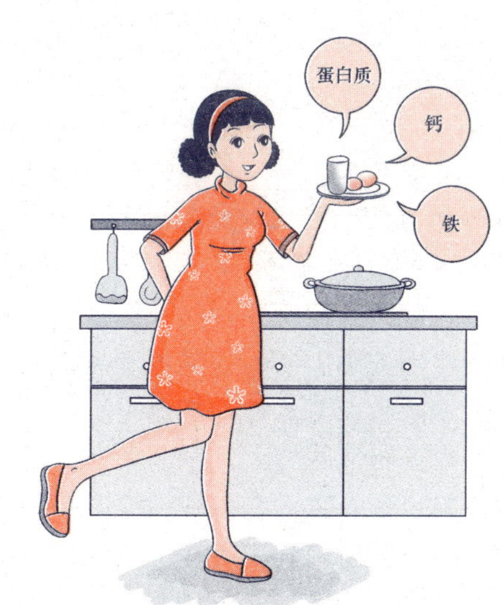

（1）**热能** 此期孕妈妈的子宫、乳房、胎盘迅速发育，胎儿正在形成牙齿、骨骼、五官和四肢，均需充足的热能。特别是脑组织的发育更需要热能，资料报道，胎儿此期脑的重量仅为体重的2%，但所消耗的热能为全身的20%，故此期给予充足的热能极为重要。热能主要来源于糖类，可选食杂粮及薯类，如大米、面粉、小米、玉米、红薯等搭配食用。粮谷类提供的热能占60%为宜。

（2）**蛋白质** 此阶段应增加充足的蛋白质，以保证孕妈妈子宫、乳房发育。应首先选用优质蛋白质，如豆类及豆制品、口蘑、冬菇、动物血、瘦肉、

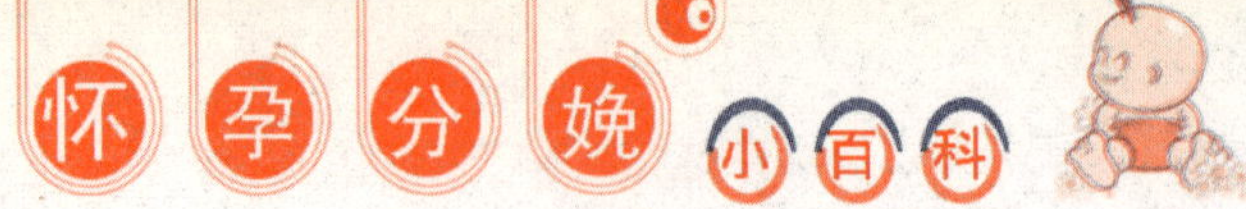

乳品、鱼类及蹄筋类。在蛋白质的总摄入量中，动、植物蛋白各占50%，其中豆类蛋白最好能占20%。

(3) **脂质**　此期间应选食富含脂类的食物，如粮谷类的小米、玉米等；干果类的核桃仁、芝麻、花生、南瓜子、栗子等；蔬菜类的黄花菜、香菇等；水产品的海螺、牡蛎、虾、海带、紫菜等；家禽类的鸭、鹌鹑等。

(4) **纤维素及果胶**　预防此期因子宫及胎儿的迅速增长而压迫直肠所引起的便秘，饮食中应增加富含纤维素及果胶的食物，可食用蒜苗、雪里蕻、香菜、韭菜、油菜、芹菜、海棠、沙果等。

(5) **无机盐和维生素**　此期须注意补充钙、铁两种无机盐。可以根据专家推荐的标准安排每日的饮食：米或面500克，鲜绿叶蔬菜500克，其他蔬菜250克，鸡蛋2个，鱼肉或动物肉100克，豆类或豆制品100克，另加一些水果和乳制品。

孕晚期对营养有哪些要求

妊娠后期胎儿需要在体内储存一定量的营养为出生婴儿独立生活做好准备。母亲分娩时消耗体力，也需要大量营养，所以此时孕妈妈需要丰富的营养。如果在这关键时期营养摄入不足，孕妈妈会发生贫血、水肿、手足抽搐等并发症。对胎儿来说影响更大。营养不良造成胎儿出生时低体重，新生儿死亡，大脑发育也受到影响，使脑神经数量减少。据统计营养不良的胎儿到学龄前约有30%出现神经或智力不正常现象，如反应迟钝，记忆力差等。

8～10个月，胎儿生长特别快，需要储存的营养素也特别多，此期是胎儿骨骼发育的重要时期，胎儿体重的一半是在这个阶段增加的。因此，此期要常吃营养价值高的动物性蛋白食品，尤其要补充足够的钙、磷、铁等。人乳中含铁量少，胎儿需要贮存够出生后6个月的铁，供出生后用。

由于胎儿的增大，孕妈妈肠道受压，很容易发生便秘而诱发痔疮。因此，孕妈妈应多吃富含纤维素的绿叶或根茎类蔬菜。同时，忌过多地吃脂肪或淀粉类食品，以免胎儿过胖而造成难产。

营养原则是食品多样化、量适当、质量高、易消化、低盐（食盐量应控制在每天6克以下）低脂；适当控制饮水量，但饮水次数不能减少；注意晒太阳，可促进合成维生素D，有利于钙的吸收。

孕妈妈饮食的一般注意事项有哪些

孕妈妈该吃什么，不该吃什么，在本书的其他问题中多有介绍，这里就孕妈妈饮食选择材料和烹调上的一般注意事项提出以下几点要求。

（1）在选择食物，特别是蔬菜和水果，一定要选择新鲜的，其营养丰富，尤其维生素受损少，另外没有腐败变质情况，可减少菌毒对人体的危害，特别是避免对胎儿的危害。

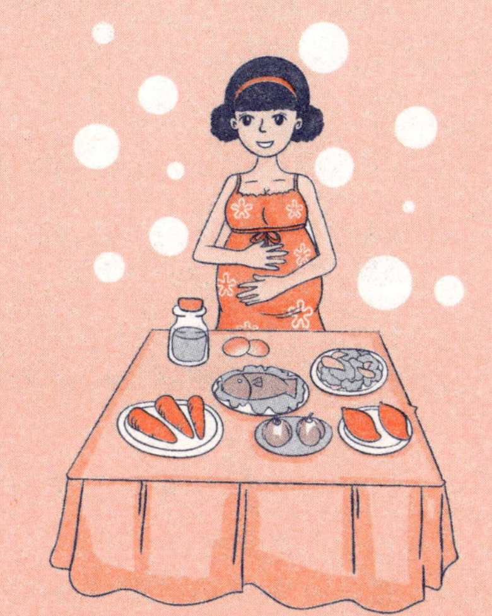

（2）烹调加工时注意事项：蔬菜、谷米清洗时，不要在水里泡时间过长，以免造成营养物质流失。特别是维生素C和B族维生素，在水里泡的时间过长很容易损失。

（3）烹调菜肴时要做到高温短时间加工。如果慢火时间过长，无论从营养价值、颜色和口感上都会受损，孕妈妈食欲也受影响，胎儿营养受损。

（4）煮青菜、煮豆以及做米粥时，严禁用小苏打（弱碱性），因为B族维生素、维生素C不耐碱。

孕妈妈为什么喜欢吃酸

妇女怀孕后，胎盘可分泌绒毛膜促性腺激素，这种激素可抑制胃酸分泌，消化酶活性降低，并能影响胃酸的消化吸收功能，因此孕妈妈会产生恶心、呕吐、食欲下降、乏力、嗜睡等早孕反应。由于酸味能刺激胃酸分泌，提高消化酶的活性，促进胃肠蠕动，增加食欲，所以多数孕妈妈愿吃酸味食物。

从营养学方面讲，孕妈妈吃酸性食物对孕妈妈本人和胎儿的发育都是有好处的。从怀孕2～3个月后，胎儿骨骼开始形成，酸性物质可使游离钙形成钙盐在骨骼中沉积，促使钙的吸收和骨的生长；酸性食物还有助于铁的吸收，造血旺盛，纠正贫血；维生素C大多存在于酸性食物中，吃酸性食物可增加维生素C，对胎儿组织形成、心血管生长、防止贫血均有重要作用。

当然，并非所有酸性食物都如此，如人工腌制的酸菜、醋制品，在加工制作原料过程中，其维生素、蛋白质、矿物质、糖分等几乎都被去除，且含有致癌物质亚硝酸盐，可致胃癌、肝癌等，因此孕妈妈应多吃既有酸味又有营养的新鲜水果，如杨梅、樱桃、石榴、橘子、酸枣、葡萄、西红柿、苹果等。

大豆食品的保健作用

豆类是重要的健脑食品，如果孕妈妈能多吃些豆类食品，将对胎儿健脑十分有益。

大豆中含量相当高的氨基酸和钙正好弥补米、面中这些营养的不足。又如脑中极为重要的营养物质谷氨酸、天冬氨酸、赖氨酸、精氨酸在大豆中的含量分别是米中含量的6倍、6倍、12倍、10倍，可见其含量之高，对健脑作用之大。

大豆中蛋白质占40%，不仅含量高，而且多为适合人体智力活动需要的植物蛋白，也有利于健脑。

大豆含脂肪量也很高，约占20%，在这些脂肪中油酸、亚油酸、亚麻酸等优质不饱和脂肪酸又较多。

此外，大豆中每100克含铁9.4毫克，磷570毫克，维生素$B_1$0.85毫克，维生素$B_2$0.30毫克，烟酸2.2毫克。这些营养物质也都是智力活动所必需的。

所以，孕妈妈宜多吃大豆和大豆制品，如豆豉、豆腐、豆浆、豆腐皮、腐竹、豆腐干等。

孕妈妈多喝牛奶的好处

胎儿在母亲腹中从无到有、从小到大，一天天长大，出生时长到3000克左右。胎儿的长大离不开母亲，母亲供给胎儿各种营养物质，其中最重要的是蛋白

质和钙。由于母亲一人吃，要满足两人身体所需，因此孕妈妈所需要的营养物质比普通人要高得多。例如，普通成年人，每日所需钙800毫克，而孕妈妈要多一倍，每日为1500毫克。牛奶中含有丰富的蛋白质和钙，蛋白质中包括人体所必需的多种氨基酸，而且钙的含量比一般食物都高，可以说牛奶是人类最好的天然食品之一，为了保证母亲、胎儿的健康，孕妈妈应该天天喝牛奶。

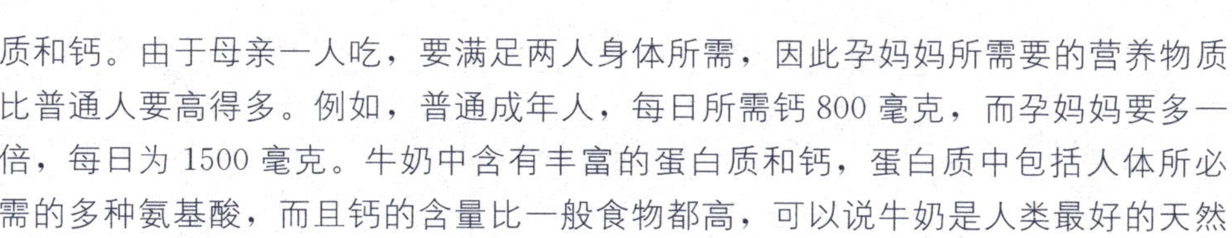

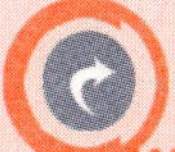

孕妈妈不宜饮可乐型饮料

在怀孕期间，不要大量饮用咖啡、浓茶和可乐类饮料。这些饮料中大都含有较多的咖啡因，而咖啡因是一种中枢神经兴奋药物，虽然毒性不大，排泄较快，但对孕妈妈和胎儿仍有不良作用。口服咖啡因1克以上时，可出现中枢神经系统兴奋症状，如躁动不安、呼吸加快、心动过速等；即使服用1克以下也有不良反应，如刺激胃黏膜、恶心或呕吐、心悸、晕眩、心前区疼等。有人做过动物实验，报告咖啡因可以诱发仔鼠畸形，这是值得我们注意和警惕的。

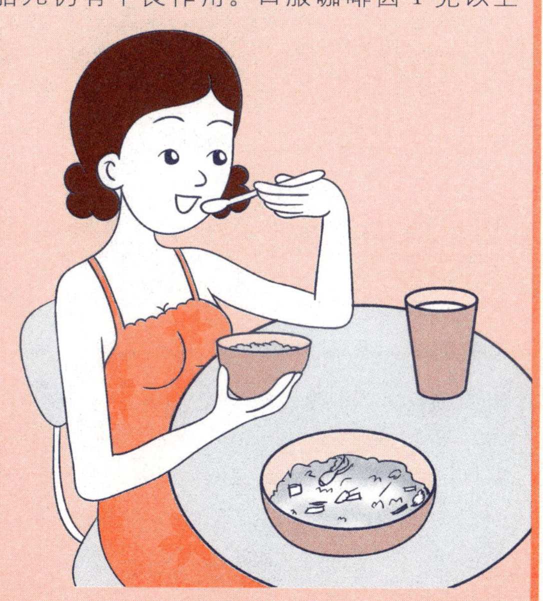

怀孕后，孕妈妈要适量多喝白开水，保证母亲和胎儿的需要。饮水量大约每天1000～1500毫升为宜。孕妈妈的饮水量还要根据自己活动量的大小、体重、季节、气候的冷暖、地理环境的干燥与潮湿等多种因素来决定，酌情增减。如果进水量过少，血液浓缩，血中代谢废物的浓度就会升高，不仅排出不顺利，而且尿路感染的机会也会增加，这对胎儿的新陈代谢不利，对孕妈妈的皮肤护理和保养也不利。

孕妈妈要注意适量补钙

钙是人体骨骼和牙齿的主要组成物质。此外钙在人体中还有以下作用：降低毛细血管和细胞膜的通透性，防止渗出，控制炎症和水肿；降低神经肌肉的兴奋性，有利于心肌收缩，维持心跳节律。

成年妇女体内约有 1000 克钙，妊娠后期胎儿体内约有 30 克钙，胎盘含 1 克钙，此外母体尚需贮存部分钙，总计需增加钙 50 克左右。这些钙均需由妊娠期膳食予以补充。孕妈妈如果长期缺钙或缺钙程度严重，不仅可使母体血钙降低，诱发小腿抽筋或手足抽搐，全身无力，腰腿酸痛，还可导致孕妈妈骨质疏松，进而产生软骨症，更会殃及胎儿产生先天性佝偻病和缺钙抽搐以及出生后体重轻等。

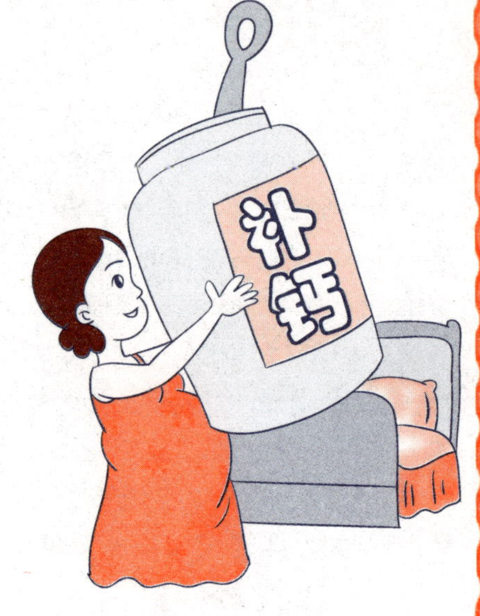

孕早期，母体中钙贮留极少，孕中期也不多，自孕 7 个月开始每日贮留钙 200～300 毫克，孕 8 个月胎儿牙齿和骨骼加速钙化，每日可贮钙达 280～300 毫克。我国营养学会推荐的孕妈妈每日钙供给量标准是：孕中期为 1000 毫克，孕晚期为 1500 毫克。

许多食品都含钙。含钙丰富的食品以奶和奶制品为佳。奶中不仅钙的含量高，而且被人体吸收率也高。其次，鱼罐头（连骨食入）、鱼松（连鱼骨粉）、小虾皮、海带等也是钙的良好来源。此外，豆类及其制品亦含有较丰富的钙。有些蔬菜和干果，如菠菜、苋菜、大蕹菜、银耳、青豆、蛋黄、核桃仁、西瓜子、南瓜子等，都含有较丰富的钙。蔬菜虽然含钙较多，但因其含草酸盐很高，在人体内易与钙形成不溶性草酸钙，不利于人体对钙的吸收。粮谷类食品也因含植酸盐高，也不利于人体对钙的吸收和利用。蔬菜在烹调加工前焯烫一下，可去掉大部分草酸，减少其对人体吸收利用钙的影响。

人体吸收钙还要有维生素 D 的协助，所以还要注意摄入含维生素 D 的食物或鱼肝油剂。适当多晒太阳，也可使体内产生维生素 D。

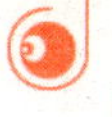
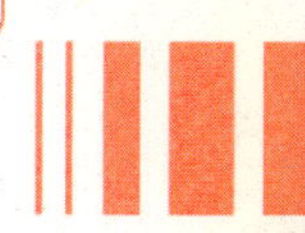
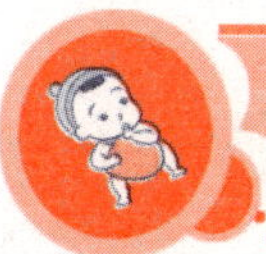

第二节 孕妈妈饮食宜忌

整个孕期，孕妈妈的体重要增加9～15千克，因此，怀孕后的食物摄入量要比平时增加10%～20%。可以少食多餐，饮食宜清淡，可以吃一些酸枣、柑橘等酸味水果，不宜吃腌菜之类。每天食盐摄入量应当控制在10克以下。有痔疮的孕妈妈不要多吃芥末、姜、胡椒、辣椒等，以免加重痛苦。

孕妈妈不宜吃火锅

火锅涮肉很多孕妈妈都喜欢吃，尤其在天气寒冷时。然而，大多数的牛、羊体内均有寄生虫，但人们用肉眼是看不见的，而吃火锅时只是把肉片在热汤里烫了一下就捞出来，这样不可能将其烫死，孕妈妈吃后若感染疾病以后，可引起流产、早产、胎儿畸形甚至死胎，因此孕妈妈最好不吃火锅涮肉。

玉米对孕妈妈有哪些好处

有些孕妈妈认为玉米没什么营养，所以不吃玉米，其实这种认识是错误的，玉米是健脑食品，对胎儿有很好的健脑作用。且孕妈妈多吃玉米对胎儿的健脑作用比吃大米更有效。

玉米中含蛋白质、脂肪、维生素和矿物质都比较丰富。它特有的胶质蛋白占30%，球蛋白和白蛋白占20%～22%，尤其黄玉米含有较多的维生素A，这些营养物质对人的智力、视力都有好处。玉米脂肪中的维生素E较多，对防止细胞氧化、抗衰老有益，从而有益于智力。玉米中粗纤维多，食后宽肠，有利于消除便秘，有利于肠的健康，也间

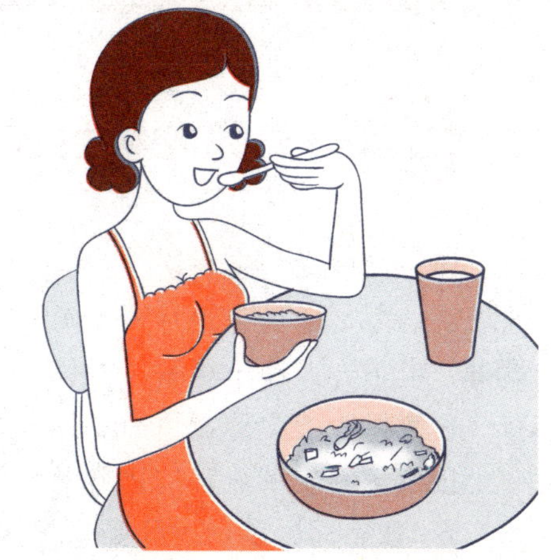

接有利于智力的开发。有一种甜玉米，其蛋白质的氨基酸组成中以健脑的天冬氨酸、谷氨酸含量较高，其脂肪中的脂肪酸主要是亚油酸、油酸等不饱和脂肪酸，这些营养物质对智力发展有利。

瘦肉对孕妈妈有哪些好处

人体较易吸收各种动物的瘦肉和肝脏中含的铁，吸收率约为 20%；而对一些谷类食物中的铁吸收率只有百分之几。所以，孕妈妈应该多吃瘦肉。

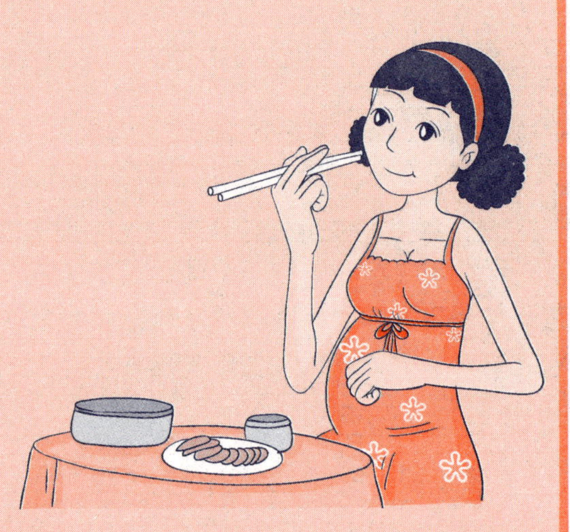

另外，动物肌肉中存在着能促进非动物铁吸收的物质，对食物中的非动物铁有促进吸收作用。若单独吃玉米，则铁的吸收率只有 2%，而与牛肉共食，铁吸收率就能达到 8%。孕妈妈在怀孕期铁的需要量骤增，共需铁约 1000 毫克。这是很难从一般饮食中得到满足的，因此孕妈妈多吃些瘦肉、肝脏和动物血，不但可补充大量的铁和促进非动物铁的吸收，而且还可以补充必需的动物蛋白质，从而在较短的时间内快速提高孕妈妈的血红蛋白水平，改善或防止贫血。

孕妈妈吃核桃能补胎儿大脑吗

核桃性甘温，中医认为它有温肺、补肾、益肝、健脑、强筋、壮骨、润肠通便的功能，常用来治疗肾虚喘咳、腰痛脚弱、阳痿遗精、耳鸣、小便频数、石淋、带下、大便干燥等。民间对核桃的赞誉也很多，核桃在我国民间一向享有“长寿果”的美称，也有“母食核桃儿补脑”的说法。

核桃又名胡桃，它的营养价值和药用价值都很高。100 克核桃仁大约可产生 2000 多焦耳热量，是同等重量大米所产生热量的一倍；每千克核桃仁相当

于5千克鸡蛋和9千克鲜牛奶的营养价值。核桃仁中的不饱和脂肪酸含量高，有降低血中胆固醇的作用，其含有的亚硝酸还是理想的肌肤美容剂。核桃仁中的磷脂具有增长细胞活力的作用，可提高脑神经功能，增强机体抵抗力，并可促进造血和伤口愈合。

优质核桃不论是生嚼还是熟食，营养价值和口味都不错，对生长发育中的胎儿大脑确有滋补作用。尽管如此，由于核桃油性大，孕妈妈还是不宜食用过多，以防“败胃”。

孕妈妈为什么宜吃清淡食物

妇女在怀孕期间，体温相应增高，呈内热型，肠道也比较干燥，多吃清淡食物有利于爽身利口，而且清淡食物比较容易消化吸收。

清淡食物多为植物性食物，符合胎儿发育阶段的特点以及所需要的营养成分。孕妈妈腹中的胎儿器官处于刚刚形成的时期，必须注意到母体对胎儿所提供的营养成分容易被吸收这个重要问题，这是因为，人类胚胎在母体的10个月中，从卵子与精子结合成受精卵到降生，是从低级逐步进入到高级的过程，从进化的过程分析，向胎儿提供营养的母亲也应该以吃容易消化吸收的清淡食物为宜。

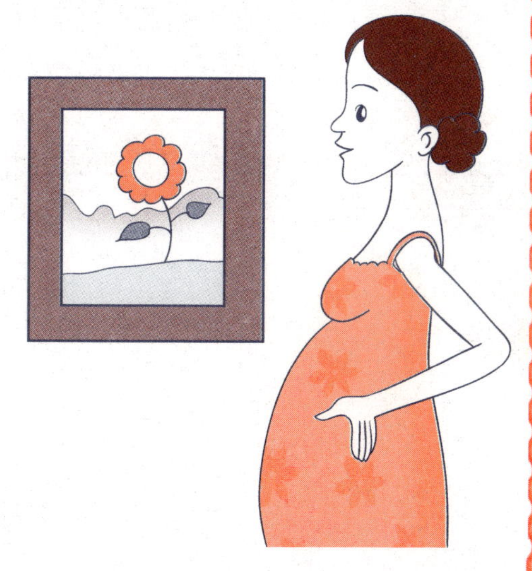

实验表明，内含动物蛋白质过高，大脑产生的血清素就会降低，不能很好地调节人的睡眠和情绪；相反，糖类含量丰富的植物性食品，都能提高血清素值，当大脑血清素值高时，就能起到对情绪的镇静作用，有利于注意力集中，显得聪明。粮食、蔬菜、水果等糖类丰富的食物，是孕妈妈和乳母宜多吃的食物。

孕妈妈勿滥补

有些孕妈妈，觉得只靠单纯的食物不能满足自己和胎儿的营养需求，生怕自己供给不足，宝宝长得不壮，所以在每日三餐以外，还吃一些营养滋补品，如人参蜂王浆、洋参丸、参茸丸、鱼肝油丸等，以为只有吃了这些滋补药，才能生一个健康聪明的宝宝。其实不然，孕妈妈如果经常服用这些药，反而不利于胎儿的正常生长发育。主要是因为：任何药物都有一定的不良反应，即使是滋补性药品，也会对人体产生不良影响；另外，通过胎盘也可进入胎儿的血液循环中，直接影响胎儿的生长发育。长期、大量服用人参蜂王浆等，可引起中毒或其他不良后果。服用过多鱼肝油丸，可引起维生素 A、维生素 D 中毒，导致胎儿发育不良，甚至畸形。一些厂家夸大滋补药的作用，其实像人参蜂王浆，由于营养成分含量很少，不会产生什么显著作用，没有多大的滋补效能，仅仅满足人们的一种心理，以为东西越贵越有价值。与其花费很多钱，又真正得到的不多，还不如以食补为主。

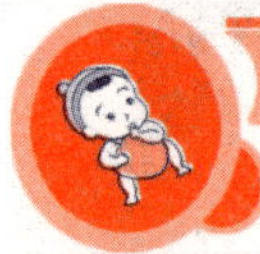

第三节　孕期食谱举例

一般从孕中期开始，孕妈妈妊娠反应逐渐消失，食欲好转，胃口大开，此时胎儿进入生长发育阶段，向母体摄取营养量大大增加。所以孕妈妈应充分补充营养。

孕妈妈一天的饮食调配

孕妈妈每天的饮食应包括粮食、肉类、蔬菜、水果、牛奶及豆制品等，这些食物可供给孕妈妈、胎儿所需要的各种营养素，保持营养均衡。例如，孕妈妈每天的食谱可以这样安排：

（1）孕早期

起床后：话梅或柑橘

早饭：面包 100 克、海带汤、1 个煮鸡蛋

上午 10 时：牛奶 200 毫升、小饼干 20 克

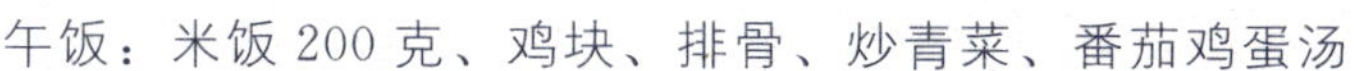

午饭：米饭 200 克、鸡块、排骨、炒青菜、番茄鸡蛋汤
午点：苹果 1 个、瓜子、花生等
晚饭：米饭 150 克、鱼 200 克、炒青菜、紫菜汤、香蕉 1 个
睡前：酸牛奶

（2）孕中期

早饭：牛奶 250 毫升、鸡蛋 2 个、大枣糯米粥
上午 10 时：苹果 1 个
午饭：米饭或馒头 200 克、牛肉 50 克、新鲜青菜、海米冬瓜汤
午点：鸭梨 1 个
晚饭：米饭 150 克、瘦肉 50 克、黄瓜鸡蛋汤、蚌肉、炒豆腐、炒青菜
晚点：水果、酸牛奶

（3）孕晚期

早饭：豆浆 250 毫升、鸡蛋 1 个、芝麻烧饼 1 个（约 100 克）
上午 10 时：苹果 1 个（约 150 克）
午饭：米饭或馒头 150 克、鸡肉 50 克、新鲜青菜、番茄炒鸡蛋
午点：水果
晚饭：米饭 100 克、肉末蒸蛋、猪肉海带白菜、炒豆腐、炒青菜
晚点：水果、酸牛奶
孕妈妈应尽量粗细、荤素食品搭配，不吃辛辣食物。

孕早期营养食谱举例

鸡蛋莲子汤

【原料】 莲子 100 克，鸡蛋 1 个，冰糖适量。

【制作】 莲子洗净，加 3 碗水煮，大火水开后转小火煮约 20 分钟，至莲子软烂，加冰糖调味。

将鸡蛋去壳入碗中，搅拌均匀，入莲子汤煮滚一下即可食用。

【特点】 香甜可口。

【功效】 养心除烦，安神固胎。

蒜香茄子

【原料】 茄子200克，蕃茄100克，大蒜、植物油、老抽、盐、糖各适量。

【制作】 茄子洗净切块，用油炸。

将整瓣大蒜炒香，加入蕃茄，煸炒至有红油浸出，再加入炸好的茄子块，加老抽、盐、糖等调味即可。

【特点】 蒜香浓郁，咸鲜可口。

【功效】 营养丰富，消肿止疼。

香椿拌豆腐

【原料】 香椿芽100克，豆腐200克，盐、香油各适量。

【制作】 香椿芽洗净，用开水烫一下，切成细末。

豆腐切丁，也用开水烫一下，用调羹碾碎，加入香椿芽末，用盐、香油拌匀即可。

【特点】 软嫩可口，气味芳香。

【功效】 可补充维生素、矿物质。

银耳豆苗菜

【原料】 银耳100克，豆苗50克，盐、鸡精、料酒、水淀粉、鸡油各适量。

【制作】将银耳用温水充分泡发，去根洗净，用沸水浸烫一下，捞出。豆苗取其叶，洗净用沸水焯熟。

锅置火上，放入适量清水，下盐、鸡精、料酒，调好口味，放入银耳，烧2～3分钟，用水和淀粉勾芡，淋上鸡油，翻炒后入盘中，撒上豆苗即成。

【特点】 色泽悦目，清爽脆嫩。

【功效】 银耳营养丰富，有利于胎儿中枢神经系统的发育，可提高孕妈妈的免疫功能。

红烧鲤鱼

【原料】 鲤鱼1条（约300克），火腿30克，香菇2朵，竹笋半个，糖、香油、植物油、鸡精、胡椒粉、酱油、水淀粉各适量。

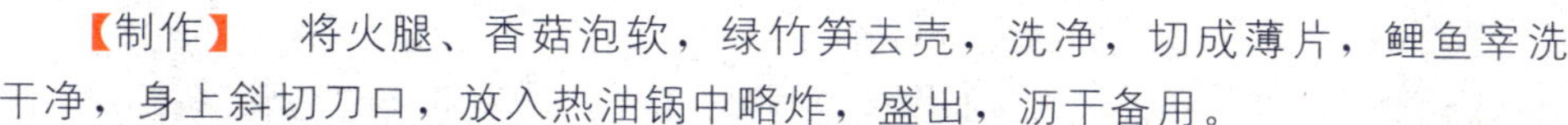

【制作】 将火腿、香菇泡软，绿竹笋去壳，洗净，切成薄片，鲤鱼宰洗干净，身上斜切刀口，放入热油锅中略炸，盛出，沥干备用。

锅中倒油烧热，放入火腿、香菇及竹笋炒香，加入鲤鱼，烹入糖、香油、鸡精、胡椒粉，烧开，改小火烧至汤汁快收干，加入水淀粉勾芡即成。

【特点】 味道鲜美。

【功效】 补充钙质，强筋健骨。

【原料】 鸡蛋 3 个（约 180 克），番茄 100 克，花生油、米酒、盐各少许。

【制作】 将番茄去蒂洗净，在开水中烫一下剥去皮，直刀切成丁块。

鸡蛋在碗内打散。炒勺上旺火，加花生油，六成热注入鸡蛋液，炒成大片状倒出。

将炒锅置于旺火上，倒入油烧热，把番茄炒熟，随即把鸡蛋倒入翻炒几下，加入料酒、盐，烧两分钟左右出锅即可装盘。

【特点】 菜质鲜嫩，滋味鲜美。

【功效】 营养丰富。

【原料】 糯米 100 克，莲子肉、山芋肉各 60 克，白糖适量。

【制作】 将莲子肉、山芋肉用温水泡软，冲洗干净。糯米淘洗干净。

将莲子肉、山芋肉、糯米一起放入锅中煮成粥，粥熟调入白糖，稍煮即可。每日早晚服用，5～7 日为 1 疗程。

【特点】 粥清香，黏糯。

【功效】 此粥有补肾安胎的作用。适用于早期孕妈妈食用，可预防先兆流产，并能增加营养。

孕中期营养食谱举例

【原料】 卤猪耳朵 1 只（约 200 克），黄瓜 80 克，熟蛋白 50 克，葱、酱

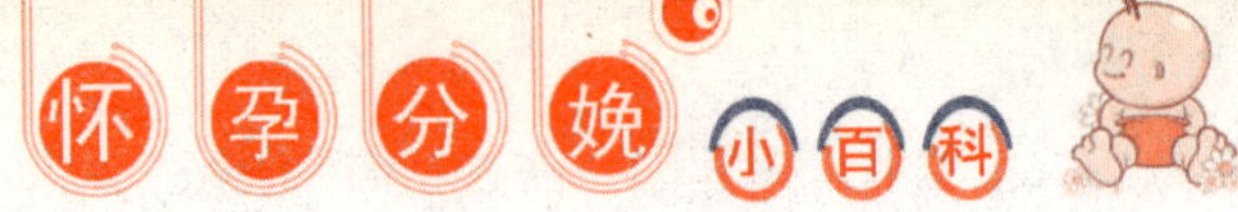

油、花椒粉、盐、味精各适量。

【制作】　(1) 将猪耳朵切成丝，放入盘内。黄瓜洗净，与熟蛋白切成丝放在耳丝上，用以点缀。

(2) 在耳丝上淋入香油、酱油拌匀即成。

【特点】　色彩丰富，味道香美，开胃解腻。

【提示】　酱猪耳朵、熟猪耳朵均可做原料，可先将猪耳朵、黄瓜、熟蛋白切好，如不立即吃，不要急于拌调料。

酱拌豆腐

【原料】　豆腐 500 克，甜面酱 50 克，熟豆油 75 克，香菜末、味精、精盐、葱末、姜末和蒜末各少许。

【制作】　(1) 将豆腐切成小方丁，用开水烫透，捞出放在凉开水中过凉，沥干水分。

(2) 炒锅置火上，放油烧热，将葱、姜和蒜末炸出香味，迅速倒入面酱炒熟出锅，晾凉。把炒好的面酱倒在豆腐上，撒入精盐、味精和香菜末，拌匀装盘即成。

【特点】　鲜香软嫩，酱味浓醇。

芝麻调菠菜

【原料】　菠菜 500 克，芝麻 10 克，香油 20 克，精盐 2 克，味精 1 克。

【制作】　(1) 将菠菜择选干净，投入沸水锅内焯透，捞出摊开晾凉；芝麻炒熟。

(2) 将晾凉的菠菜切成寸段，撒放精盐、味精和芝麻，淋入香油拌匀装盘即成。

【特点】　色泽鲜艳，咸香爽口。

韭黄炒鸡丝

【原料】　鸡脯肉 250 克，韭黄 300 克，鸡蛋清 2 个，水淀粉 30 克，猪油 50 克，精盐、味精、料酒、姜汁各适量。

【制作】　(1) 将鸡脯肉片成片，再切成 7 厘米长的细丝装碗内，加精盐、味精、蛋清、水淀粉（20 克）拌匀成浆。

(2) 将韭黄剥去外皮，洗净，把根部切成长 4 厘米的段（叶另做他用）。用 50 克鲜汤，加适量精盐、味精、姜汁、水淀粉对成汁待用。

(3) 锅内放油，加热至四成热时，将上浆的鸡丝放入，用筷子滑散，断生时倒入漏锅沥去油。另起锅留少许底油，放入韭黄根部段炒两下，倒入滑好的鸡丝，用料酒烹一下，随之倒入对好的汁翻炒几下，汁熟淋明油、麻油即可装盘食用。

【特点】 白中透黄，味道鲜美。

醋熘白菜

【原料】 嫩白菜帮 300 克，海米 25 克，鲜青椒 50 克，水淀粉 15 克，猪油 50 克，花椒 5 粒，麻油 10 克，糖 30 克，醋、精盐、味精、姜丝、蒜片、酱油各适量。

【制作】 (1) 白菜帮切 4 厘米长，2 厘米宽的一字条形块，青椒切较白菜块小一点的一字条块。

(2) 锅内放油，加热至五成热放入花椒粒，炸成紫红色（不要炸煳）时，捞出花椒粒不要。然后把白菜放锅内翻炒几下，再放葱姜丝、蒜片、海米，再炒几下，速加醋、糖、味精、精盐、鲜汤（50 毫升），加盖焖 1 分钟去盖，白菜断生加青椒块，翻炒几下，调好口味，用水淀粉勾芡，芡熟后，淋麻油出锅装盘。

【特点】 口味酸、甜、咸、脆、嫩，富有清香味。

黄瓜炒肉片

【原料】 猪肉片 200 克，黄瓜 80 克，花生油 50 克，白糖 30 克，葱、姜、蒜各 25 克，水淀粉、醋各 20 克，酱油、料酒各 15 克，精盐 2 克，味精 1 克。

【制作】 (1) 用精盐、水淀粉把猪肉片上浆；葱、姜、蒜切成片；把白糖、醋、酱油、料酒、精盐、味精、水淀粉调成汁待用，

(2) 色拉油倒入炒锅烧热，放入肉片滑散，再把黄瓜片、葱片、姜片、蒜片放入炒锅稍炒，烹入调好的汁，炒熟即可。

【特点】 味似荔枝，酸甜可口。

花生炖牛肉

【原料】 牛肉 450 克，花生米 100 克，精盐、味精、黄酒、葱段、姜片各适量。

【制作】 (1) 花生米放入碗内，加入沸水泡胀，剥去皮洗净；把牛肉切

成3厘米长、2.4厘米宽、1.5厘米厚的块，放入锅内，加水略烫，捞出洗净备用。

（2）牛肉放入砂锅内，加入清水（以没过牛肉为度）、葱段、姜片，盖上锅盖，待烧沸后，撇去浮沫，加入黄酒、花生米，转小火炖至牛肉酥烂，捞出葱段、姜片，加入精盐、味精，尝好口味，即可上桌。

【特点】 汤清味香。

芹菜拌肉丝

【原料】 熟牛肉250克，芹菜50克，辣酱、酱油、白糖、精盐、麻油、醋各适量。

【制作】 （1）熟牛肉切成细丝，置于盘中。

（2）芹菜茎焯熟，切成小段。

（3）将芹菜段放在牛肉丝上，放入各种调料拌匀即成。

【特点】 酸辣鲜香，佐酒佳肴。

姜末拌豆丝

【原料】 嫩豆角200克，鲜姜1小块，精盐5克，麻油5克，味精少许。

【制作】 （1）择去豆角的两头，清洗干净，放在沸水锅中烫热，捞出摊开晾凉，切成3厘米长的段，放盘内。加精盐、味精拌匀，腌15分钟。

（2）将鲜姜去皮洗净，切成碎末，放进盘中，淋上麻油，拌匀即可。

【特点】 豆角色碧绿，脆嫩，味鲜香适口。

炝土豆丝

【原料】 土豆300克，菠菜叶、胡萝卜各100克，花椒油、精盐、味精、姜末、香油。

【制作】 （1）将土豆去皮洗净，切成细丝，将菠菜洗净，切小块，将胡萝卜洗净，切细丝。

（2）将土豆丝用凉水洗去淀粉，热水焯熟，捞出投凉，控净水。把菠菜叶放入开水稍烫一下，捞出投凉，控净水。把胡萝卜丝用热水焯，捞出投凉，控净水。将土豆丝摆在盘内垫底，放上胡萝卜丝、菠菜叶、姜末、味精、精盐、花椒油、香油，食用时拌匀即可。

【特点】 美观鲜艳，香嫩爽口。

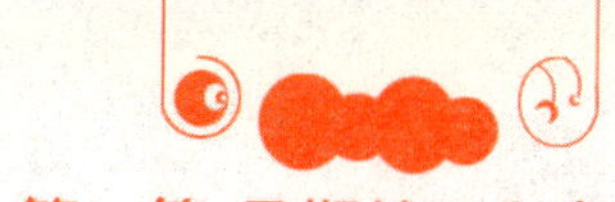
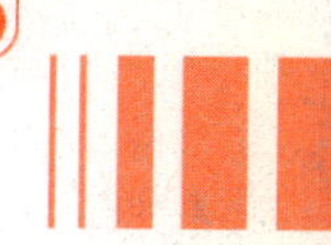

鱼香白菜

【原料】 白菜 250 克，油 30 克，料酒 5 毫升，葱 5 克，淀粉 3 克，醋 8 克，酱油 10 克，糖 6 克，姜 3 克，蒜 3 克，豆瓣辣酱 4 克。

【制作】 （1）白菜嫩帮洗净后切成边长约 1.5 厘米的菱形。葱、姜、蒜均切成末。豆瓣辣酱剁碎。

（2）酱油、醋、糖、淀粉、料酒、葱、姜、蒜放在碗中，适量加一点水，搅拌均匀。

（3）炒锅上火，放入底油，加入豆瓣辣酱略煸炒后，将白菜放入，不停地翻炒，使每块原料均匀受热，待其炒熟后，将调好的汁倒入锅中（可以分几次倒入），翻炒均匀后，即可出锅装盘。

【特点】 鲜香美味，滑肠解腻。

红烧排骨

【原料】 猪排骨 300 克，鸡蛋半个，粉芡 35 克，葱段、姜片各 10 克，味精 3 克，料酒 5 克，精盐 5 克，酱油 15 克，糖 5 克，鲜汤 150 毫升，大料 4 克，色拉油 500 克（实耗 60 克）。

【制作】 （1）把排骨根用刀劈开，剁成 3 厘米长的段，洗净放入沸水锅加大料、葱段、姜片各 5 克。加精盐，将排骨煮熟，捞出装入碗内，加鸡蛋、粉芡拌匀。

（2）锅内入油烧至七成热，将排骨逐段下入，炸成金黄色捞出，倒出油，留少许余油，烧热将葱段、姜片炝锅，放酱油、糖炒匀，下排骨加鲜汤，稍炖烹入料酒，撒上味精，收汁即可装盘。

【特点】 色红亮，质松软，味浓郁香。

孕晚期营养食谱举例

羊肉冬瓜汤

【原料】 瘦羊肉 100 克，冬瓜 250 克，酱油、精盐、味精、葱花、姜末、植物油各适量。

【制作】 羊肉洗净，切成薄片，用酱油、精盐、味精、葱花、姜末拌好、冬瓜去皮洗净，切成片。

炒锅上火，放入植物油烧热，下入冬瓜片略炒，加少量清水，放入拌好的羊肉片，烧熟即成。

【特点】 汤汁清淡，口味鲜美。

【功效】 羊肉含蛋白质、脂肪、钙、磷、铁、多种维生素，有营养滋补的作用；冬瓜含有丰富的维生素 C、维生素 B_1、维生素 B_2、钙、磷、铁、蛋白质等成分，是利尿消肿的营养食品。此汤菜是孕妈妈补精血、益虚劳的滋补佳品。

【原料】 鲜苦瓜 100 克，盐、香油各适量。

【制作】 将鲜苦瓜去皮和子，洗净，再用凉开水冲洗一下，切成薄片，用盐、香油调拌。

【特点】 味苦清淡。

【功效】 清热解毒，止渴除烦，可预防妊娠糖尿病。

【原料】 粉丝 100 克，白萝卜 100 克，葱姜末、虾皮、酱油、鸡精、盐、香油各适量。

【制作】 将粉丝用温水泡软，控水，切段备用，白萝卜洗净切丝。

锅中下油，加入葱姜末炒香，加入虾皮，翻炒几下，加入萝卜丝翻炒，放入酱油调味，见萝卜丝开始出水时加入粉丝，烹入鸡精、盐调味，收汁后淋上香油即成。

【特点】 口感清爽。

【功效】 顺气通便。

【原料】 母鸡 1 只，粳米 100 克，精盐适量。

【制作】 将母鸡宰杀，用沸水烫过，煺毛，去内脏，用清水洗净，放入砂锅内，倒入适量水，置于文火上熬鸡汁，将鸡汁倒入大汤碗内。

将粳米淘洗干净，放入锅内，加入鸡汁、撕成丝的鸡胸肉、精盐，锅加盖置于火上，煮至成粥。离火前撒些油菜或小白菜，营养更佳。

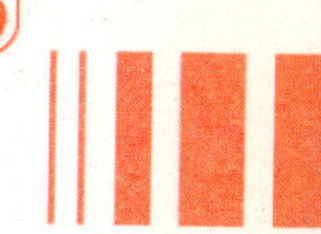

【特点】 鲜香黏稠。

【功效】 滋补五脏，补益气血。

清炖牛肉

【原料】 黄牛肋条肉 500 克，青蒜丝 5 克，植物油、精盐、味精、料酒、葱段、姜块、胡椒粉各适量。

【制作】 牛肋条肉洗净，切成小方块，放入沸水锅内焯一下，捞出用清水漂清。

炒锅置旺火上，加油烧热，下牛肉块、葱段、姜块煸透，再倒入砂锅内，加入适量清水（以漫过牛肉为度）、料酒，盖好锅盖，烧开后用小火炖至牛肉酥烂时，加入精盐、味精、胡椒粉，盛入汤碗内，撒入青蒜丝即成。

【特点】 牛肉酥烂，汤清味鲜。

【功效】 此菜富含蛋白质、脂肪和钙、磷、铁、锌、尼克酸及维生素等，具有补脾和胃、益气增血、强筋健骨的功效。孕妈妈常吃可强身，并可促进胎儿的健康发育。

芹菜炒肉丝

【原料】 芹菜 300 克，瘦肉 100 克，花生油、精盐、酱油、料酒、味精、花椒各适量。

【制作】 将芹菜择洗干净，切成 3 厘米长的段，放滚水里焯一下，捞出，用清水浸凉，控净水分。将肉洗净切成细丝。

如锅置火上加油烧热，放入花椒炸至变色有香味，将花椒捞出，下肉丝炒至变色，烹入酱油、料酒炒匀，装盘内。

锅中再加油，油热下芹菜，翻炒片刻，放入肉丝、精盐、味精，炒匀即可。

【特点】 清鲜脆嫩，鲜香爽口。

【功效】 此菜含优质动物性蛋白质和丰富的钾、钙、铁、维生素 A、维生素 C 和纤维素。孕妈妈食用此菜，可增加母体及胎儿的营养素，预防孕妈妈便秘和妊娠高血压。

安胎鲤鱼粥

【原料】 鲤鱼 1 尾（重约 500 克），苎麻根 1.5 克，糯米 100 克，精盐、葱末、姜末各适量。

【制作】 将鲤鱼去鳞、鳃及内脏，洗净后切成块，放入锅内煮成鱼汤，倒出，去肉留汤。再把苎麻根放入锅内，煮成苎麻根汤，去渣取汁。糯米淘洗干净。将鲤鱼汤、苎麻根汤、糯米、精盐、葱末、姜末等一同放入锅内，小火煮成稀粥，加精盐调味即可。

【特点】 粥黏糯，鱼鲜嫩，清香。

【功效】 此粥具有安胎、止血、消肿的作用，孕妈妈食用，可防治妊娠下血、胎动不安或尿少水肿等症。

【原料】 虾仁 300 克，嫩韭菜 150 克，花生油、香油、酱油、精盐、味精、料酒、葱、生姜、高汤各适量。

【制作】 先将虾仁洗净，沥干水分，再将韭菜择洗干净，沥干水分，切成 2 厘米长的段。葱洗净切丝，姜去皮洗净切丝。

炒锅上火，放花生油烧热，下入葱、姜丝炝锅，炸出香味后放入虾仁煸炒 2～3 分钟，烹料酒，加酱油、精盐、高汤稍炒，放入韭菜，急火炒约 2 分钟，淋入香油，加味精炒匀，盛入盘内即成。

【特点】 菜清淡，味清香，质脆嫩。

【功效】 此菜含有丰富的胡萝卜素、维生素 C 及钙、磷、铁等多种营养素，有温中行气、散淤解毒的功效。孕妈妈食用能温胃、润肠、通便。

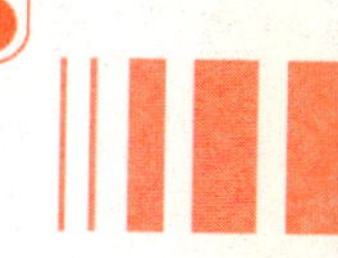

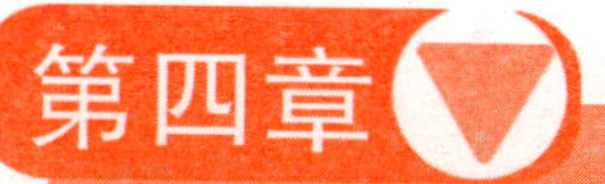

第四章 孕妈妈身体变化和胎儿发育

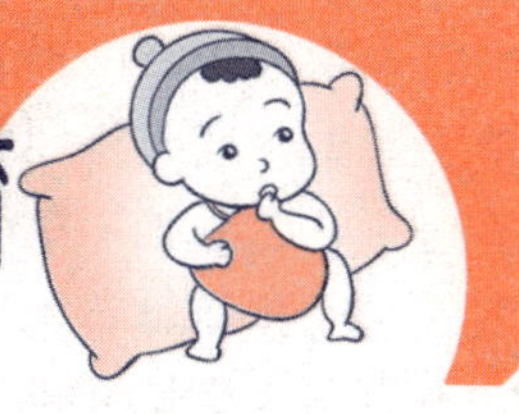

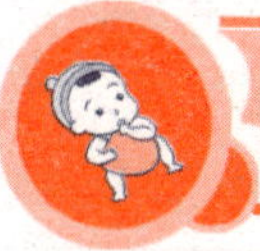

第一节 怀孕早期

怀孕的妇女给人们的印象是她的腹部渐渐隆起，人也变得越来越胖，走路时摇摇摆摆，失去了往日的苗条、轻盈。而这些变化是从受孕的第一天就已经开始的，每个孕妈妈身体内部都会产生很多生理上的改变，以适应妊娠过程中自身和胎儿生长发育的需要。因此，孕期的变化包括两个部分。一部分是母亲为孕育胎儿而发生的生理改变，另一部分是新生命的发生发育生长的过程。

怀孕第一个月

孕妈妈身体变化 怀孕第一个月指从末次月经开始算起的四周时间，怀孕一般是在这个月的中旬前后。这一时期子宫形态变化不大，与未怀孕时一样大小，但子宫内膜发生了明显变化。此期孕妈妈基本感觉不到身体有什么变化和异常，但也有人出现浑身无力、发烧或发冷等类似感冒的症状，或嗜睡、无力等症状。

胎儿发育情况 妊娠的第一个月为胎芽期，新生命在此期的成长速度是其一生中最快的。妊娠第二周末精卵结合，受精后约 4 天，分裂成细胞团的受精卵沿着输卵管到达子宫。第三周，细胞团脱去外膜，为着床作准备。第四周，胚胞已牢固地植入子宫里。在这个时期胎儿神经系统、血液循环器官的原型（形成基础的组织）几乎都已出现，肝脏从这个时期开始明显发育；眼睛和鼻子的原型还未生成，但嘴和下巴的原型已能看到；与母体相连的脐带也从这个时期开始发育。

温馨提示： 第一个月是胎儿神经系统、四肢、眼睛开始分化的时期，有害因素易导致胎儿畸形。所以，在日常生活中，孕妈妈要停止吸烟，并且要避免“二手烟”的伤害。要保证睡眠的时间和质量，减轻工作量和时间。不要到人群密集的地方，避免与流感、风疹、传染性肝炎等患者接触。使用肥皂，而不宜用洗衣粉。寒冷刺激有诱发流产的危险，不要直接接触冷水。热有致畸作用，不要热水沐浴过久，不要使用电热毯等产生电

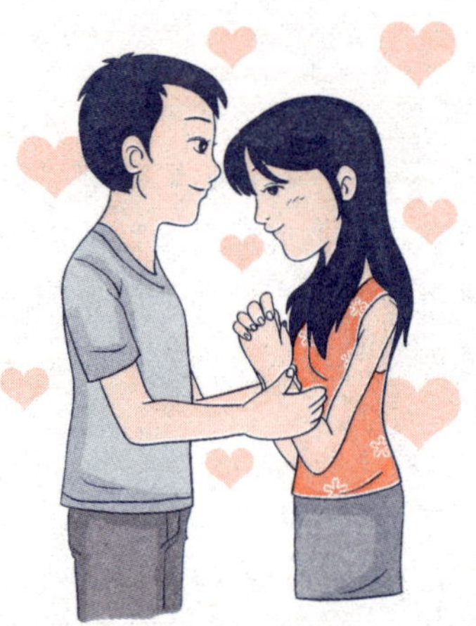

磁场的物品。不要涂抹口红，最好不要使用化妆品和香水等。选择宽松，舒适的衣服，避免腹部和乳房受到挤压，不要穿着吊带或紧身弹性衣服，选用轻软、透气、保暖、吸湿性能好的衣料，以棉纺织品最佳。选用能够牢固地承托乳房，而又不压迫乳房、乳头的内衣。鞋子要求能够支持体重而且感到舒适，不应穿高跟鞋和完全平底的鞋子。远离电磁污染，听音响、看电视时要保持一定的距离，少用电脑、微波炉等，不要使用手机。远离清洁剂、漆油、汽油和胶水等挥发的气体。

怀孕第二个月

孕妈妈身体变化 孕妈妈怀孕症状明显，持续停经，感到疲乏，嗜睡，头晕，食欲不振，挑食，嗅觉变得敏感，怕闻油腻味，早起恶心，甚至呕吐，严重时还有头晕，疲乏无力，倦怠等症状。子宫逐渐增大，腹部仍看不出变化，但已经可在盆腔内压迫膀胱引起尿频，因其并非尿路感染，故不出现尿急和尿痛症状。乳房发育，乳头、乳晕颜色加深，乳头增大且变得敏感，乳头周围出现些小结节，且有些人的乳房有轻度刺痛和胀痛，偶而还可挤出少量乳汁。另外，基础体温持续高温；有下腹部、腰部

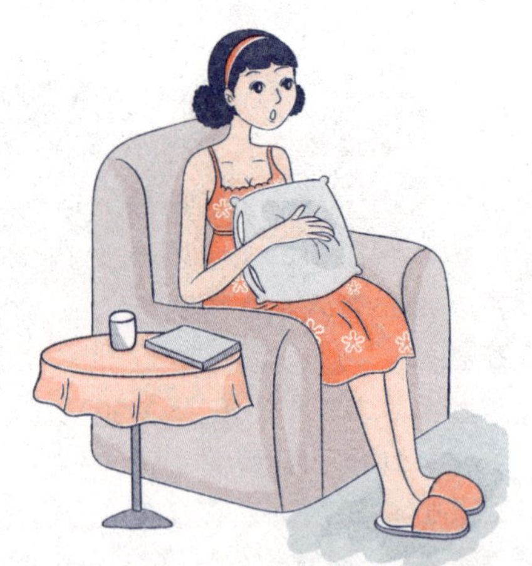

不适感；外阴湿润，有白色粘稠的分泌物。

胎儿发育情况 怀孕 7 周左右，胎芽已大体形成人形，2～3 厘米长，

4克左右重。此时，胎儿骨骼钙化差，

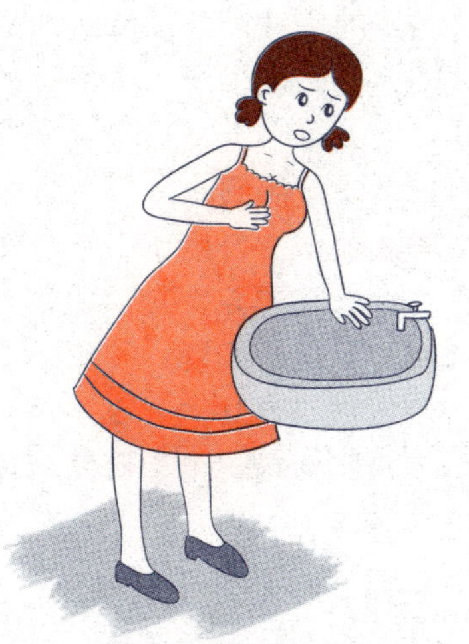

有弹性，仍为软骨状态。骨骼及内脏已初具规模，特别是肝脏、神经管、大脑正在急速发育之中。从外部来看，胚胎的尾巴逐渐缩短，头和躯干已能清楚地分辨，手、脚，甚至手指及脚趾都一一分明，有的胎儿还能见到指甲部分。头部分化、发育，眼睛、耳朵、嘴大致出现了，颜面基本可以辨别，但两眼睛距离还很宽，分别长在头的两个侧面；内外生殖器官原基已可辩认。子宫底蜕膜绒毛不断繁殖，准备制造胎盘，脐带组织开始出现，胎儿漂浮在羊膜腔羊水内，母体和胎儿联系紧密。

温馨提示：此期是容易发生先兆流产和自然流产的时期，为了母子的健康和安全，孕妈妈应避免激烈的活动和不适宜的动作，减轻工作量和时间，注意合理的休息，保证充足的睡眠，要合理的摄取营养。

停止吸烟，避免“二手烟”的伤害，并注意戒酒。不到舞厅、酒吧等地方玩耍，因为这些地方人多繁杂，且空气不好，孕妈妈容易被人或物撞到肚子，并且还容易感染病毒，引起流产。

注意劳动防护，这一点尤其重要，孕妈妈应尽量避免几种工作：独自在野外工作，接触电离辐射的工作，接触刺激性或有毒化学物的工作，接触各种病毒或患者的工作，经常接触动物的工作等。这些工作很可能给孕妈妈带来危险，并且工作中的很多致畸因素可造成流产或胎儿畸形。

怀孕第三个月

孕妈妈身体变化　子宫增大如拳头大小，宫底在骨联合上方可以摸到，增大的子宫压迫膀胱和直肠，使

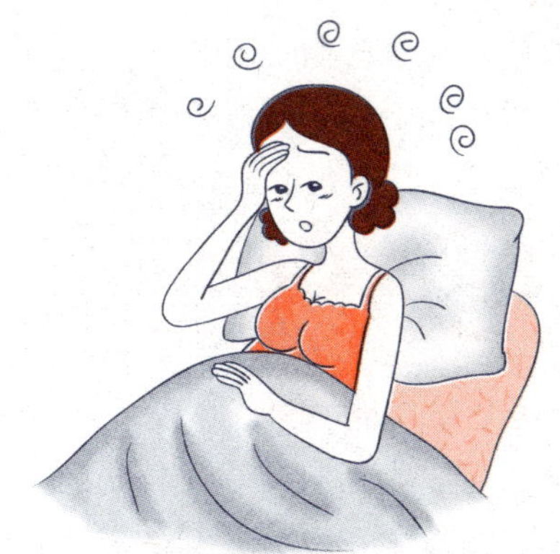

孕妈妈常有尿意，小便次数增多，可出现便秘。这时因子宫血液循环加快，盆腔充血，故阴道分泌物增多，宫颈管内腺体分泌增多，形成黏液栓，可防止细菌侵入子宫腔。妊娠反应此时较大，但近尾声。

胎儿发育情况 这时胚胎快速增长，从孕 10 周即进入胎儿阶段。此时胎儿身长约 9 厘米，重约 20 克。虽然头部仍然较大，但躯体和下肢变大了，下颌和两颊开始发育，鼻和唇周围、声带开始生长，眼睛开始形成眼皮，脸的形状更明显了。四肢有轻微活动，但母体还不能感觉到胎动。外生殖器已出现，部分可从外观上分辨出男、女。心、肝、肾、肠进一步发育，肾脏开始排泄，小肠出现蠕动，内分泌腺可分泌少量激素，皮肤还是透明的，骨骼开始逐步变硬，指甲、眉毛、头发也开始生长，脐带也变长，胎儿可在羊水中自由活动，使用多普勒法可听到胎心。

温馨提示 妊娠反应逐渐缓解后要加强饮食营养，保持心情舒畅，情绪稳定，生活有规律，使机体处于最佳的状态。孕期体内代谢增强，孕妈妈容易出现疲劳，要保证每天 8 小时以上的睡眠。

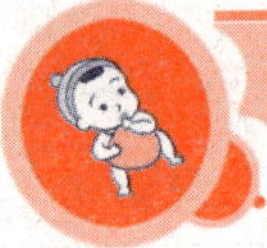

第二节　怀孕中期

现在，已经度过了怀孕初期、早孕反应、令人难忍难耐的几个月，从外观上看身材还没有过度的“显山露水”，外形还不一定“像”孕妇，但腹中的新生命却已客观存在，并且开始了从简单的细胞合子到“人”的成长过程，在母体子宫中重演人类先祖进化漫长历程。

怀孕第四个月

孕妈妈身体变化 妊娠反应逐渐缓解后要加强饮食营养，保持心情舒畅，情绪稳定，生活有规律，使机体处于最佳的状态。孕期体内代谢增强，孕妈妈容易出现疲劳，要保证每天 8 小时以上的睡眠。

胎儿逐渐长大，身长 16～18 厘米，重 100～120 克，皮肤薄、粉红，体毛开始出现，心脏跳动加快，出现呼吸运动，内脏已全部发育完成，骨骼及肌肉逐渐发达，小手小脚开始活动，从外生殖器可确定胎儿性别。胎盘已完全形成，胎儿与母体的联系更紧密，流产的可能性大大减少。胎盘的形成使母体对胎儿的营养供应加强，胎儿生长速度增快。

胎儿发育情况 随着胎儿的迅速生长，母体稍稍能看出下腹部的隆起，宫底在下腹脐耻之间可以摸到，子宫如同婴儿头一般大小。乳房渐渐胀大，由于连接母亲与胎儿的胎盘的形成，胎盘内容量的增加，孕妈妈心率可加快。

温馨提示：胎动一般在怀孕4～5个月开始出现，请注意记下第一次胎动出现的时间，特别是对那些月经不规

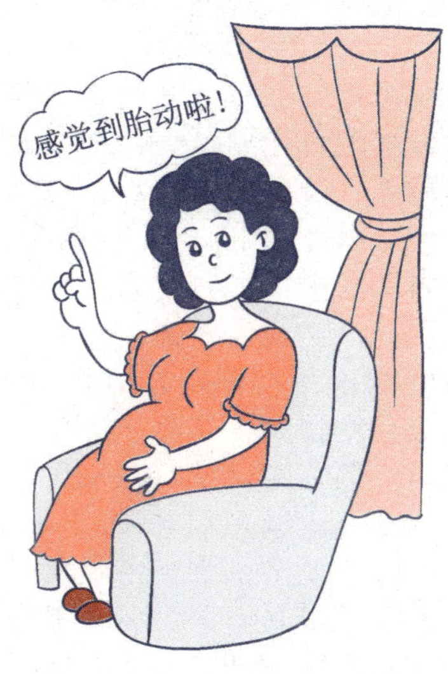

律的孕妈妈来说，以后可以通过胎动出现的日期来推算预产期。这个时期由于妊娠反应结束，孕妈妈身心舒适，食欲大大增强，应多吃富含蛋白质、低脂肪、高钙磷及维生素的食物，生活应轻松愉快有规律，使胎儿有个稳定的生长环境。由于此期阴道分泌物增加，必须经常清洗身体。虽然此时流产的危险性减少，但不能过分大意，仍应避免剧烈运动，避免长途旅行。性生活要适度，不要压迫腹部。

怀孕第五个月

孕妈妈身体变化 子宫进一步增大，下腹部明显隆起，宫底达脐下一横指，由于乳腺管、腺泡发育，乳房日渐丰满，皮下脂肪增加，体态丰盈。这一段是胎儿增长较快的阶段，母体的营养易被胎儿吸收。因此，孕妈妈的营养需求量大，如不注意饮食营养，母体易患贫血，胎儿的生长也会受影响。

胎儿发育情况 发育接近成熟，身长25厘米左右，重250～300克，头围大约17.6厘米，头部较大，约占身长的三分之一，全身皮肤暗红，上面覆盖一层柔软的胎毛，胎发、眉

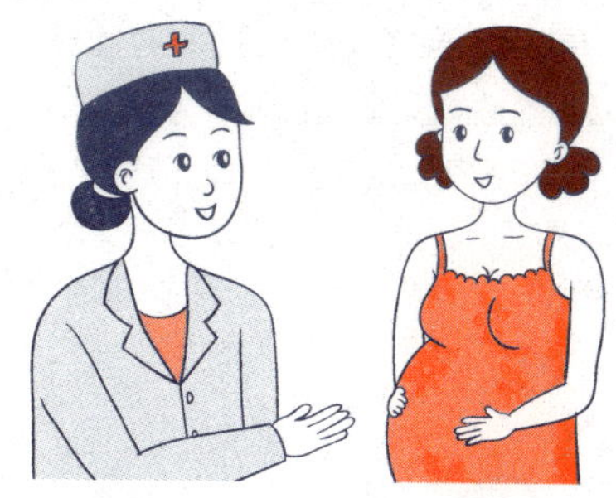

毛开始出现，手指上已有指甲，四肢活动增强，开始吞咽及排尿。胎儿心跳120～160次/分，用普通听诊器在母亲腹壁就可听到，与此同时胎儿也能听到外界较强的声音。

温馨提示：由于孕妈妈体内激素水平增高，唾液含酸量提高，同时胎儿生长需从母体摄取钙质，这些可使孕妈妈牙齿易于受损。孕期应注意保

护牙齿，预防贫血，多吃含铁质的食物，如动物肝、瘦肉、动物血等等。如果已患贫血，需在医生的指导下，在饭后加服铁剂，并同时服用维生素C片，以促进机体对铁的吸收。

怀孕第六个月

孕妈妈身体情况　腹部更加突起，身体感到笨重，起坐已感吃力，体重急速增加，腰腿增粗，接近典型的孕妈妈体型。子宫增大将胃肠向上推移，胃排空慢，时有上腹饱胀感。心率增快，比孕前平均每分钟增加10～15次。乳房变大，乳腺发达，有的人可挤出淡淡的初乳。阴道分泌物增多，呈白色糊状。

胎儿发育变化　这时的胎儿身长约30厘米，体重600～700克，身体逐渐匀称。头围达22厘米，眼、耳、口、鼻等已发育成熟，并长出眉毛、睫毛等，面目清晰、牙基开始萌发，四肢运动活跃，皮肤薄，皮下脂肪增加。如拍X线照片可清楚见到头盖骨、脊椎、肋骨、四肢骨骼。关节在这一时期也开始发育。胎儿若在这个时候产出，有存活几个小时的可能。

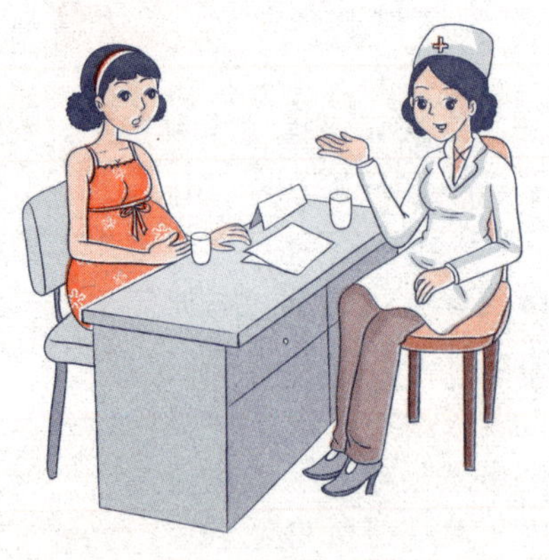

温馨提示：因子宫增大，盆腔静脉循环受阻，下肢血液回流不畅，可出现双下肢水肿。一般水肿出现在足背及踝关节小腿处，下午加重，晨起减轻或消退。如果血压、小便化验均正常，这种浮肿属生理现象。如果水肿加重并伴有血压高、蛋白尿，则不可大意，说明这是病理性水肿，称为妊娠高血压综合征。这种病很危险，发展下去对孕产妇可引起胎盘早剥、肺水肿、凝血功能障碍、脑溢血、急性肾衰竭，产后出血及产后血循环衰竭等并发症，可致胎儿发育迟缓、死胎、死产或新生儿死亡。此病多在怀孕后6个月出现，所以这个时候，不管出现水肿与否，都要注意去医院作产前检查，以便早发现异常情况，早作治疗，防止后患。乳房是哺乳器官，随着乳腺的发达，要开始注意乳房的保养，为哺乳做好准备。为防止乳房组织松弛，影响乳腺正常发育，有必要用宽松的乳罩将乳房向内上侧托起。但要注意，不要把乳房和乳头压得太紧，太紧血循环不畅、会妨碍乳房的发育。要加强乳头的保养。首先是增加乳头的韧性，从现在起，每天用温肥皂水清洗乳头，并涂少许油脂。如有乳头凹陷，每天应牵拉乳头数次，每次5分钟，每天1～2次。如乳头上长有疮痂样硬块，无法取掉或乳头的皮肤过硬时，要在睡前用一块四方形的小纱布涂满羊毛脂，盖在乳头上软化疮痂，第二天早上起床后轻轻擦掉。因母体代谢的增加，汗腺及阴道分泌物增多，故要注意个人卫生，经常清洗下身，勤洗澡，勤换内衣裤。由于肚子越来越大，身体重心稍稍前移，孕妈妈会有些不适应，很容易摔倒，因此，上下楼梯，登高时要特别注意。

怀孕第七个月

孕妈妈身体变化 腹部隆起，子宫底上升到肚脐以上，身体为保持平衡略向后仰，腰背部容易疲劳，常有腰痛，增大的子宫压迫使下半身静脉回流受阻，可出现双下肢静脉曲张或痔疮，由于胎儿的长大，胎盘的增大，及羊水的增多，使孕妈妈的体重可每周增加500克。

胎儿发育情况 身长达到35厘米，体重1000～1200克，头与躯干的比例接近新生儿，头围26厘米，皮肤略带粉红色，有时可有胎脂，皮肤多皱褶，似小老头。骨骼肌肉更发达，内脏功能逐渐完善，眼睑已能打开，从外生殖器来看，男孩的睾丸还没有降下来，但女孩的小阴唇、阴蒂已清楚地突起长出。神经系统已参与生理调节，可以有呼吸运动，但肺发育不健全，若此时出生，常会出现呼吸困难，生命力弱，需精心护理及喂养方能存活。

温馨提示：妊娠7个月是容易发生早产的时候，过于激烈的运动是大多数早产的原因，应避免拿重东西和急骤地站起，因体重明显增加，下腹前挺，身体不易保持平衡，要避免摔、碰伤腹部，防止发生胎盘早剥或胎膜早破。不要长久站立，以减轻双下肢负荷。睡觉时垫高下肢，以利静脉回流，可减轻或防止静脉曲张。因血容量增加，不要过于劳累，以保护心脏。

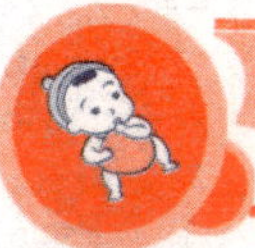

第三节　怀孕后期

到孕晚期，心情可能会越来越紧张，每天沉浸在对宝宝降临的想象中，所以做一些实际的事情来分散精力是非常必要的，比如报名参加孕妇学习班或参加孕妈妈的聚会。

怀孕第八个月

孕妈妈身体变化 肚子越来越大，宫底在剑突与脐之间，有的孕妈妈因腹部的隆起使皮肤弹性纤维断裂出现浅红色或紫色的妊娠纹。有的因为体内黑色素分泌增多而面部出现妊娠斑，乳头周围、下腹部、外阴部皮肤颜色也越来越黑，这些都是正常现象，不用担心。

胎儿发育情况 身长约40厘米，体重约1700克，头围约30厘米。主要器官发育都基本完善，面部胎毛脱落，皮肤为深红色，胎脂较多，有皱褶。胎儿的脑、胃肠、肺、肾发育都接近成熟。32 周末胎儿已占满子宫，不能在羊水中自由活动，因此胎位此时已基本固定。由于头重而朝下，身体蜷曲。初产妇此时胎头应已入骨盆。百分之九十以上的胎动出现明显的周期性，一会儿活动剧烈，一会儿安安静静。胎儿若此时出生，只要细心养育就已能存活。

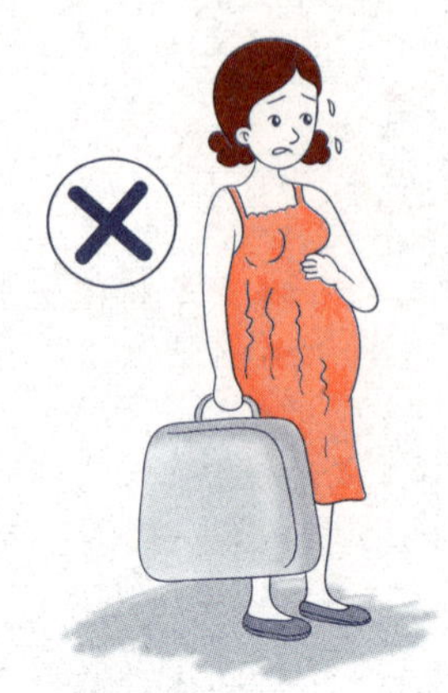

温馨提示： 由于腹部的胀大，身体沉重，行走要注意避免摔倒，注意避免过度劳累，要保持充分的睡眠。在家里自己计算胎动，正常胎动每小时不少于 3 次，最好早、中、晚各测 1 小时，如发现胎动减少，说明胎儿在腹内有异常，需及时就医。因胎儿生长快，需要大量的营养，要加强营养。宜吃清淡饮食，减少盐分的摄入，以减轻心脏的负担，因此时已接近分娩日期，所以无论有无异常，都要定期作产前检查。

怀孕第九个月

孕妈妈身体变化 腹部更隆起，宫底在剑突下 2 横指，使膈肌上移，心脏向左上方移位，血容量增加达高峰，故心脏负担很重，可有呼吸增快，活动时气短的感觉，胃胀，食欲不振。如胎头下降压迫直肠可出现便秘，胀大的子宫压迫膀胱，小便次数增多，此期是怀孕的艰难时期，要多注意休息。

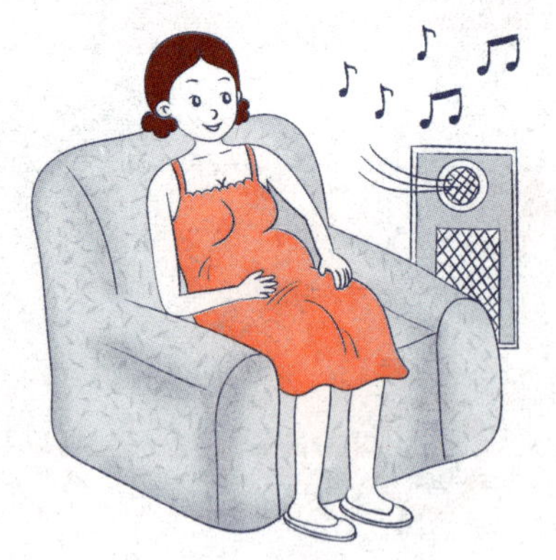

胎儿发育情况 身长约 45 厘米，体重增长最快，到本月末，体重达 2500 克左右，头围 34 厘米，皮下脂肪增多，皮肤皱褶减少，身体变得丰润，胎毛已逐渐脱落，皮肤上有粘性胎脂，生殖器已发育完善。内脏各器官已较成熟，离开母体能啼哭及吸吮，生活能力良好，此时出生基本可以存活。

温馨提示 孕妈妈身体笨重、欠灵活，易疲倦，应多注意休息。产前是否休息好直接影响新生儿的体重和母体的恢复，有条件的建议提前休产假。因胃部受压可少吃多餐，应停止性生活，防止早产及感染，同时做好分娩的准备工作。

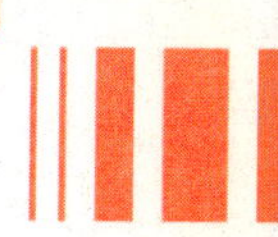

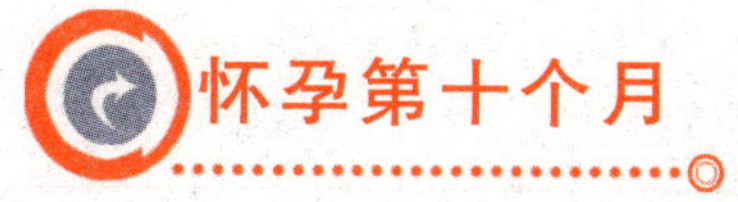

怀孕第十个月

孕妈妈身体变化 随着胎儿的入盆，宫底下移，胃肠及心脏受压的症状有所减轻，但下降的子宫对直肠、膀胱的压迫增加，使排尿的次数增多，便秘，腰腿痛症状更明显，阴道分泌物增多，能润滑产道。如将手放在肚子上会感到肚子发硬，子宫有无规律的收缩。

胎儿发育情况 身长 50 厘米左右，体重 3000 克左右，发育成熟，头围 35 厘米。除肩背部尚有胎毛外，其余胎毛几乎全部脱落。身体表面覆盖一层厚厚的滑腻的胎脂，特别是在背部、臀部和关节等处。头发呈丝状，长达 2～3 厘米左右，皮肤粉红色，皮肤脂肪多，外观体型丰满，足底布满纹理，指（趾）甲长达指（趾）尖，心脏、肝脏、呼吸系统、消化系统、泌尿系统等各脏器都已发育完成。男性睾丸已下降，女性胎儿外阴发育良好。已能脱离母体，独立生存，出生后哭声宏亮，吸吮能力强。

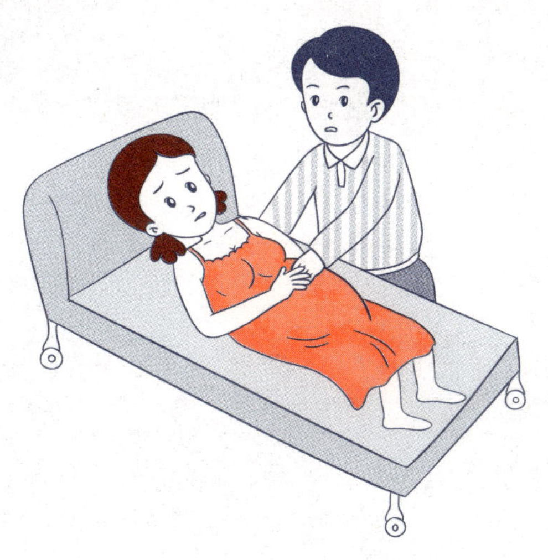

温馨提示 要坚持每周一次作产前检查，以尽早发现异常情况及时处理，从该月中期开始每天按摩乳头一次，每次 15 分钟，可促进子宫颈成熟及子宫收缩，利于分娩。适当的活动，能促进胎儿入盆。注意个人卫生，经常清洗身体，特别注意外阴部的清洁，禁止性生活，因性生活可导致早破水和早产。应避免一个人出远门。当出现一阵阵腹痛，阴道有少量分泌物时，这是临产的象征，不必紧张，应立即去医院。

第五章 科学胎教方案

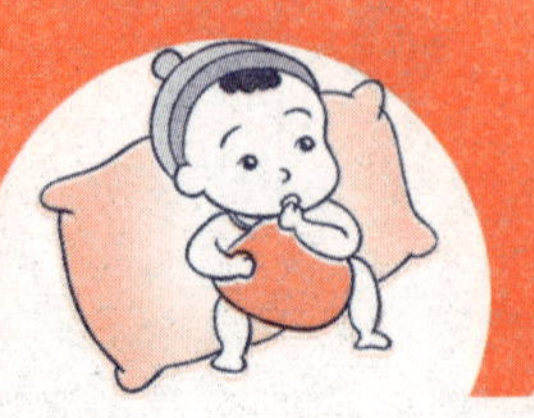

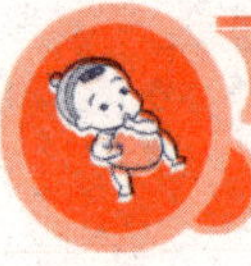

第一节 胎教后的宝宝智商高

生育一个健康聪明的孩子是每一位孕妈妈的心愿，胎教正是帮助孕妈妈实现这一心愿的方法。为了正确实施胎教，使胎儿真正受益，孕妈妈必须认真学习胎教内容，掌握胎教的正确方法。每项胎教的内容都需按一定的方法、遵循一定的规律去做方能成功。

胎教是怎么回事

随着人们对优生优育的重视，胎教也逐渐深入人心。《辞海》中对胎教的词条是这样解释的："古人认为胎儿在母体中能够受孕妈妈言行的感化，所以，孕妈妈必须谨守礼仪，给胎儿以良好的影响，叫'胎教'。"

胎教，一方面是胎，一方面是教，它是胎与教相结合的学问。胎是受教育的实体，教是指胎儿在母体内能受到各方面的感化并接受教育、教养之意。胎教是指孕妈妈在各方面有意识地、主动地采取一些相应的措施，对胎儿进行良好影响的方法。

我国是文明古国、礼仪之邦，祖国医学也很发达，对胎教的重要意义也早有阐述。最早记载"胎教"实践的是周文王的母亲太任，她端庄贤淑，素有德行。妊娠之后，居于简朴清静之门，每日焚香诵读，观礼听乐，目不视恶色，耳不闻淫声，口不出傲言，坐立寝食俱有规矩。足月后，生下文王姬昌，自幼聪慧，教一知百，以后便成为我国历史上著名的君主之一。

历史进入 19 世纪 80 年代后，英国生物学家高尔顿在生物进化论的启发下正式创立了"优生学"。从 20 世纪 50 年代起，优生学开始有了较大的进展，

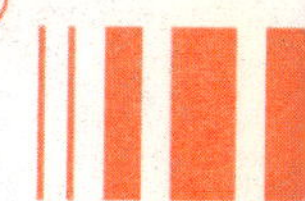

在全世界得到了普遍的关注，胎教学说也得到了进一步的充实和应有的重视，逐渐形成了一门完整的理论。

胎教专家认为，胎教有广义和狭义之分。

广义的胎教，是指为了促进胎儿生理和心理健康发育成长，同时确保孕产妇能够顺利度过孕产期所采取的精神、饮食、环境、劳逸等各方面的保健措施。因为没有健康的母亲，就不能生育出健壮的孩子。

狭义的胎教，是指妊娠期间，在加强孕妈妈的精神，品德修养和教育的同时，重点通过母体，利用一定的方法和手段，刺激胎儿的感觉器官，以激发胎儿大脑和神经系统的有益活动，从而促进身心健康发育。通常所说的胎教，一般是指狭义的胎教。然而，广义和狭义的胎教是统一的，不可偏此废彼，孕妈妈保健和对胎儿感官有益的刺激是胎教的两个方面，是不可分开的。

实施胎教从何时开始

实验证明：一切有生命的物体，对外界的刺激能作出一定的反应。胎儿一旦形成，就是一个十分活跃的生命体，来自母体血液变化的刺激能明显影响它的机体的发育。医学家用内镜观察到：胎儿生长到3个月就有一定的反应能力。如果隔着母体触摸胎儿的头或身体的其他部位，胎儿会作出相应的反应。用一根小棒碰他的眼睑，胎儿会眯一下眼睛，碰他的手，手便会握成半个拳头。据德国一位心理博士对2000名孕妈妈的追踪调查，发现那些盼望子女的母亲所生孩子强壮些，厌恶子女的母亲所生的孩子体弱些。当母亲在想要又害怕要孩子的矛盾状态下，胎儿就会表现不安，出生后大多感觉迟钝，体弱乏力。这说明，胎儿的感知能力也很微妙。它能清楚地辨别出母亲的感情、态度等一系列心理活动和意图。因此，胎教最好从受孕一刻开始，至少要在得知怀孕后马上进行。

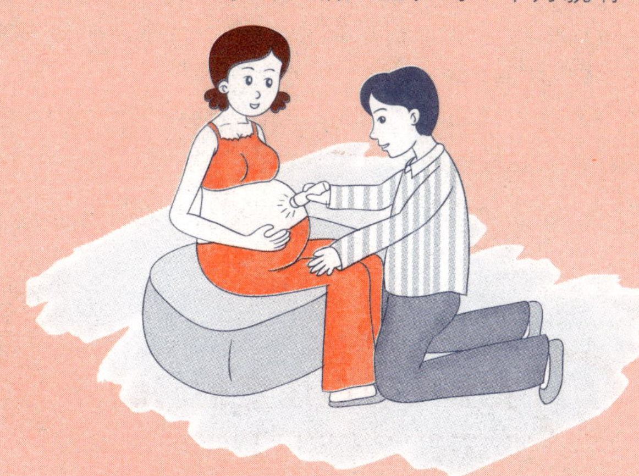

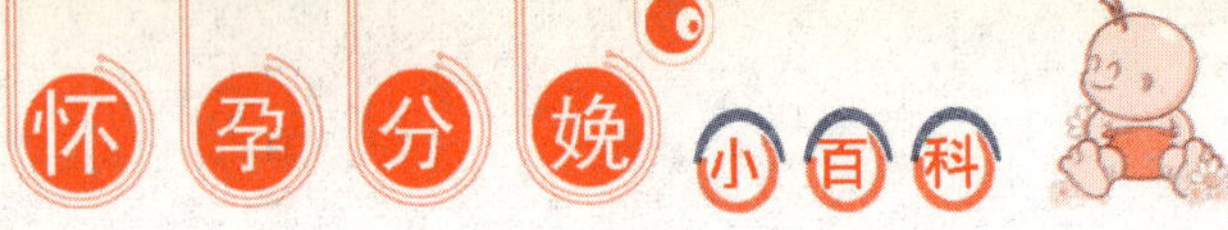

受过胎教的婴儿智力较高

古今中外，因为受益于胎教，具有先天的优良素质，加上后天的教育培养而成名成家的事例很多。

先天的素质是后天成才的基础，也是关键。现在，专家学者根据国内外的实验，总结出受过胎教的孩子有如下几大特点：

（1）睡眠好、少哭闹，身体健康。

（2）集中体现了父母的优点。如优良的品性、行为、习惯与爱好，有鲜明的个性。

（3）成长快，聪明、活泼、漂亮，说话早，动作灵活，悟性高，接受力强。

（4）生活能力强，适应性好，无论环境好坏都能很好地生活，在困难和问题面前有较好的应变能力，有股韧劲。

（5）生性乐观，积极向上，勇于追求美好的事物，勇于探索，有丰富的想象力，具有创造精神。

（6）品质优良。从小就表现出讲文明、懂礼貌、谦虚、礼让，对人有爱心，对社会有热心。

（7）对文学、美术、音乐、戏剧等有天生的爱好和欣赏能力。

实施胎教应注意的问题

无论采取哪种方法进行直接胎教都要注意：

（1）刺激量不能过度，时间不宜过长，每天实施的次数不宜多。一般每天2～3次，每次3～5分钟。使用听觉刺激，音乐不能太大，以孕妈妈感觉舒适为度。

（2）使用抚、拍胎教和运动胎教时，手法要轻柔，切忌用力过大过猛。

（3）实施直接胎教应结合胎动进行，或按胎动规律定时进行，以免影响胎儿正常的睡眠周期。

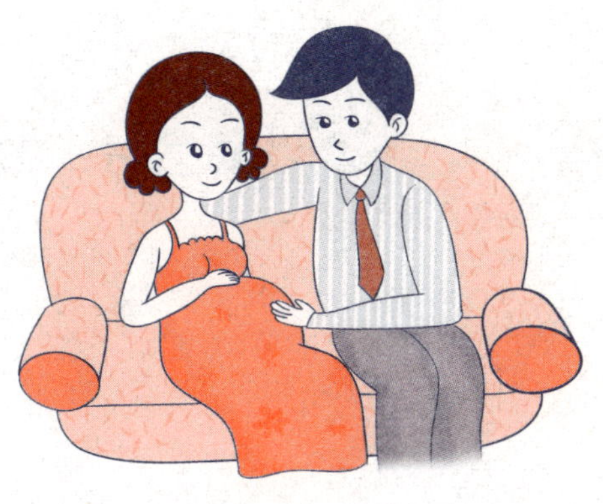

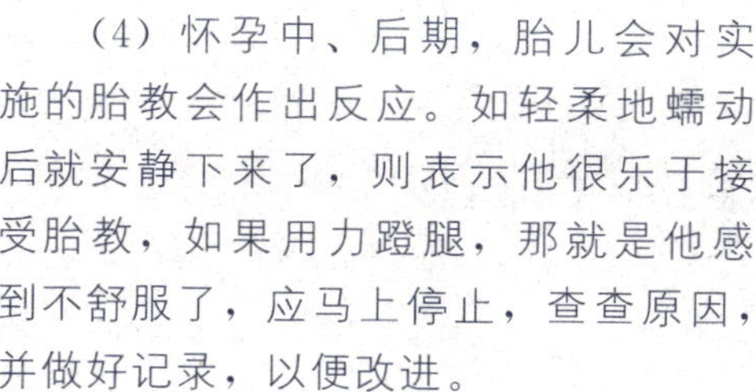

(4) 怀孕中、后期，胎儿会对实施的胎教会作出反应。如轻柔地蠕动后就安静下来了，则表示他很乐于接受胎教，如果用力蹬腿，那就是他感到不舒服了，应马上停止，查查原因，并做好记录，以便改进。

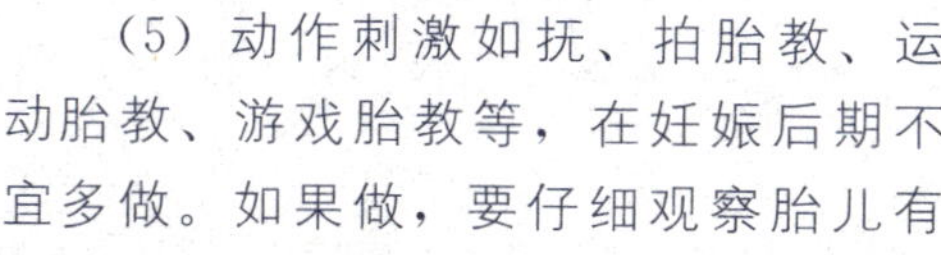

(5) 动作刺激如抚、拍胎教、运动胎教、游戏胎教等，在妊娠后期不宜多做。如果做，要仔细观察胎儿有无反应和作出什么样的反应。因为这时胎儿已长大，子宫腔有限，不便于活动。

(6) 通过母体本身的听、看、读、运动等方式对胎儿进行间接胎教，就要选择情趣高雅，令人心情安逸的内容，避免过于刺激和易于疲劳的内容和方式。时间安排以不影响休息和睡眠为好。

(7) 有早产征兆者，一般不进行抚摩、按压、拍打和运动胎教。

胎儿要学哪些东西

(1) 学语言 主要通过父母和胎儿对话，让胎儿熟悉父母的声音，接受父母的温情。同时反复多次倾听，并借此学习父母所说的一些基本语言。因此，父母要耐心地经常重复一些简单常用的语句，如普通话、地方语，外语的发音、字母、短句等，或者用抑扬顿挫的声调朗诵诗词或散文。重复的次数多了，孩子就能加深印象。

(2) 学动作 主要通过父母触摸胎儿，引起胎儿的积极反应，例如伸拳、踢腿、转身，寻找在羊水中平衡的感觉。同时，应满足胎儿的皮肤饥饿需要通过动作的触摸形成体语，达到父母和胎儿的相互交流。这样的胎儿出生后比较活跃，好动而不死板，动作语言也较丰富。

(3) 学习音乐和辨识音响 胎儿收听播放的特制胎教音乐，尤其是通过收听古典音乐、民族音乐、轻音乐，使胎儿能够良好地理解音乐，同时刺激听觉器官更好的发育。

(4) 学知识 主要通过父母讲童话、神话故事和生活知识，让胎儿的大脑里贮存一些信息，开发他的记忆能力。也可以适当讲授一些数学和动植物等方面的科学知识，以扩大胎儿的知识面。

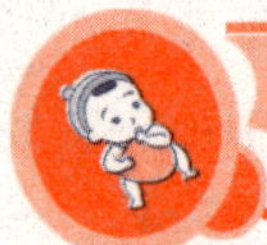

第二节 怎样进行胎教

现代社会里人们生活质量提高，每个家庭都希望自己的孩子聪明、健康，并且把对下代的早期智力开发提前到了胎儿时代。具体做法包括：感受胎动，与胎儿对话、抚摸胎儿、孕中后期听音乐、孕妈妈朗读和拍打交流等。甚至有不少关于胎教的专门音乐、书籍、图册、音像制品面市。

怎样和胎儿对话

父母通过动作和声音与腹中的胎儿对话，是一种积极有益的胎教方法。在对话过程中，胎儿能够通过听觉和触觉感受到父母亲昵的呼唤，对促进胎儿的身心发育具有十分有益的影响。美国一名孕妈妈对胎儿进行对话训练，孩子出生后仅9周居然能对录像机放映节目说“哈罗”。

对话可从怀孕3～4个月时开始，每天定时刺激胎儿，每次时间不宜过长，1分钟足够。对话的内容不限，可以问候，可以聊天，可以讲故事，以简单、轻松、明快为原则。例如，早晨起床前轻抚腹部，说声“早上好，宝宝”。打开窗户告诉胎儿：“哦，天气真好！”洗脸、刷牙、梳头、换衣服时都可以不厌其烦地向胎儿解说。吃早餐时先深呼吸几次，问：“闻到了吗？宝宝，这是牛奶啊！”散步时，可以把眼前的景色生动地讲解给胎儿：“瞧，青青的草，红红的花，多美啊！”淋浴时随着冲洗的动作轻柔地介绍：“听，这是流水声，妈妈洗澡啦。”就寝前，可以由父亲通过孕妈妈的腹部轻轻地抚摸其中的胎儿，同时实施对话：“哦，小宝宝，爸爸来啦，起来活动活动吧。对啦，小手伸出来，小脚丫在哪儿呢？让爸爸摸一摸。啊，会蹬腿

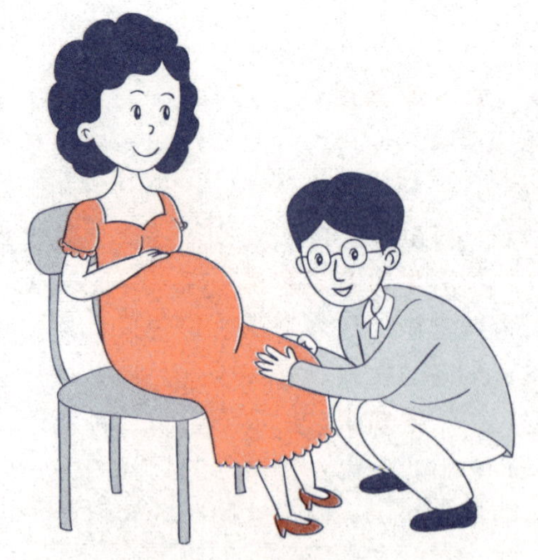

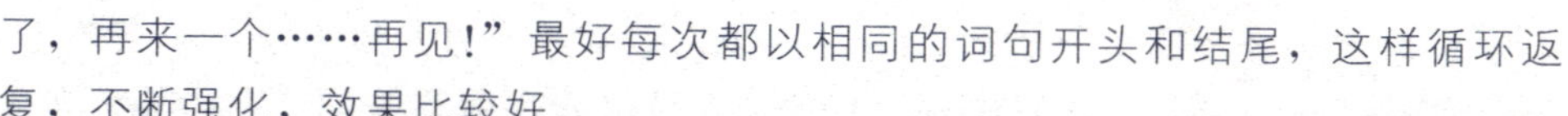

了，再来一个……再见!”最好每次都以相同的词句开头和结尾，这样循环返复，不断强化，效果比较好。

随着妊娠的进展，每天还可适当增加对话次数，可以围绕母亲的生活内容，依次教给胎儿周围的每一种新鲜事物，把所看到、所感觉到的东西对胎儿仔细说明，把美好的感觉反复传授给胎儿。

最后还需要提醒大家，由于胎儿还没有关于这个世界的认识，不知道谈话的内容，只知道声音的波长和频率，而且他并不是完全用耳朵听，只是用他的大脑来感觉、接受着母体的感情，所以在与胎儿对话时，孕妈妈要使自己的精神和全身的肌肉放松，精力集中，呼吸顺畅，排除杂念，心中只想着腹中的宝宝，把胎儿当成一个站在您面前的活生生的孩子，娓娓道来，这样才能收到预期的效果。

给胎儿讲故事有好处

前面已经提到，生活在母亲子宫里的胎儿是个能听、能看、能感觉的小生命。母亲对外界事物的感受都能通过某种途径巧妙地转化为教育因子，直接作用于胎儿。所以作为母亲，应不失时机地加紧与胎儿之间的交流，对他施以良性刺激，以丰富胎儿的精神世界。给胎儿讲故事就是一项不可缺少的胎教内容。这是因为讲故事时，母亲把腹内的胎儿当成一个大孩子，娓娓动听地述说，亲切的语言传递给胎儿，让胎儿不断接受客观环境的影响，在不断变化的文化氛围中发育成长。有人曾做过这样的实验，选择怀孕几个月的孕妈妈，定时给胎儿读故事书，在胎儿出生后进行吸吮试验。分别准备两篇韵律完全不同的儿童故事，其中一篇是婴儿在母腹中听过的故事，婴儿通过不同的吸吮方法才能听到这两篇完全不同的故事。结果发现，这些婴儿全部选择了他们出生前听过的那篇故事。

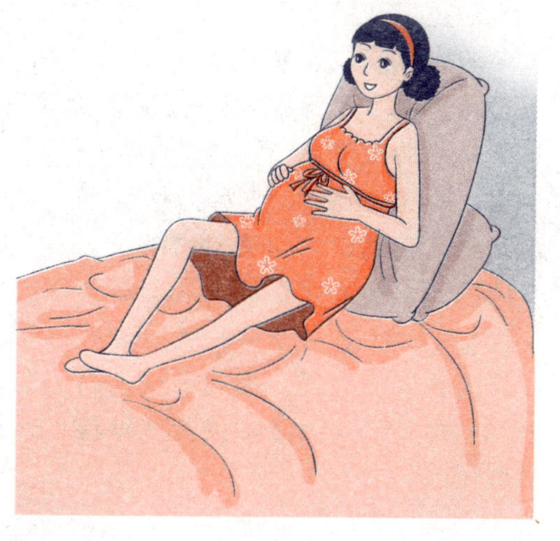

讲故事的方式有两种：一种是由母亲任意发挥，讲随意编就的故事；一种是读故事书，最好是图文并茂的儿童读物。内容宜短，宜轻快和谐。较易引起恐惧和伤感以及使人感到压抑的故事就不宜选用。

讲故事时母亲应取一个自己感到舒服的姿势，精力要集中，吐字要清楚，声音要和缓，既要避免高声尖气地喊叫，又要防止平淡乏味的读书，应以极大的兴趣绘声绘色地讲述故事的内容，将画册中每一页所展示的幻想世界，用您富于幻想的大脑放大并传递给胎儿。除此之外，还可给胎儿朗读一些轻快活泼的儿歌、诗歌、散文以及顺口溜等，这里就不一一介绍了。

怎样与胎儿做游戏

科学家采用电子仪器等先进手段进行监测发现，胎儿在孕中期有很强的感觉能力。母亲对胎儿做刺激胎教训练，能激发胎儿活动的积极性，增强体质，同时有益于胎儿的智力发育。

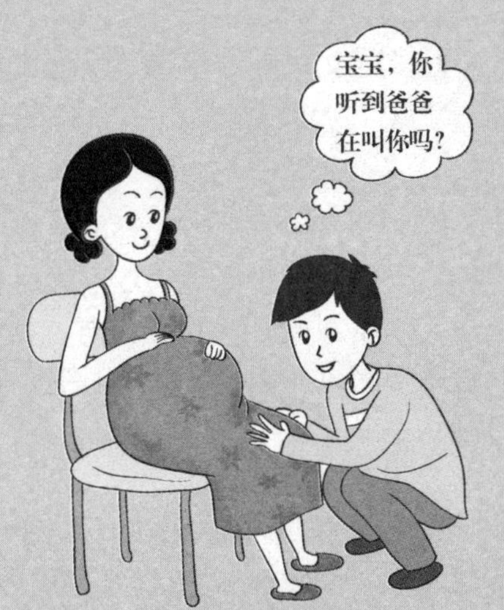

美国育儿专家提出一种胎儿“踢肚游戏”胎教法，通过母亲与胎儿进行游戏，达到胎教的目的。方法是：怀孕 5 个月的孕妈妈，可开始与胎儿玩“踢肚游戏”。即当胎儿踢肚子时，母亲轻轻拍打被踢的部位，然后等待第二次踢肚。一般过1～2分钟后，胎儿会再踢，这时再轻拍几下，接着停下来。如果你拍的地方改变了，胎儿会向你改变的地方再踢，注意改拍的位置离原来胎动的位置不要太远。每天进行 2 次，每次数分钟。这种方法经 150 名孕妈妈用来施行胎教，结果生下来的婴儿在听、说和使用语言技巧方面都获得最高分。经过这种胎教训练的胎儿，出生后学站、学走都会快些，而且身体健壮、手脚灵敏；婴儿在出生时大多数拳头松弛，啼哭不多。与未经训练的同龄婴儿相比，显得天真活泼可爱。据此，目前有关人员提出这样的构想：通过对胎儿实施一种特殊的训练，使其获得良性刺激，以期达到培养体育超级明星的愿望。

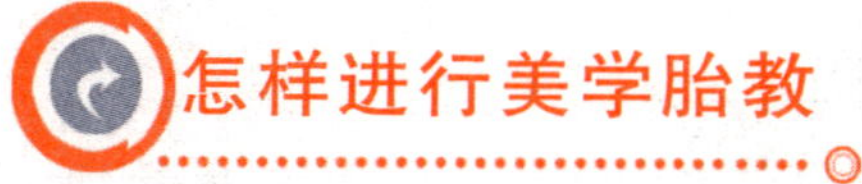

怎样进行美学胎教

美，能陶冶性格，净化环境，开拓眼界，具有奇妙的魅力。生活中处处都充满了美，美的信息传递过程就叫做美育。美育是母亲与胎儿交流的重要内容，也是净化胎教氛围的必要手段。

胎教中的美育是用母亲对美的感受来实现的。具体地说，对胎儿的美育就是音美、色美和形美的信号输入。

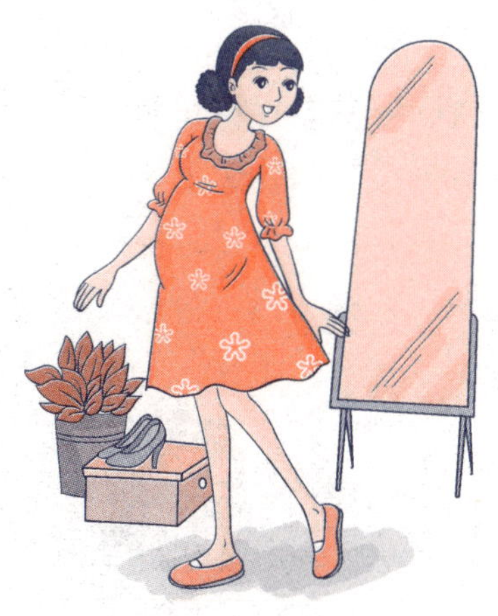

大自然的色彩和风貌对促进胎儿大脑细胞和神经的发育也是十分重要的。孕妈妈可于工作之余，欣赏一些具有美的感召力的绘画、书法、雕塑以及戏剧、舞蹈、影视文艺等作品，接受大自然的美，如深蓝色的大海、红彤彤的晚霞、五颜六色的花朵、悠悠飘浮的白云、翩翩起舞的蝴蝶、歌声悦耳的小鸟和沁人肺腑的花香等。把内心的感受描述给腹内的胎儿。

形美是指孕妈妈自身的风采。首先，孕妈妈应具有高尚的人生理想和良好的修养，爽朗大方，举止文雅，具有内在美。其次是色调淡雅，舒适得体的孕期装束，利索的短发，恰到好处的淡妆，外在之美能使自己感到精神大振，充分享受着孕育美，使腹内的生命也深受感染，获得无比愉快的审美情趣。据日本“每日新闻”报道近期研究结果表明，孕妈妈化妆打扮也是胎教的一种，使胎儿在母体内受到美的感染而获得初步的审美观。

怎样进行运动胎教

“生命在于运动。”这对胎儿来说同样适用。可以说，运动是胎儿生长发育的必由之路。早在妊娠第 7 周，胎儿就能自由运动，从眯眼、吞咽、咂手、握拳，到抬手、蹬腿、转体、翻筋斗，胎儿都无所不能。胎儿的骨骼、肌肉以及全身各器官都在运动中得到锻炼和发展，他在运动中日益强大。于是，到了妊娠第 18 周左右，母亲就能明显地感觉到来自腹内的胎动。

我们通常所说的运动胎教，就是适时适当地对胎儿进行运动刺激，以激发胎儿运动的积极性促进胎儿的身心发育。研究结果表明，胎儿活动的差异直接影响着他们出生后的活动能力。凡是在子宫内受过运动训练的胎儿，出生后翻身、爬行、坐、走路及跳跃等动作的发育都明显早于一般孩子。俗话说心灵手巧，可见两者是密切联系、不可分割的。因此，动作的发育又直接影响着孩子的智力、体力的全面发展。所以说，对胎儿进行运动训练确实不失为一种积极有效的胎教手段。

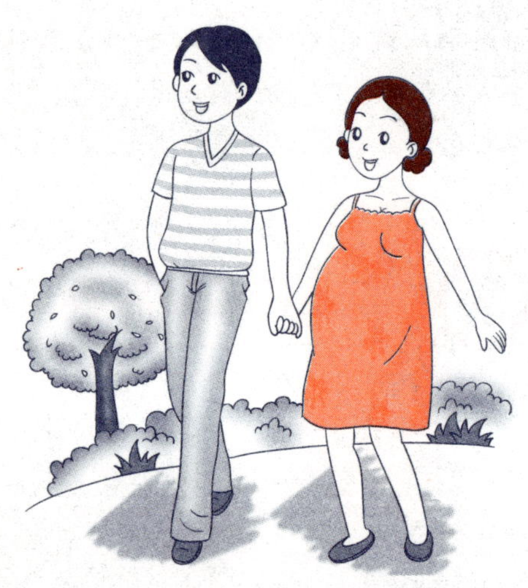

有些孕妈妈对进行胎儿运动训练表示担心，认为锻炼会伤害了胎儿，其实这种担心是没有必要的，胎儿在 4 个月时胎盘已经很牢固了，胎儿此时在母体内具有较大的空间。而且羊水环绕着胎儿对于外来的作用力具有了缓冲的作用，可以保护胎儿，能在母亲对胎儿进行运动训练时不会直接碰到胎儿，这一点孕妈妈可以放心。

怎样进行行为胎教

行为是一种无声的语言。研究表明，孕妈妈的行为会通过信息传递影响胎儿，这就是我们所说的行为胎教。

我国古代就懂行为胎教，要求孕妈妈“目不视恶色，耳不听淫声，口不出傲言”，“需行坐端严，性情和悦，常处静室，多听美言，令人诵读书，陈说礼乐……如此则生男女福寿敦厚、忠孝贤明，不然则生男女鄙贱不寿而愚顽”。

现代科学认为，孕妈妈的知、情、意的每一个方面和胎儿都有着潜在的联系，孕妈妈的思想道德、认知水平和日常行为习惯，对胎儿后天发展也有一定影响，行为胎教法强调孕

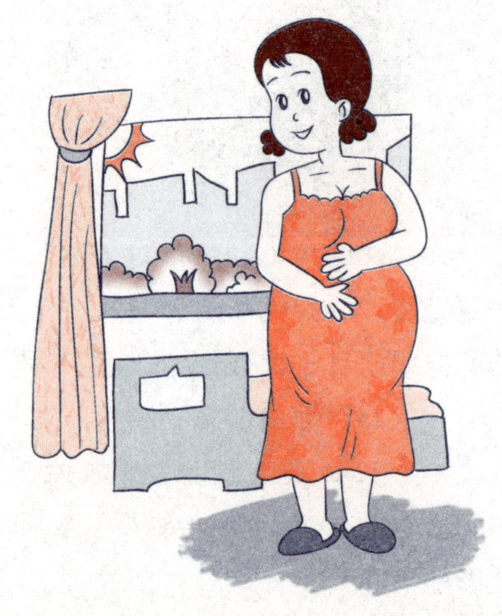

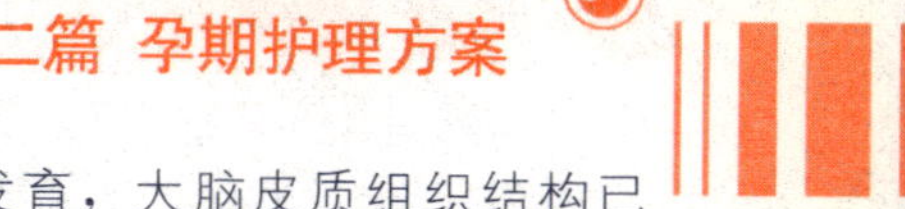

妈妈本人在胎教过程中的积极影响和主导作用，注意从内在的、理性的角度上把握胎教的内容。在具体运用时，首先要求孕妈妈对怀孕能有正确的认识，即把胎儿看作是爱的结晶，对其倾注爱心，不应用拒绝、讨厌的态度对待胎儿；其次要求孕妈妈加强思想道德修养，养成良好的行为习惯，处处以身作则，用良好的思想情感影响胎儿。

年轻的妈妈们，为了宝宝的身心健康，请注意自己的言行举止和行为修养，切记您是孩子的榜样，宝宝正看着您哪！

怎样进行语言胎教

语言胎教是胎教的最常用的方法之一，即充分利用语言手段，刺激胎儿的听觉器官，使胎儿的脑细胞和神经系统在分化、成熟的过程中，能受到经常性地、有规律地调节和训练。有两种方法：一是直接对胎儿进行发音训练，或者教给胎儿一两句古诗、儿歌等；二是使用儿童语言对胎儿说话，给婴儿讲童话、讲故事。两种方式可以同时运用。目前人们还不明白语言胎教的内在机制。但是许多理论研究和科学实验都表明，对胎儿进行语言方面的训练是必要的和可行的。特别是妊娠末期的胎儿，随着大脑细胞的迅速发育，大脑皮质组织结构已基本定型，整个神经系统的活动也具备了一定的信号功能，可以完成某些简单的条件反射，而且这种条件反射还可以通过发音、语词等得到强化、减弱或消退。因而，通过语言胎教可以使胎儿及早接受来自母体以外的信息刺激，以锻炼婴儿的第二信号系统的功能。

语言胎教一般在怀孕 5 个月时开始，到妊娠末期和临近分娩时效果更好。其要求是：

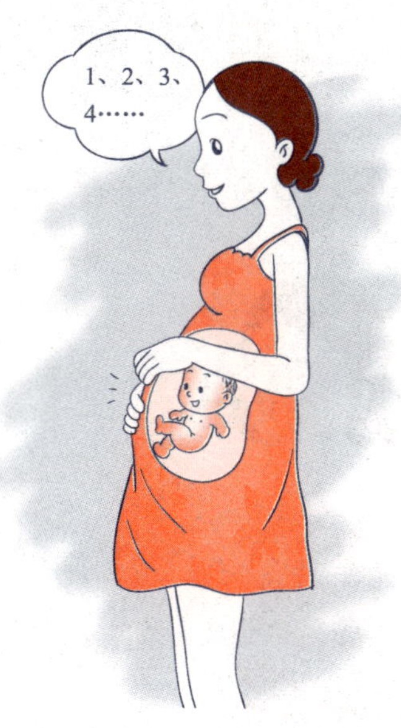

（1）要循序渐进，不可操之过急。要讲究科学训练，避免机械重复。

（2）和胎儿说话，要形象生动，富有情趣，切忌成人化。

（3）选择的词语，要具有实际意

义，且与胎儿今后的生活有着密切的联系，如爸爸、妈妈、宝宝、牛奶、干、湿、吻等。

（4）选择的古诗、儿歌等，音节要自然流畅，语句要简洁明快，不宜太长太繁。如“春眠不觉晓，处处闻啼鸟”“白日依山尽，黄河入海流”等。

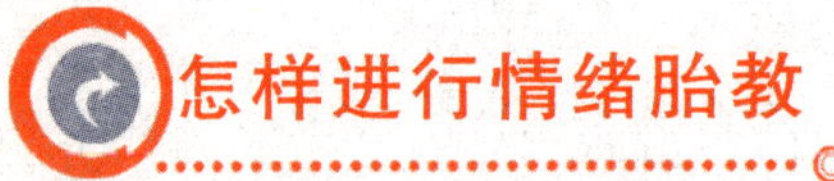

怎样进行情绪胎教

孕妈妈在妊娠期间要经常保持愉快的心情和乐观的态度，尽量控制自己的喜、怒、哀、乐，防止过度的情绪、情感波动给胎儿带来不必要的损害。研究表明，孕妈妈的情绪变化可以直接影响到胎儿，当孕妈妈的情

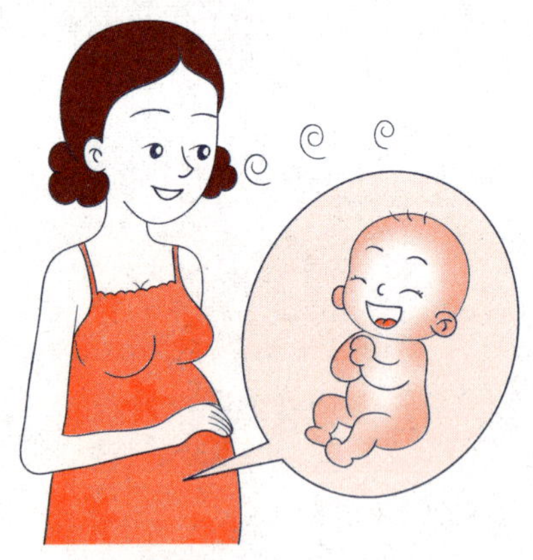

绪出现波动时，其自主神经系统的活动明显增强，内分泌功能失调，体内会释放出多种有害物质，而这些物质可以随血液循环通过胎盘干扰胎儿正常的生理功能。孕妈妈如果经常处于紧张和忧郁状态，那么胎儿生长发育的全部过程都将受到极大影响，不仅出生时体重会低于正常婴儿，而且出生后还会出现哭闹不止，消化不良、四肢短小、智商低下等现象。如果孕妈妈遭受巨大的精神刺激和严重的心理创伤，还会造成早产，甚至死胎。

运用情绪胎教法要求做到以下几点：

（1）孕妈妈本人首先要认识到稳定的情绪是母子康泰的重要保证。过分的情感活动和剧烈的情绪变化不仅会损害孕妈妈自身的健康，而且还会给胎儿带来可怕的后果。

（2）注意保持良好的情感体验，加强情绪的自我调控，万一碰上了令人烦恼的事情，也要尽量克制，做到宽容大度，处之泰然。

（3）尽可能多地参加令人愉悦的聚会和场合，经常回忆美好的往事，用以前的喜悦和满足来冲淡眼前的愁绪。

（4）对怀孕的妻子，丈夫要加倍体贴，让其充分感受到家庭生活的温馨快乐。一旦妻子陷入郁闷，丈夫要耐心地予以启发诱导、安慰帮助，切不可对妻子冷淡、发脾气。

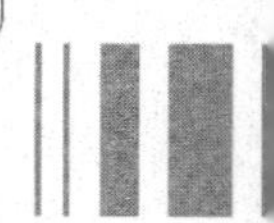

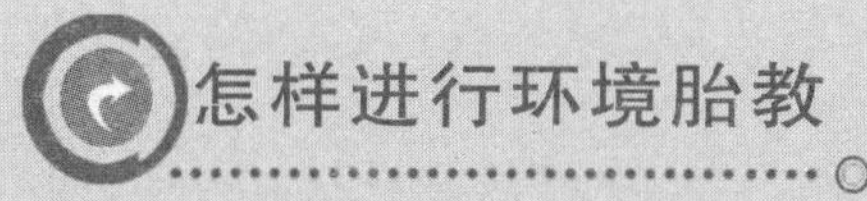

怎样进行环境胎教

环境胎教是利用胎儿生存的环境中的有利因素对胎儿进行胎教的方法。胎儿赖以生存发展的环境可分为内环境和外环境。内环境是指母体内部的生理生化环境，包括子宫内的温度、压力和羊水代谢情况，以及母体的营养、健康状况等；外环境指存在于母体外部的，能给母体和胎儿一定影响的所有因素。包括怀孕时的季节气候、孕妈妈居处的生态环境和孕妈妈的家庭生活方式、夫妻关系，以及孕妈妈本人的工作条件和社会交往等。胎儿在母腹中既受母体内环境的影响，同时也受母体外环境的作用。

运用环境胎教法要注意以下几点：

(1) 供给孕妈妈充足、合理的营养，以保持母体内部生理、生化环境的稳定。尤其是妊娠中期以后，孕妈妈要摄入足够的蛋白质，保证胎儿脑细胞和整个神经系统的正常发育。

(2) 预防疾病，谨慎用药。一切疾病和大部分药物，都可以通过胎盘给胎儿造成不良影响和严重后果，孕妈妈应做到少用药或不用药。

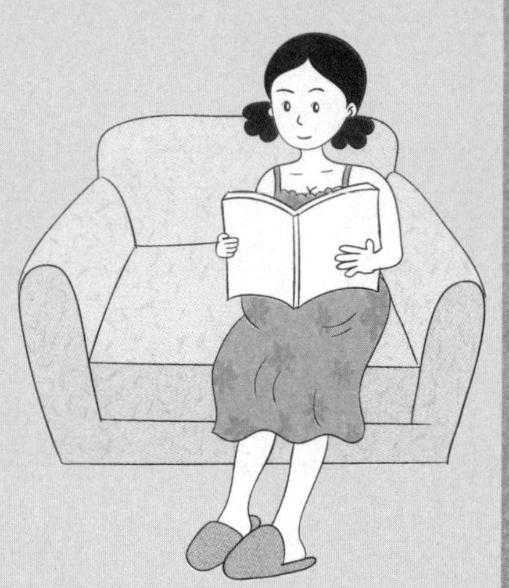

(3) 选择适宜的受孕时机，为胎儿寻求良好的自然条件。同时，为孕妈妈提供安静、卫生的起居条件和工作环境，远离噪声、震动、高温、粉尘等有害因素。严禁孕妈妈接触各种有毒物品。

(4) 夫妻双方通力合作，安排好家庭日常生活。孕妈妈本人要正确对待和善于协调夫妻关系、婆媳关系、邻里关系和其他人际关系，使自己和别人能有较多的心理相融，从而创造出一个良好的、有利于胎教的社会心理环境。

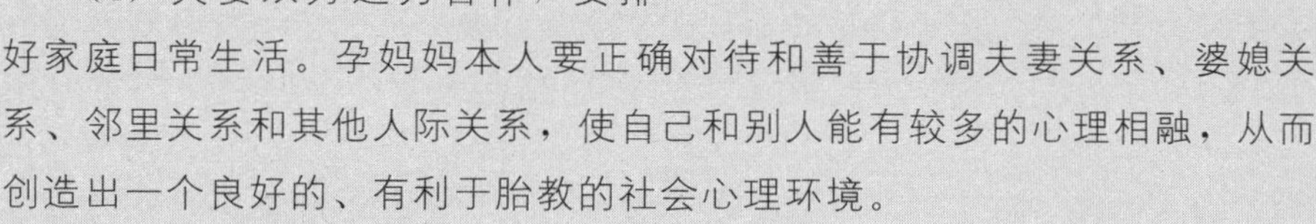

怎样进行音乐胎教

胎儿在子宫内对外界令人愉快和不愉快的声音有不同的反应，前者可使胎儿安静，后者可使胎儿躁动、心率加快。胎儿对不愉快声音的刺激为应激反应，它会影响胎儿正常发育，还可影响与胎儿性格有关的激素分泌，将可能形成乖僻的性格。一些不良刺激使孕妈妈产生恐惧，肾上腺素分泌增加，可能导致异常。如果孕妈妈经常听宁静、优美的音乐，精神愉快、放松，情绪稳定，体内激素水平稳定，会给胎儿以良好的影响。通过 B 超的观察可知，6 个月以上的胎儿对外界声音有明显的反应，给胎儿听音乐可使胎儿放松，减少应激反应。24 周以上的胎儿即可对外界环境的声音有所感知，凡能透过母体的声音，胎儿都可感知到。胎儿对母体及母亲的声音具有依赖性与敏感性。这是因为胎儿在母腹中能感受到母亲浑厚有节奏的心跳声和血液流动声，并以母亲的心跳声作为辨别其他声音的标准。孕妈妈歌唱时歌声与心跳声、血液流动声、呼吸声及胸腔的运动是协调一致的，胎儿很容易接受。这些声音信息不断地刺激胎儿的听觉器官，并促其发育。听觉系统在人体的智力发育中起着非常重要的作用，它是胎儿与外界环境保持联系的重要器官，也是进行听力训练，接受良好音乐刺激即“音乐胎教”的物质基础。

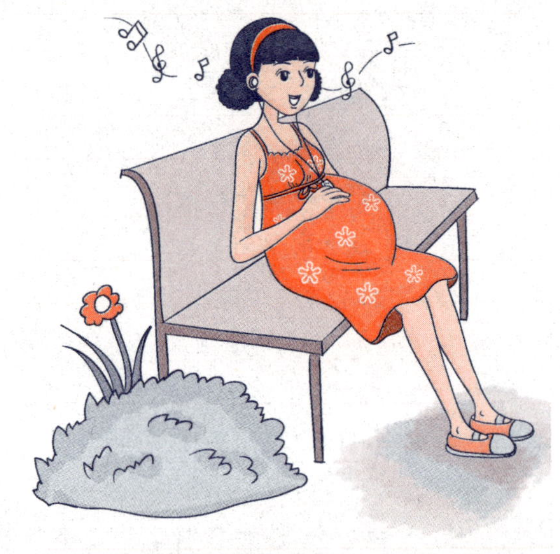

英国诺丁汉大学物理和天文学院的高兰博士及其同事在英国《柳叶刀》杂志上撰文介绍说，他们借助一种新型的“功能磁共振成像”装置，观察胎儿在外界音乐刺激下大脑所产生的反应，得出了胎儿在母体内确能听见音乐的结论。他的装置对 3 名妊娠后期的孕妈妈进行了试验。研究人员事先录下 3 名孕妈妈哼唱的儿歌，随后将录制的儿歌通过扬声器向她们的腹部播放。儿歌播放 15 秒钟后，紧接着是 15 秒的停顿，如此反复实验了 18 次。研究人员利用“功能磁共振成像”装置进行的扫描分析显示，3 名孕妈妈中有 2 名腹中胎儿

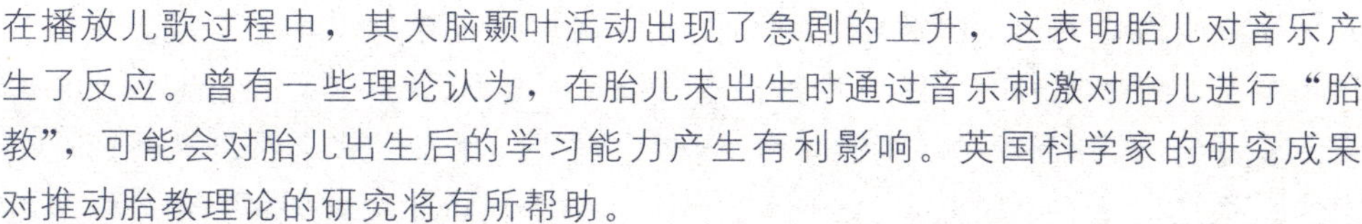

在播放儿歌过程中，其大脑颞叶活动出现了急剧的上升，这表明胎儿对音乐产生了反应。曾有一些理论认为，在胎儿未出生时通过音乐刺激对胎儿进行“胎教”，可能会对胎儿出生后的学习能力产生有利影响。英国科学家的研究成果对推动胎教理论的研究将有所帮助。

音乐胎教是目前最行之有效的胎教方法。音乐可以陶冶情操，激发人们进入无意识的超境界幻觉。有节奏的音乐可刺激生物体内的细胞分子发生一种共振，使原来处于静止和休眠状态的分子和谐地运动起来，以促进细胞的新陈代谢。与子宫内胎音合拍的高雅音乐能使孕妈妈达到怡情养性的目的，并对胎儿最为有益。然而，不符合要求的胎教音乐，或使用的方法不妥，同样也对胎儿的大脑和听觉造成伤害。胎教音乐在频率、节奏、力度和频率范围等方面，应当尽可能与子宫内音乐合拍，要注意保护胎儿的听觉器官。频率过高的音乐，会伤害胎儿内耳螺旋器底膜；节奏过强、力度过大的音乐，将会导致中耳性听力下降；频率范围过宽的音乐，会造成冲动泛化，对胎儿产生不利的影响。选择胎教音乐时必须充分衡量音乐的质量，购买正版胎教音乐磁带，以达到最佳的音乐胎教的效果。

胎教，准爸爸应该做什么

不少男子汉认为十月怀胎和一朝分娩都是由妻子完成的，因此将生优生劣的责任完全归于妻子，似与自己无关。这种认识显然是片面的。因为每个受精卵都是源于精子和卵子的结合，胎儿的优劣，有无遗传性疾病，父亲和母亲负有同样的责任。不仅如此，能否实现优生，也取决于孕期胎教做得如何。所谓胎教，就是让未出世的胎儿接受相应的教育。在提倡优生的今天，胎教并不只是孕妈妈一方的事情，丈夫配合得好坏，直接影响到胎教的质量。

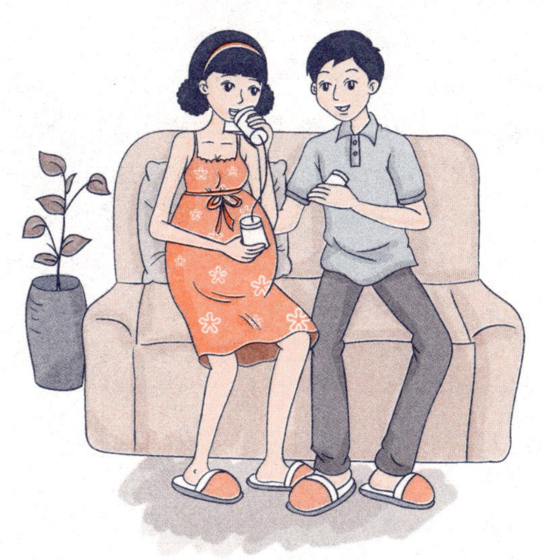

（1）帮助妻子稳定情绪 孕妈妈在孕早期情绪波动较大，易于激动、烦躁、落泪等，甚至对家人产生莫名其妙

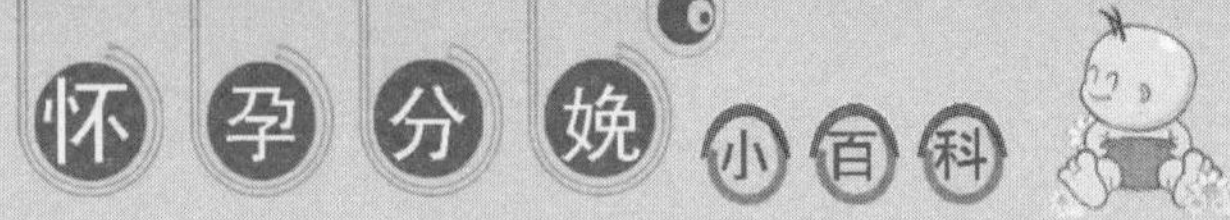

的厌烦感。这些不正常的情绪，可通过身体功能和各种内分泌激素的变化，以影响胎儿，所以丈夫一定要注意自己的言行，不能和妻子吵嘴、生闷气，要学会谅解，给妻子更多的体贴和关怀。要想方设法，让妻子保持心情舒畅，轻松愉快。经常与妻子谈心，同妻子一起娱乐，使妻子孕期的精神生活充实和丰富多彩。胎儿也会因此从中受益。

（2）**合理安排好妻子的生活** 对妻子的身体、饮食、衣履、出游等必须谨慎。生活要有规律，要时刻注意冷暖风寒，督促妻子随气候的寒热增减衣服。要注意营养的摄入，饭菜要多样化，要摄取蛋白质量高、富含多种维生素及各种矿物质的饮食，以保证胎儿的正常发育。为了防止外伤，孕妈妈要尽量避免挤公共汽车。怀孕后期，丈夫最好接送妻子上下班。此外，不可在孕妈妈面前抽烟，以免孕妈妈、胎儿被动吸烟。

（3）**胎儿爱听爸爸的声音** 据报道，胎儿的听觉更容易接收低频音，因而也容易听到爸爸的声音。如能定时特别是上床睡觉前，和妻子一起给胎儿抚摸、哼曲、呼唤、对话，以尽母育父爱的义务，这对胎儿的正常发育很有裨益。

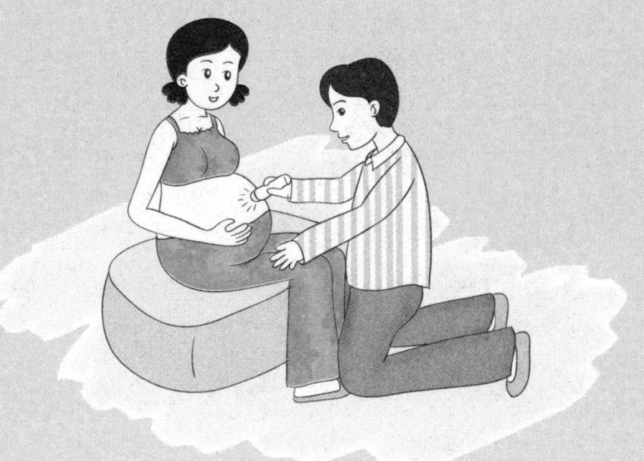

（4）**多一点情爱，少一些性爱** 因为不少妊娠妇女的丈夫大多是年轻人，处于身体发育良好，体力、精力都非常旺盛的时期，因而对性的要求也非常强烈，但作为丈夫一旦确知自己的妻子怀孕，就一定要尽量克制自己，要大大减少自己的性生活次数。特别是在妊娠早期及后期不要过性生活。据不完全统计，有10%～18%的孕妈妈发生流产是由于性生活不当所造成。为此，在妻子妊娠期间，做丈夫的要对自己的妻子少一些性爱，多一些情爱，如经常和自己的妻子散散步、聊聊天，有时不妨调调情，说一些能让妻子感觉心里温暖的话。

（5）**经济上宽裕一些** 即使是收入不高，平日里家境不好的家庭，一旦妻子怀孕就要舍得多投入一些。俗话说“好钢要用在刀刃上”，从某种意义上说，怀孕后的投资要比结婚时的投资重要得多，因为这关系着二人后代的生命质量，又有谁不想要一个聪明、可爱、健康的后代呢？倘若您的后代能为祖国做出巨大的贡献，作父母的就是倾家荡产，不也觉得值吗？只要有益于妊娠母子的健康，该吃的吃，该花的花，千万不要因为自己的夫人要买一件她非常喜欢的东西而吵嘴。

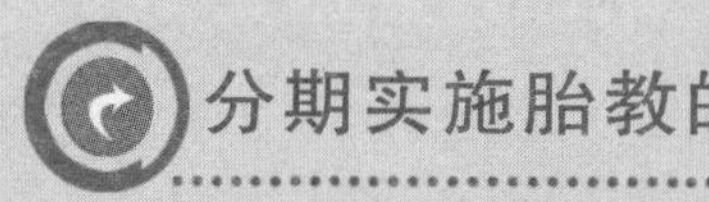

分期实施胎教的要点

（1）**孕早期**（1～3 **个月**）　这段时间，胎儿的各种器官迅速发育，需要安静平和的发育环境，不宜接受额外的刺激，母亲的情绪波动对他的发育生长不利，因此，在此期间，胎教主要是通过母亲的身体力行来实施的。母亲要做胎儿的好老师、好妈妈。要有稳定的愉快的情绪，战胜孕期各种烦恼的信心和毅力，乐于交往，友好待人，在搞好工作的同时，多为孩子的发育成长想想。合理饮食，适当参加体育锻炼，注意劳逸结合，使生活有规律，空闲时间多听听悦耳的音乐，阅读有益的书籍、画报等，向胎儿进行塑造性格和规范行为习惯的胎教，以及心灵美的熏陶。同时可以进行想象胎教，加强母子亲情，为孩子的形象做美好的塑造。

（2）**孕中期**（4～7 **个月**）　此时期胎儿的神经系统基本形成，能对来自母体内外的各种刺激做出不同的反应，是胎教的重要时期，可以采取多种方式实施胎教。

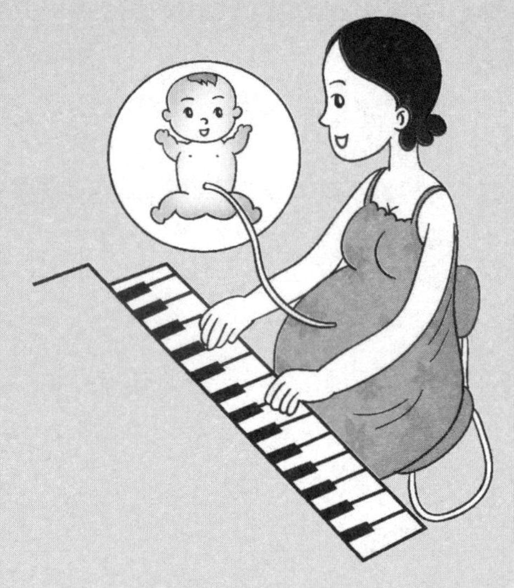

从怀孕 16 周开始，孕妈妈可以开始对胎儿实施抚摸胎教、运动胎教、对话胎教等，同时，还可以将想象胎教、音乐胎教结合进行。在进行各种胎教训练时，孕妈妈应将自身感觉详细记录下来，记录下做什么胎教训练时胎动是增加还是减少？是大动还是小动？是肢体动还是躯干动？并在实施胎教一段时期后总结一下，找出胎儿对各种刺激产生反应的规律，这有助于进一步胎教，怀孕 7 个月时，运动胎教可停止，可开始做游戏胎教。抚摸胎教可以进行，但按压胎教最好停止。

（3）**怀孕后期**（8～10 **个月**）　适宜做较文静的胎教，不宜做动作过大的如运动胎教。着重进行对话、语言、音乐等胎教，强化胎儿记忆。同时要注意多到林间、田野、公园散步或小憩，呼吸新鲜空气，并进行大自然胎教。学习临产分娩知识，接受医生对分娩的指教，做出分娩计划，间接地对胎儿进行母子配合分娩的胎教。

第六章

孕期疾病防治

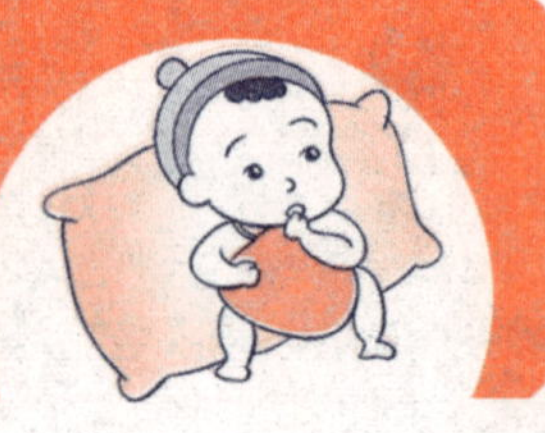

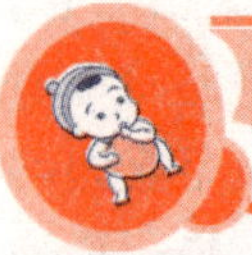

第一节　外科疾病

怀孕后孕妈妈的身体发生一系列的改变以适应妊娠的需要，这些改变应当是有利于怀孕进行的生理性改变，需要机体的整体协调和处理。无论哪个系统或器官出现问题或不适应怀孕时，都会对妊娠产生影响，造成妊娠的异常。如果孕妈妈身体本来就患有或存在一些潜在疾病的危险，则在孕期的特殊状态下，很可能发病或加重；也可能在妊娠期感染一些疾病，这些都可使得妊娠和疾病本身的情况变得恶劣和危险。

怎样预防妊娠斑

怀孕期间由于体内各器官的负荷增加，极易造成内分泌紊乱，外部表现即为色素沉积在脸上，形成蝴蝶状的妊娠斑，有时还会出现脸肿，汗毛孔加重。预防和消除妊娠斑主要靠调节内分泌，应注意以下几点：

（1）保证睡眠充足。

（2）不饮浓茶、咖啡，不吃辣椒等刺激性食物。

（3）多吃番茄，因其中含有丰富的谷胱甘肽，它可使皮肤内的氨基酸活性降低而减少色素沉着。

（4）多吃含维生素 C 丰富的食物，如橘子、草莓、山楂、大枣、绿叶菜等。

（5）夏天外出宜戴草帽防晒，因为紫外线可使黑色素颜色加深。

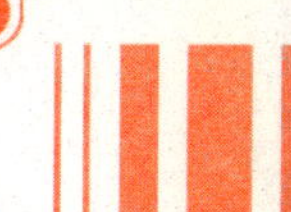

孕妈妈怎样预防感冒

普通感冒和流行性感冒都是由病毒引起的呼吸道传染病。孕期患普通感冒的人很多，对胎儿影响不大，但如果较长时间体温持续在 39℃左右，则有可能导致胎儿畸形。

流行感冒简称流感，病原是流感病毒，借空气和患者的鼻涕、唾液、痰液传播，传染性很强，常引起大流行。受感染后发冷发热，热度较高，头痛乏力，全身酸痛，常在发热消退时鼻塞、流涕、咽痛等症才明显，患者体力消耗大，恢复也慢。流感病毒不仅能使胎儿发生畸形，高热和病毒的毒性作用也能刺激子宫收缩，引起流产、早产。

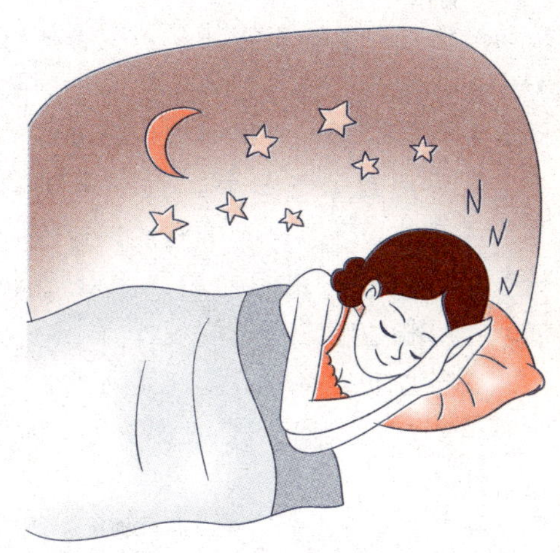

孕妈妈患感冒应及时控制感染，排除病毒，同时采取措施降体温。患轻度感冒的孕妈妈可多喝开水，注意休息、保暖，口服感冒清热冲剂或板蓝根冲剂等。感冒较重有高热者，除需做一般处理外，还应尽快地采取措施去热降温。可用物理降温法，如额、颈部放置冰块等；亦可选择使用药物降温。在选用解热镇痛剂时，要避免使用对孕妈妈、胎儿和新生儿有明显不良影响的药物，例如阿司匹林之类药物。可在医生指导下使用诸如醋氨酸等解热镇痛药。

中医中药能有效地控制感冒病毒，同时毒副反应小，所以中医的辨证论治、中药处方是治疗孕妈妈感冒最好的方法。

怎样预防妊娠纹

大多数孕妈妈，在怀孕 5～6 个月时，乳房、下腹部和大腿等处皮肤出现许多淡红色或紫色条纹，称为妊娠纹。它的形成主要是因为皮肤过度牵拉伸长，以及肾上腺素过度分泌导致肌纤维断裂，透出皮下血管的颜色。妊娠纹是一种生理变化，局部可有轻度痒感。妊娠纹一旦出现就不会自动消失，所以预防最为重要。一方面不要让体重增加的太多、太快；另外，从孕3个月后，每次洗澡后将按摩霜涂在下腹和大腿部，轻轻按摩至完全吸收即可。

孕妈妈怎样预防腿抽筋

半数以上的孕妈妈在孕期会发生腿部抽筋。这是因为孕妈妈在孕期体重逐渐增加，双腿负担加重，腿部的肌肉经常处于疲劳状态。另外，怀孕后对钙的需求量明显增加，如果膳食中钙及维生素D含量不足或缺乏日照，会加重钙的缺乏，从而增加了肌肉及神经的兴奋性，容易引起腿抽筋。夜间血钙水平比日间要低，故小腿抽筋常在夜间发作。

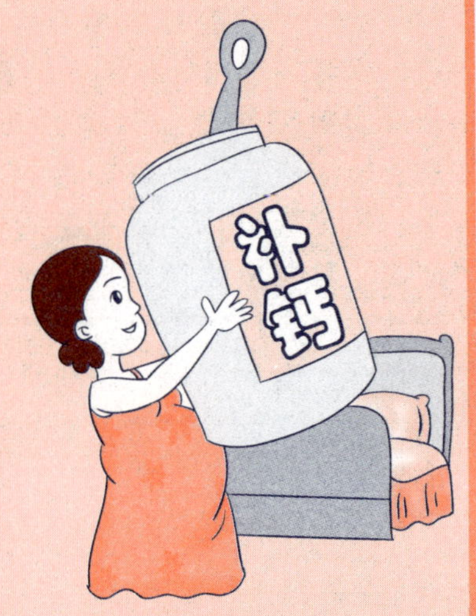

一旦抽筋发生，只要将足趾用力向头侧或用力将足跟下蹬，使踝关节过度屈曲，腓肠肌拉紧，症状便可缓解。

为了避免腿部抽筋，应注意不要使腿部肌肉过度疲劳。不要穿高跟鞋，睡前可对腿和脚进行按摩，平时要多摄入一些含钙及维生素D丰富的食品，适当进行户外活动，多接受日光照射，必要时可加服钙剂和维生素D。但需要指出的是，孕妈妈决不能以小腿是否抽筋作为需要补钙的指标，因为个体对缺钙的耐受值有所差异，所以有些孕妈妈在缺钙时，并没有小腿抽筋的症状。

孕期牙科治疗的限制

牙科医生提示，最好能在怀孕前做一次彻底的牙齿检查和治疗，因为孕期不宜做牙齿治疗，即使牙齿出现紧急状况，也只能做暂时性的症状治疗，拔牙或任何侵入性治疗应延至产后再进行。怀孕期间，建议每三个月检查一次牙齿。医生会提醒孕妈妈注意以下牙科问题：

(1) 怀孕早期（前三个月） 这个时期是胚胎器官发育与形成的关键时期，如服用药物不当或X线照射剂量过高，就可能会导致流产或胎儿畸形。

所以，若非紧急状况，医师不建议进行牙科治疗。

（2）怀孕中期（第四至第六个月）

若一定要治疗牙齿，此时期是较适当且安全的治疗时机，建议只做一些暂时性治疗，如龋齿填补等。

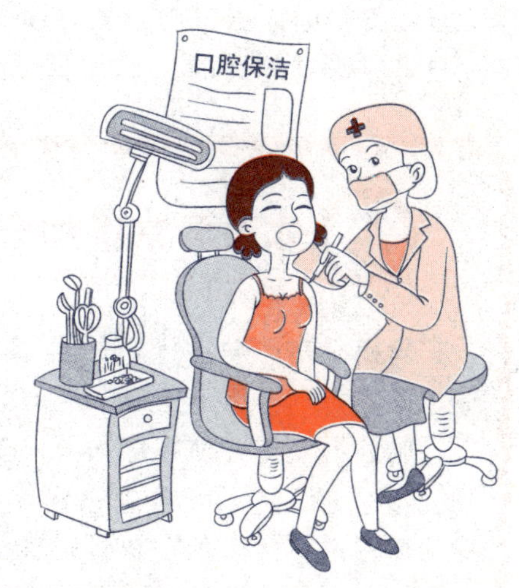

（3）怀孕后期（后三个月孕期）

此时孕妈妈不适合长时间的牙科治疗，因为敏感的子宫容易因外界刺激而引发早期收缩，再加上治疗时长时间采取卧姿，胎儿会压迫下腔静脉，减少血液回流，引发仰卧位低血压，同时使心脏输出量下降，产生脑缺氧，从而有晕厥、丧失意识的可能。

孕期常见的牙周问题

孕期较常见的牙周问题有以下几种：

（1）妊娠牙龈炎 这是由于怀孕期间激素改变，使牙龈充血肿胀，颜色变红，刷牙容易出血，偶尔有疼痛不适的感觉。

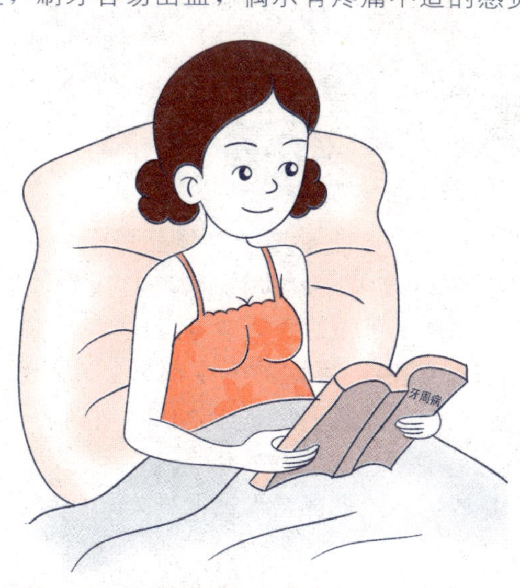

（2）妊娠牙龈瘤 这种病症较少见。一般发生在怀孕中期，由于牙龈发炎与血管增生，形成鲜红色肉瘤，大小不一，生长快速，常出现在前排牙齿的牙间乳头区。

妊娠牙龈瘤通常不需要治疗，或只针对牙周病进行基本治疗，如洗牙、口腔卫生指导、牙根整平等，这是为了减少牙菌斑的滞留及刺激。牙龈瘤会在产后随着激素恢复正常而自然消失，若出现妨碍咀嚼、容易咬伤或过度出血等，可以考虑切除，但孕期做切除手术容易再发。

（3）其他症状 也可偶尔见到牙周囊袋加深、牙齿容易动摇等症状。

口腔卫生不良及原先有牙龈炎的孕妈妈，在牙周问题上都有较大的发生风险，所以怀孕前先做口腔检查与预防治疗，怀孕期间定期检查，做好口腔清洁卫生是非常必要的。

体重异常增加要注意检查

孕妈妈在怀孕期间，体重增加，是正常的现象，但过度及过快的增重，孕妈妈则不得不留心，原因可能是妊娠期的并发症现象。

胎儿的发育会使腹部增大，羊水增加，体重也会随着月数的增加而增加。不过妊娠到 4 个月的时候，胎儿仍然很小，有孕吐而食欲不振的情形，体重未必会增加，有时候甚至有减少的情形发生。

妊娠 5 个月以后，体重每一个月至少会增加 1 千克以上的程度。10 个月跟妊娠前比较起来的话，大约增加数千克到 10 千克的程度。若增加 20 千克以上的情形，大都有异常情形发生了。

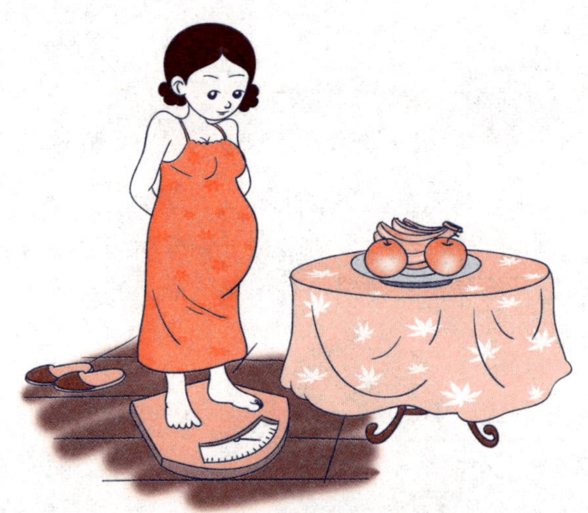

身体臃肿是妊娠异常的重要征兆。脸部肿胀、下肢用手指压时会产生凹陷，或取掉腹带时，腹部会留有痕迹，这些都属于身体臃肿的情形。为了要早期发现，妊娠中应每月测量体重。如果一星期内增加 600～720 克以上，就肿胀了，最好快去看医生，也许是可怕的妊娠中毒症！

曾患过心脏病的孕妈妈在妊娠 8 个月时，身体的下半部分会产生水肿，到了妊娠末期，由于心脏的负荷增加，心脏病会恶化，使血液循环不良，体内产生淤血。

有多胎妊娠（双胞胎、三胞胎）或羊水过多症情形的孕妈妈，腹部及体重多半比起一般孕妈妈大而重。

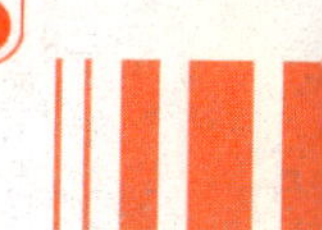

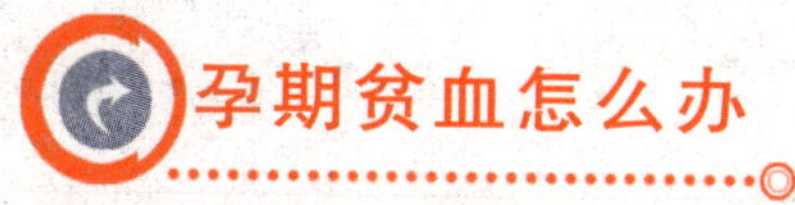

孕期贫血怎么办

由于妊娠期血容量增加，且血浆的增加多于细胞的增加，使血液稀释。因此孕妈妈容易发生生理性贫血。

怀孕期间，孕妈妈应经常作产前检查，在检查化验中可以诊断是否贫血。

孕妈妈如果贫血，身体抵抗力降低，容易引起感冒、感染，心跳加快，增加了心脏的负担。还可引起胎儿发育迟缓，如果严重贫血可引起早产、死产、死胎。孕妈妈严重贫血时，可发生心肌缺血、缺氧，导致贫血性心脏病，且机体抵抗力降低，分娩后易患产后感染。患有再生障碍性贫血的妇女，不宜妊娠，如果已经妊娠，应及早终止。

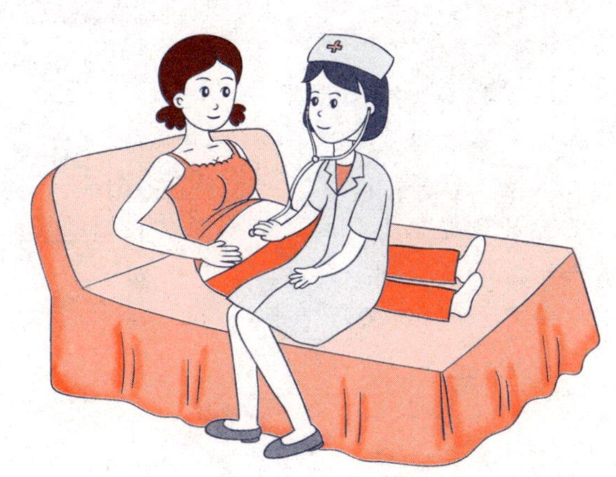

贫血经化验检查，可查出其原因，大致可分为两类。

(1) 缺铁性贫血 首先是应该孕前积极治疗失血性疾病，如月经过多、钩虫病，以防贫血症状加重。其次，贫血患者的食物补充十分重要，孕期应加强营养，多吃含铁丰富的食物，妊娠 4 个月起应补充铁剂，每日三餐饭后服硫酸亚铁 0.3 克，同时加服维生素 C，以有利于铁的吸收。如果血红蛋白小于 60 克/升，在接近预产期时，应输血纠正贫血。

(2) 巨红细胞性贫血 本病是因缺乏叶酸和维生素 B_{12} 所致，其特点是大红细胞性贫血。孕期应注意营养，多吃新鲜蔬菜。到妊娠后半期可服叶酸 10～20 毫克，每日三次，直到贫血症状消失。同时还可肌内注射维生素 B_{12} 100 微克，每日一次，共注射 2 周，以后改为每周二次，直到血红蛋白恢复正常。

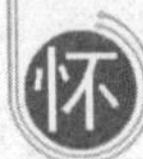

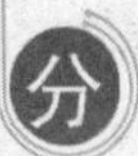
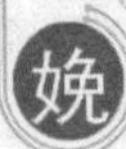
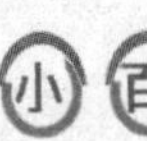

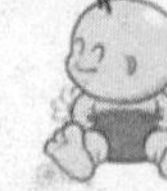

孕晚期腰酸腿疼怎么办

在孕晚期，有些孕妈妈常常出现腰背及两腿酸疼，主要是由于以下几方面的原因：

（1）孕妈妈在激素的影响下，骨盆韧带变软，关节松弛，致使关节疼痛。

（2）由于子宫增大，孕妈妈身体重心向前移，为了保持身体平衡，孕妈妈头及肩则向后移，腰部曲度增加而导致腰酸腿疼。

（3）子宫增大，使孕妈妈腰椎的生理曲度变化，压迫坐骨神经而引起下肢坐骨神经疼。

（4）孕妈妈缺钙，导致下肢肌肉痉挛，也引起腿疼。

为了减少孕妈妈的腰酸腿疼，孕妈妈应注意：

（1）在平常走路、站立、坐着、提物等活动时，尽量保持腰部挺直。

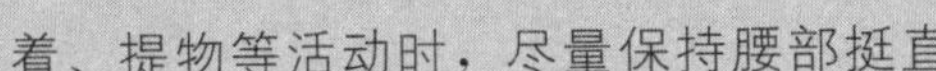

（2）如果要拾起东西，双脚一前一后，俯下的时候要屈膝而不是弯腰。

（3）坐在有靠背的椅子上，以椅背支持身体，用一张小凳子来踏脚。

（4）取高处物品时要踩一矮凳，不要用力向上伸手够。

（5）可以轻轻按摩酸痛的肌肉。

（6）每天补钙。

（7）孕晚期多休息，严重者卧床。

孕期便秘怎么办

由于孕晚期子宫增大，将胃肠向上挤压，并压迫直肠和乙状结肠；另外孕妈妈由于内分泌系统的变化，孕酮增多引起胃肠平滑肌张力降低，蠕动力减弱，造成食物残渣在肠中停留时间延长，脱水严重，导致便秘。便秘是孕期较

常见的症状，防治的办法主要是：食物多样化，多吃含纤维素高的青菜水果，每餐中要有汤，早晨喝一杯蜂蜜水；养成定时排便的习惯，即使没有便意，也要去厕所，形成条件反射；便秘严重可用开塞露，放在肛门里软化大便；必要时可以服用缓泻剂。如果仍然不能解决便秘，就要到医院找医生处理。

孕晚期脚肿怎么办

怀孕后妇女全身各系统发生很大变化，孕晚期血容量增加，增大的子宫压迫盆腔及下腔静脉血管，影响下肢血液回流，使下肢静脉压升高，孕妈妈出现下肢水肿，尤其是脚肿，在下午更明显。一般休息后可以消退，不必处理。但要注意平时饮食不要太咸，睡眠时侧卧位，下肢可稍垫高。不要长时间站立或坐着。如果水肿明显，并向上扩展时，需要提高警惕，及时到医院检查，看看是否有妊娠高血压综合征。

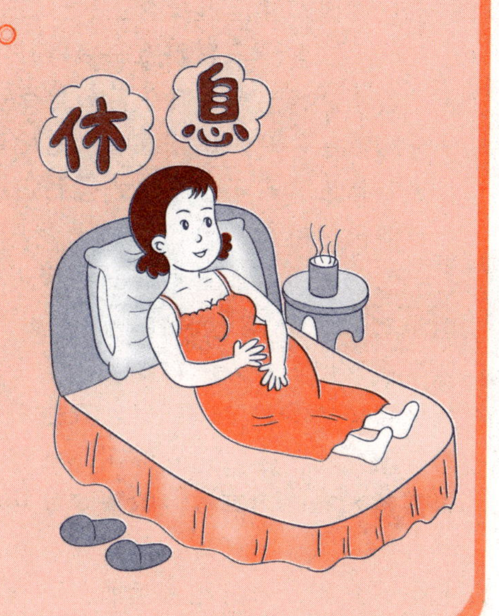

铅对孕妈妈的危害

铅是损害胎儿神经系统和胎盘的一种有毒的重金属。如果孕妈妈经常暴露在铅环境中，可以造成死胎、流产、胎儿畸形。即使胎儿存活，由于铅的毒性作用，使胎儿宫内生长迟缓，胎盘供血及供氧不足，造成胎儿早产。这种孩子生后也生长发育迟缓，个矮体重轻，智力落后，攻击性强等。所以保护儿童免受铅损伤应从孕期开始。

铅的主要来源有：汽车尾气、油漆、涂料、土壤和尘土中所含的铅尘，铅污染的食物主要有松花蛋、爆米花等。这些因素在人们日常生活环境中难以避免和改变，孕妈妈是应重点保护的人群，为减少铅的污染，要注意以下几点：①孕期不装修居室；②尽量不在马路上逗留；③清扫房间时用湿布擦拭，以减少铅尘的飞扬；④不吃含铅食品，多吃牛奶、新鲜蔬菜、水果、肝类、豆制品等。如果有条件，应到医院检查血铅水平，并在医生的指导下进行防治。

孕妈妈患性病对胎儿的影响

假如一位妇女染上了性病，却偏偏又怀孕了，对胎儿该如何处理呢？多数情况是人流不要这个孩子。如果要保留孩子，为了母子的健康，应及时治疗性病，并且选择合适的分娩方式。

（1）**梅毒**　孕妈妈患有梅毒时，早期通过胎盘传播给胎儿的危险性最大，若不进行治疗，几乎百分之百可引起不良后果，如流产、死产、胎儿先天梅毒等。孕妈妈到医院产前检查，是可以早期发现梅毒的。经过注射长效青霉素等，不仅孕妈妈得到治疗，而且可避免胎儿受到感染，还能治疗可能已经感染的胎儿。

（2）**淋病**　如果不接受治疗，胎儿可能早产。在分娩的时候，新生儿经过产道，接触到宫颈分泌物，可以发生淋球菌性结膜炎，甚至可以致盲。在医院里，一般于新生儿出生后，立即用硝酸银或抗生素眼药水滴眼，有很好的预防效果。

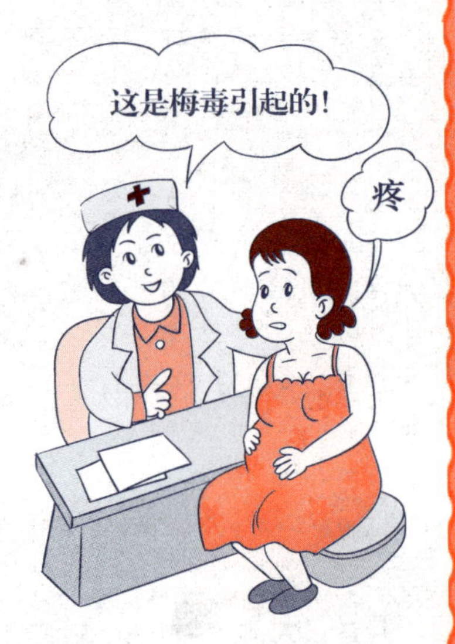

（3）**沙眼衣原体**　孕妈妈症状与淋病相似，新生儿也可能发生眼炎，有的为肺炎，可用红霉素治疗。

上述三种情况，孕妈妈一般不需要做剖宫产分娩。

（4）**尖锐湿疣**　在孕妈妈的肛门、生殖器等部位发生增大的疣状物，在阴道分娩时，有可能导致大出血，如果疣状物很大，还可能阻塞产道，故以剖宫产为宜。

（5）**生殖器疱疹**　很容易通过产道传染给胎儿，一旦新生儿被感染，病情严重，除了皮肤出疹外，还可有神经系统和内脏的损害，导致死亡。因此，在临产时，如果孕妈妈有感染症状，只要胎儿的肺已成熟，应立即做剖宫产，以避免感染胎儿。

（6）**艾滋病**　目前没有可靠的治疗方法。受艾滋病感染的孕妈妈，可以将病毒传播给胎儿，剖宫产也不能防止艾滋病的传播。

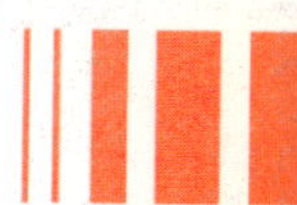

妊娠与风疹病毒感染

孕妇在妊娠前3个月内感染风疹后，风疹病毒可以通过胎盘感染胎儿，使胎儿发生先天性风疹。据观察，孕妇在妊娠第一个月时感染风疹，胎儿先天性风疹综合征的发生率可高达50%，第二个月为30%，第三个月为20%，第四个月为5%，妊娠4个月后感染风疹对胎儿也有影响。感染风疹病毒后，重者可导致死产及早产，轻者可有先天性心脏畸形、白内障、耳聋及发育障碍等。有的新生儿不一定在出生后立即出现症状，而是在出生后数周、数月或数年才逐渐出现症状。

风疹病毒引发胎儿畸形的方式有两种：一种是病毒所致炎性病变；一种是对胚胎细胞生长发育的影响，使发育缓慢，分化受到抑制，故使某些器官发育不全或生长落后。

预防妊娠期感染风疹的方法是：将要结婚的女子，以前从未接种过风疹疫苗，应予补种，并避免在接种后3个月内怀孕，以防减毒活疫苗毒害胎儿；妊娠早期妇女，不论是否患过风疹或接种过风疹疫苗，均应避免与风疹患儿接触，因妊娠时易患本病或再感染。如新生儿已出现畸形，下一胎应相隔3年以上；妊娠早期妇女如果没有患过风疹，又是风疹易感者，而与风疹患者有过接触，应做人工流产，如无条件做人工流产，可肌内注射成人血清80毫升或丙种球蛋白，以防胎儿发生先天性疾病；接种过风疹疫苗的孕妇，再感染的机会比自然患过风疹的孕妇要多，可发生再感染而影响胎儿，因此，也要与风疹患者严格隔离。

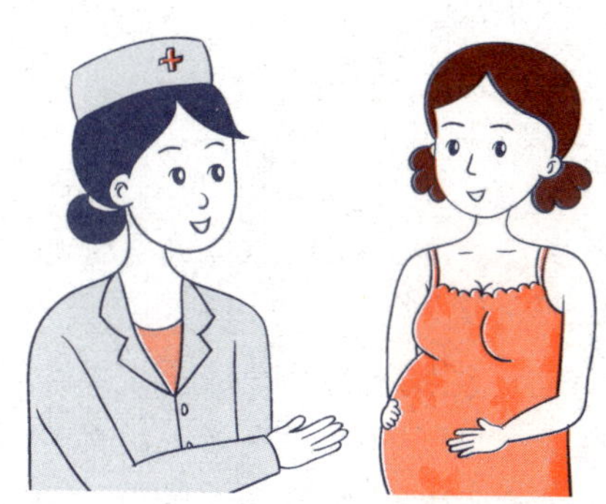

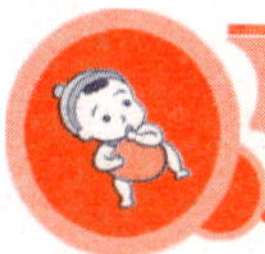

第二节 内科疾病

为了保证孕妈妈和胎儿的健康，医生常常借助精密的仪器进行监测。这样即可积极预防及治疗妊娠的并发症，如妊娠高血压综合征、贫血等，又可监测胎儿在子宫内的情况，如胎儿宫内窘迫、胎儿宫内生长迟缓等。必要时给予及时、恰当的处理。

有心脏病的孕妈妈应注意什么

（1）有心脏病的妇女在怀孕前一定要去医院检查，请医生根据病情估计和分析能否承受怀孕、分娩、产褥期的各种负担。在心脏病中，即使是心脏瓣膜病、心内膜炎、心脏畸形等，只要心脏病变较轻，心功能为Ⅰ级及Ⅱ级患者，即轻体力活动不受限制或稍受限制，休息后无症状者，可以怀孕，但需加强孕产期的保健，加强监护。这种妊娠称为高危妊娠，是不可以掉以轻心的。心脏病较重，轻微的日常工作后即心悸、气短，甚至呼吸困难或过去有过心力衰竭史者，则不宜妊娠，应在孕早期做人工流产终止妊娠，以防在孕期发生心力衰竭而危及生命。

有心脏病的孕妈妈应注意：

①每日应有 10 小时的睡眠，避免过度劳累和情绪激动。

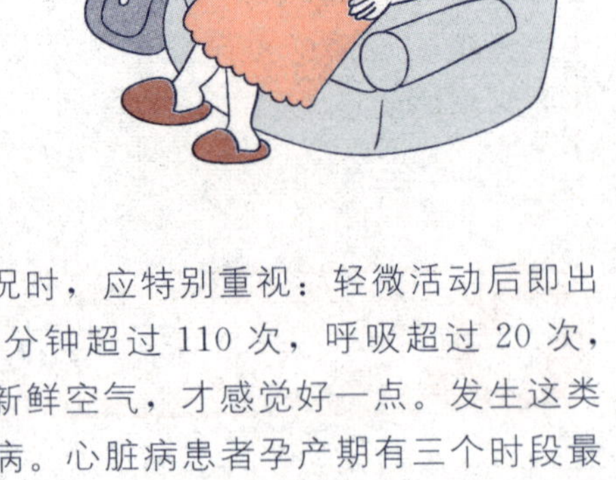

②加强产前检查。孕 20 周前，每二周检查一次，20 周以后每一周检查一次，应于预产期前 2 周住院待产。

③注意营养。多吃富含蛋白质、维生素类食物，少吃含脂肪多的饮食。妊娠 4 个月起，少吃食盐，一日食盐量不超过 4～5 克。

④心脏病患者怀孕后出现并发症的人很多，应充分注意。例如心脏病合并贫血时，可能引发心肌缺血、缺氧，感冒及上呼吸道感染易加重心脏负担，容易诱发心衰。

（2）患心脏病的孕妈妈，出现下列情况时，应特别重视：轻微活动后即出现胸闷、心跳加快、气促，休息时心跳每分钟超过 110 次，呼吸超过 20 次，夜间常因胸闷而需坐起来，需到窗口呼吸新鲜空气，才感觉好一点。发生这类情况时，应在家人的陪同下及时去医院看病。心脏病患者孕产期有三个时段最具危险性：

①妊娠 32～34 周，因怀孕后血容量增加，从孕 6 周开始增加，至孕 32～34 周时达至到高峰，可比非孕时血容量增加 30%～45%，心脏每次搏出量亦比未孕时增加 20%～40%；心跳加快，80～90 次/分。由于此期心脏负担明显

加重，易发生心力衰竭。

②分娩期。随着分娩时有规律的子宫收缩，每次宫缩都约有500毫升血液被挤入血液循环，加上全身用力，使外周循环阻力加大，产妇屏气用力，肺循环压力增高，同时腹压增加，使内脏血管区域血液涌向心脏，所以此时心脏负担最重。胎儿娩出后，子宫迅速缩小，腹压骤降，内脏血管扩张，大量血液流向内脏，回心血量又严重减少。这两种血液流动的急剧变化，对于患有心脏病的人来说，这时是最容易引起心力衰竭的危险时刻。

③产后的头3天。由于子宫缩复，大量血液进入血液循环系统，加之产妇体内组织中滞留的大量液体回到血液循环系统，使血容量再度增加，也易引起心力衰竭。

(3)凡有心脏病的孕妈妈一般应在预产期前2～3周住院待产。家人尤其是丈夫应多给产妇以安慰和鼓励，消除孕妈妈的紧张情绪。临产时，孕妈妈应积极与医护人员配合，宫缩时应避免用力屏气，胎儿娩出后，要在产妇腹部放置沙袋，以防腹压骤降而诱发心力衰竭。心脏病比较严重的以选择剖腹产手术终止妊娠较为安全。

在产褥期，产妇必须服用广谱抗生素预防感染，产后1周，尤其是头3天内是容易发生心力衰竭的时段，产妇应继续卧床休息，丈夫以及家人都应密切观察患者的心率、呼吸、血压等的变化，病情较重者不宜哺乳。

怎样防治葡萄胎

我国的古医书上对葡萄胎早有记载，如“妇人生六百子”等。葡萄胎又分良性葡萄胎和恶性葡萄胎。良性葡萄胎也叫水泡状胎块，是由胚胎绒毛增生、水肿、变性、膨大成水疱而形成的。这些水疱小如米粒，大的像樱桃，结蒂相连，累累成串，形状像葡萄，因此而得名。这种良性的绒毛，失去了吸收营养的功能，所以胎

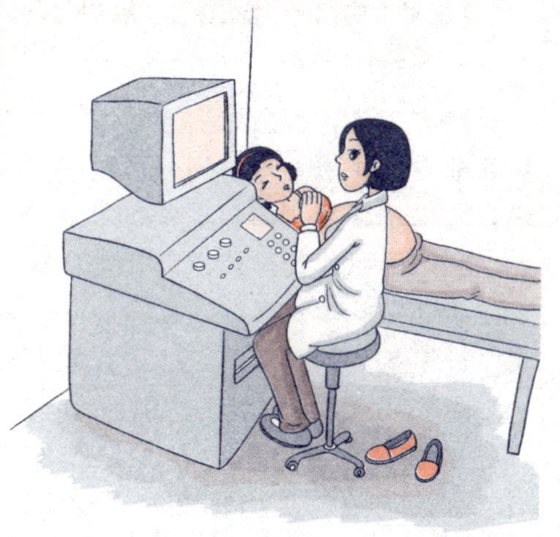

儿很早就死亡了，而且自溶被吸收。胎盘组织已经全部改变，水疱充满子宫腔内。

我国葡萄胎发病率在1/73～1/24，患者多在20～30岁，经产妇多于初产妇。良性葡萄胎患者在早期与正常孕妈妈相同，无特殊症状。在妊娠2～4个月，可发生间歇性和持续性阴道流血。最早出血量少，色暗红，时

出时止，时多时少，反复发生。在胎块大部分自子宫壁剥离而临近排出时，可发生大量出血。

由于绒毛的过度增生及水肿，同时子宫腔内血凝结，良性葡萄胎患者的子宫体积异常增大，与妊娠月份不符，往往妊娠3～4个月，子宫底已达脐部，好像妊娠6个月，有的一昼夜腹围增大几厘米，子宫底升高1～2横指。

良性葡萄胎患者的妊娠反应较重，如恶心、呕吐等，妊娠高血压综合征的症状也较多见。

葡萄胎在确诊后，应做刮宫术，去除子宫内容物，将刮出物做切片检查。手术后观察出血情况，做妊娠试验，如有恶性变化，可立即摘除子宫。

凡是葡萄胎局限于子宫腔内的，称为良性葡萄胎。如果病灶侵入子宫肌层或穿入附近组织，或有远处转移，多见于恶性葡萄胎。恶性葡萄胎的转移病灶和原发病灶被去除以后，多数有自然消失的可能。

孕妈妈患了糖尿病怎么办

糖尿病是具有糖尿病遗传因素的人在遇到各种各样诱因时易引发的病，妊娠容易成为诱因之一。因此孕妈妈如果在有血缘关系的家族成员中有糖尿病患者，应引起警惕。如果孕妈妈有以下情况：①过去分娩史中有不明原因的死胎、死产、胎儿畸形或巨大儿史，或者此次妊娠胎儿巨大、羊水过多；②孕妈妈出现三多一少（多饮、多食、多尿、消瘦）症状，或外阴瘙痒，反复患有阴道、外阴等处的真菌感染。一定要到医院检查，确诊是否患有糖尿病。

孕妈妈若患糖尿病，容易合并妊娠高血压综合征，容易发生孕期及产时感染，甚至发展为败血症，易发生产程延长或产后因子宫收缩不良而致产后出血，易发生胎膜早破导致早产，因胎儿巨大常需手术产。患糖尿病的孕妈妈，巨大儿的发生率高，畸形胎儿、死胎及新生儿死亡率也增高。

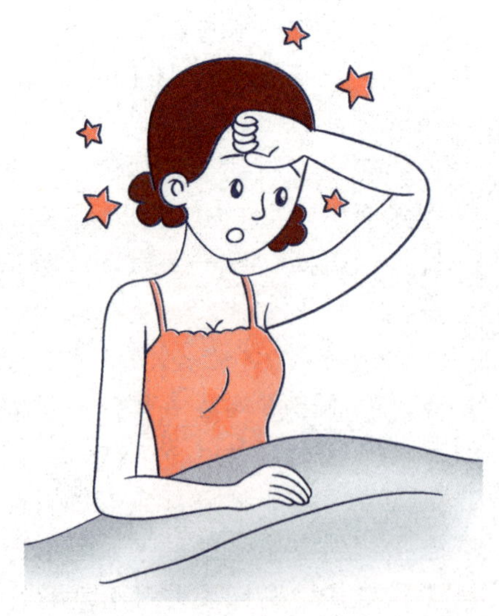

糖尿病患者应控制饮食。除忌食糖外，宜多食小米、面食、大米、菜、蛋、奶等，肉、排骨汤等均可食用，花生米应少吃，切忌盲目节食，还应限制食盐的摄入量，补充维生素、钙及铁剂。如果通过控制饮

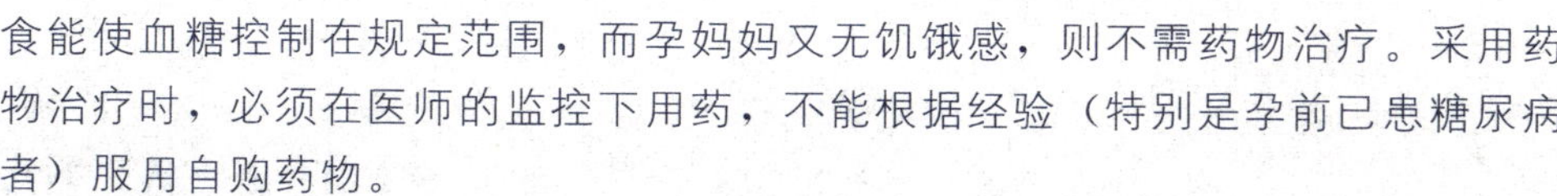

食能使血糖控制在规定范围，而孕妈妈又无饥饿感，则不需药物治疗。采用药物治疗时，必须在医师的监控下用药，不能根据经验（特别是孕前已患糖尿病者）服用自购药物。

孕妈妈应在妊娠 35 周时住院待产，医师将根据具体情况选择适当的时间让孕妈妈结束分娩。分娩一般以妊娠 37 周较为合适，因为胎龄不足 35 周，新生儿死亡率很高。而妊娠 36 周以后，胎儿宫内死亡的发生率又逐渐增加。

孕妈妈要预防妊娠高血压综合征

妊娠高血压综合征简称妊高征，是妊娠妇女特有的疾病。多发生在妊娠 20 周以后。有三大症状：高血压，水肿，蛋白尿。严重者出现抽搐，昏迷，心肾功能衰竭，甚至母婴死亡。已怀孕的妇女，怀孕 20 周以后定期产前检查很重要，可以及早防治。

当你发现自己患了妊娠高血压综合征时，首先自己要注意营养和休息，减少摄入脂肪和过多的盐，增加含蛋白质、维生素、铁、钙及碘、锌等微量元素的食品。孕期保证足够的休息和保持心情愉快可控制妊高征的发展，坚持定期的产前检查、严重的妊高征患者可在医师指导下接受治疗。

孕妈妈患了肝炎怎么办

怀孕后人体的新陈代谢明显增加，营养消耗较多，使肝脏负担加重，这时候易感染病毒性肝炎，如果原来患有肝炎，此时也容易使病情加重，尤其是再合并妊高征（高血压、水肿、蛋白尿），常会使肝脏受损，容易发生急性肝坏死，这会危及母子生命，也最易转变为慢性肝炎。

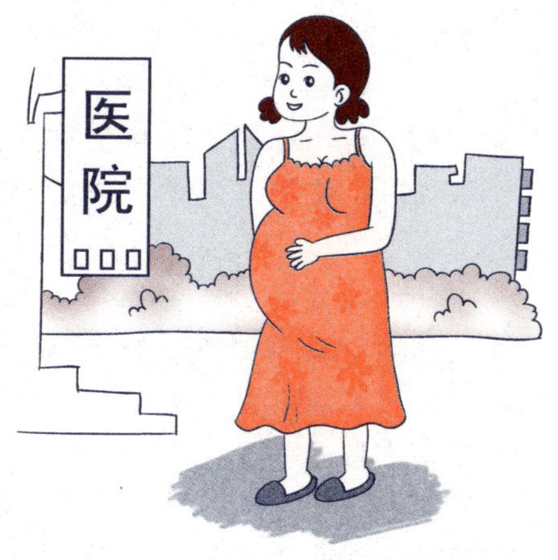

在孕早期，会使妊娠反应加重。孕晚期，则使妊高症发病率增加。在分娩时，因肝功能受损，凝血因子合成功能减退，使产后出血的发生率增加。

孕妈妈患上肝炎，对胎儿的影响也很大。妊娠早期母亲患上病毒性肝炎。使胎儿畸形发生率约增高 2 倍。由于肝炎病毒可经胎盘感染胎儿，也容易造成流产、早产、死胎、死产和新生儿死亡等情况。

病毒性肝炎是传染性疾病，它主要是通过直接接触传播，目前传染性较大的是乙型肝炎病毒，所以，在婚前检查时要做全套乙型肝炎病毒的检验。凡患过乙型肝炎的人，在孕前和产后都要向医生说明，接受医生做血液及尿等的化验检查。孩子出生 24 小时内就要及时接种乙肝疫苗，以防被乙肝病毒感染。

妊娠合并肾炎怎么办

妊娠合并急性肾盂肾炎比较常见，主要是因为孕期膨大的子宫压迫膀胱和输尿管，引起排尿不畅和尿潴留，而女性的尿道比较短，尿道口又与肛门靠近，细菌容易沿着尿道口上行感染膀胱、肾盂。患急性肾盂肾炎的孕妈妈，可出现高烧、寒战、腰痛，小便次数增多和疼痛等症状，急性期可引起流产和早产。如果治疗不彻底，会反复发作，经久不愈。

妊娠合并急性肾盂肾炎应注意：卧床休息，多喝水以增加尿量，排尿量每天保持在 2000 毫升以上；孕期要经常清洗外阴部，以防感染；为了减少子宫对输尿管的挤压，睡觉姿势应该侧卧，并且左右两侧轮流替换，以便尿液引流通畅；在孕晚期和分娩后，孕产妇应自解小便，防止尿潴留，如果实在无法自己小便，医生会在无菌操作下导尿；按照医生的要求服用抗生素。

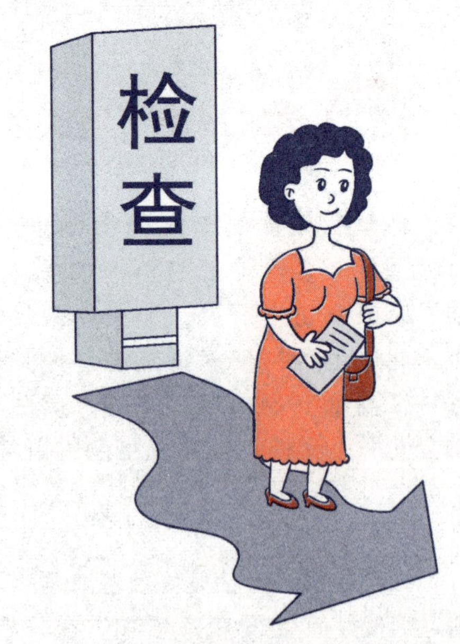

妊娠合并慢性肾炎并不常见，但此病在孕期可发展成慢性肾衰竭，影响到孕妈妈和胎儿的生命安全，所以一定要高度警惕。孕妈妈开始觉得头痛、倦怠、没有力气，眼皮和四肢水肿，病情加重后全身水肿，小便量少，看东西模糊，严重者还会失明。检查时可见到血压升高，尿化验检查异常。患慢性肾炎的妇女，如果平时就有高血压和蛋白尿，当然不宜妊娠。如果病情较

轻，在医生的观察下，可以继续妊娠。应注意充分休息，加强营养，少吃盐和忌用影响肾脏的药物，防止感冒。在孕期采用中西医结合治疗，在孕晚期最好住院治疗，一旦肾功能恶化，要及时终止妊娠。

孕期用药知识

妊娠本身是一种正常的生理过程，一般不需要用什么药。但是，如果孕妈妈患有某种疾病需要治疗时，还是应该在医生的指导下用药。药物既不能滥用，也不能有病不用，因为疾病同样会影响胎儿的发育。有的孕妇发生妊高征后，因不敢服药而导致抽风（子痫）；发生贫血后不肯服补血药而使贫血加重，影响母婴健康。

孕妈妈不能使用或慎用的药物：

（1）严禁孕妈妈使用 放射性核素、抗癌药、四环素、抗甲状腺药（甲亢妇女首先在疾病发作期不要妊娠，如果怀孕后还需要用药时，剂量宜小）、雄激素、雌激素制剂、抗凝血药（如法华令）、双香豆素类、链霉素、吗啡、呋喃类药、镇静安眠药、抗过敏药、抗病毒药如病毒唑。

（2）可能有致畸或对胎儿有害的药 肾上腺皮质激素、抗癫痫药，某些抗生素如磺胺类药、氯霉素、灭滴灵（避免口服，孕早期不服）等。

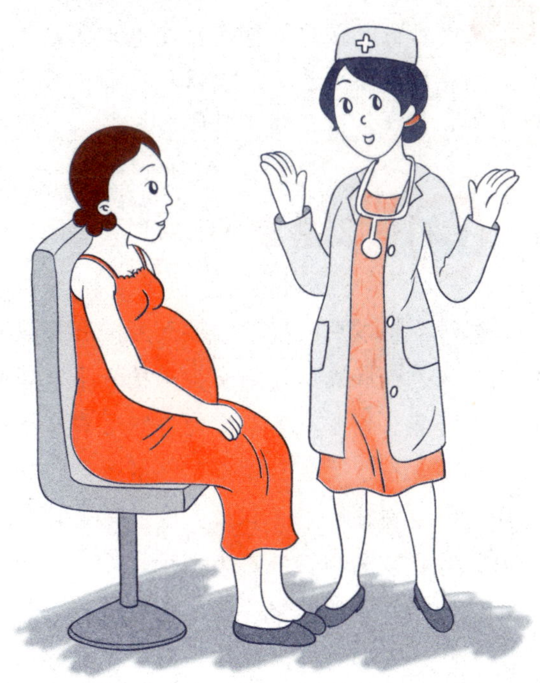

（3）禁用的中成药 小金丹、七厘散、小活络丹、大活络丹、开胸顺气丸、木瓜丸、木香槟榔丸、牛黄解毒丸（片）、玉真散、失笑散、再造丸、当归龙荟丸、苏合香丸、阿魏化痞膏、纯阳正气丸、冠心苏合丸、紫雪散、跌打丸、跌打活血散、暖脐膏、醒消丸。

（4）忌服中成药 五味麝香丸、六味安消散、梅花点舌丹、控涎丹、清宁丸、紫金锭、礞石滚痰丸。

（5）慎用中成药 三妙丸、万氏牛黄清心丸、万应锭、女金丹、天麻丸、五虎散、牛黄上清丸、龙胆泻肝丸、伤湿止痛膏、安宫牛黄丸、防风通圣丸、妇科分清丸、附子理中丸、红灵散、沉香舒气丸、鸡血藤膏、栀子金花丸、祛风舒筋丸、通天散、清肺抑火丸、清胃黄连丸、舒肝丸、藿香正气丸。

孕期常用药物的选择：抗感染药如先锋霉素、青霉素；抗真菌的药如克霉唑、制霉菌素；抗病毒药，如阿糖腺苷、无环鸟苷为有效的抗疱疹病毒药；治疗弓形虫感染可用乙酰螺旋霉素；治疗妊娠高血压综合征可用硫酸镁；患糖尿病的孕妈妈不宜口服降糖灵，使用胰岛素效果好；孕期轻度感冒可选用一些常用中药对症处理，止吐药可用美可洛嗪、赛克利嗪，治疗心脏病药如地高辛、心得安等；治疗哮喘药如氨茶碱。

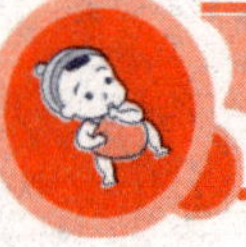

第三节　妊娠引起的疾病

进入怀孕中期后，孕妈妈常常会感到腰酸背痛。专家建议，孕妈妈在白天活动时，最好穿弹性袜及有点低跟的鞋子，将重心往后调整。晚上平躺时，可在膝下垫个枕头，或以特殊枕头托住肚子。必要时，还可施予适当的局部热敷、按摩，做些强化腹肌的运动。另外，要避免长时间久站。

什么是宫外孕

卵子受精以后，经过分裂而形成胚囊具有溶解母体组织的酵素，能侵入母体而着床。当胚囊运行到子宫，植入子宫体腔黏膜内而继续发育成长时，就是正常的妊娠。但是具备着床能力的胚囊，也能侵入子宫体腔以外的母体组织而停留下来，在那里生长发育，这就是异位妊娠，也就是通常所说的宫外孕。宫外孕可发生在输卵管、卵巢、腹腔等处，分别称为输卵管妊娠、卵巢妊娠、腹腔妊娠等，以输卵管妊娠为多见。

输卵管妊娠的后果一是输卵管流产，二是输卵管破裂。据报道，以输卵管流产为多。输卵管流产往往是胚胎植于输卵管壶腹部，孕卵渐渐长大以后，自管壁附着处分离下来，落入管腔，再排入腹腔，最后连同血流被吸收。

输卵管破裂往往是孕卵植入管腔狭小部位，无法容许孕卵向管腔内扩张，

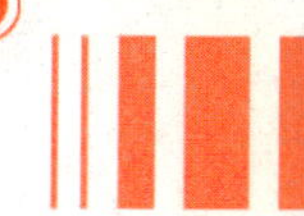

而将管壁向外膨出。另外绒毛组织侵入管壁后穿过浆膜，引起管腔破裂出血。输卵管破裂出血，有时出血很急，来不及凝固，便布满整个腹腔。出血严重时，患者可在短时间内因失血过多而死亡。

宫外孕有没有什么先兆

（1）**妊娠反应及停经** 宫外孕后，子宫也能因受到滋养层细胞所分泌激素的影响而产生妊娠反应，子宫也会充血，变得肥厚松软。患者可发生停经，可使患者误认为是正常妊娠。

（2）**疼痛** 宫外孕破裂，因内出血刺激腹膜而产生疼痛突然发作，下腹一侧刀割或撕裂性疼痛。输卵管流产时，出血较慢，疼痛往往是阵发的。由于疼痛剧烈，可引起恶心、呕吐或昏迷。疼痛可向肩部、胃部、腿部及肛门放射。

（3）**阴道流血** 输卵管妊娠流产或破裂后，有些患者出现少量不规则阴道流血。

（4）**晕厥、休克** 患者在疼痛发作时，可出现头昏、眼花、昏迷、全身冷汗等。少数患者因腹腔出血较多而血压下降导致休克。

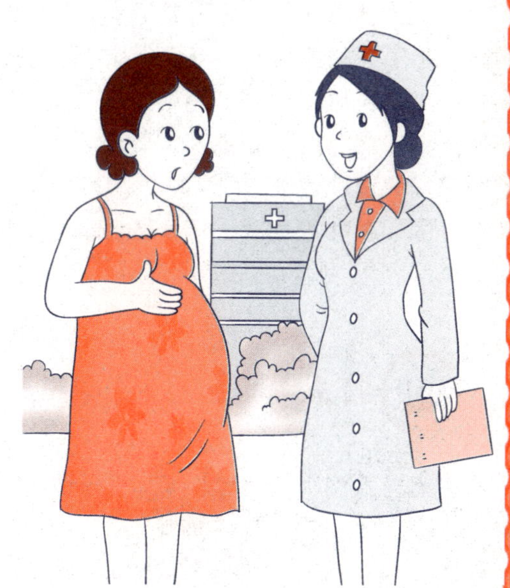

输卵管妊娠诊断后，要进行输血，并及时进行手术。如果不加处理，输卵管破裂的死亡率很高。卵巢妊娠与输卵管妊娠不易区别、处理方法不同。腹腔妊娠则极少。

对于宫外孕，要尽早诊断。因此，妇女在停经后应及时到医院检查，医生可根据胎儿发育状况怀孕月份，做出及时的判断。

哪些原因会造成胎盘早期剥离

胎盘早期剥离是产前出血的主要原因之一。正常时胎盘是在第三产程，即胎儿娩出后才从子宫壁剥离而排出的。胎盘附着于子宫壁的位置正常，而在妊娠后期胎儿尚未娩出时，胎盘部分或全部自子宫壁剥离就是胎盘早期剥离。这种病发生在妊娠后期，对母体和胎儿有很大危险。胎盘早期剥离的原因主要有以下三种。

（1）**妊娠高血压综合征合并心血管一肾脏疾患** 由于小动脉痉挛，引起远端毛细血管壁缺氧坏死，当痉挛松弛时，毛细血管壁可因骤然充血而破裂，造成胎盘早期剥离。

（2）**创伤** 如摔倒、腹部被撞击；胎位不正行倒转术时手法过重；重体力劳动时局部过度牵拉；严重咳嗽；胎儿脐带过短，胎头下降时被牵扯；羊水过多破水时羊水流出过于迅速；双胎时第一胎娩出太快，使腔内压力突然降低等原因，均可引起胎盘早剥。

（3）**精神因素** 如过多的恐惧、忧虑等精神上的剧烈变化，可通过反向作用，引起子宫的变化和循环紊乱。当子宫突然充血时，可使蜕膜内血管破裂而出血，尤其当血管原来就有退行变性炎症性变化时，更容易发生。

（4）**子宫静脉压增高** 仰卧位低血压综合征，可能诱发胎盘早期剥离。足月孕妈妈取仰卧位3～7分钟后，10％左右可出现血压下降、脉搏增快、面色苍白、恶心呕吐等症状。取侧卧位后，这些症状可消失。因此妊娠晚期孕妈妈要避免仰卧。

胎盘早期剥离有哪些类型

胎盘早期剥离随胎盘剥离面积的大小、剥离的部位、出血类型的不同，症状也不同。主要有以下三种类型。

（1）**混合出血** 胎盘早期剥离的面积小、出血少，可以没有临床症状。如果胎盘自中心剥离，发生胎盘后血肿，使胎盘的母体部分与宫壁分离，分离的部分很小，血液很快凝固，凝血块逐渐被吸收。这种小量的胎盘后出血，只是在接生检查胎盘时方能发现。

（2）**内出血（隐性出血）** 如果蜕膜内出血，血肿越来越大，胎盘被迫与宫壁分离的面积也增大。由于胎儿尚未娩出，子宫不能收缩，无法制止子宫出血处继续出血，因此出血越来越多，最后可使胎盘全部剥离，直达胎盘边缘。子宫逐渐被增大的血肿扩张，严重的可在宫腔内积血 100 毫升以上。如果出血积聚过多，最后必然突破胎盘下缘，自宫颈口流出，这又叫胎盘早剥混合出血型。出血多时，不仅能形成胎盘血肿，还会伴发子宫壁各层出血，使子宫肌纤维分裂坏死。患者有持续性剧烈腹痛，严重时可发生休克。另外，还可影响子宫的收缩功能，引起产后大出血。

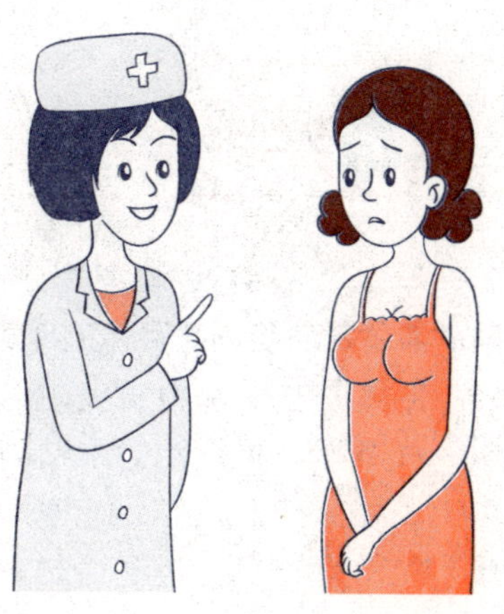

(3) **外出血** 胎盘后出血突破胎盘边缘，血液经胎盘与子宫壁空隙流出，可出现阴道流血，这种类型易发现，易诊断。

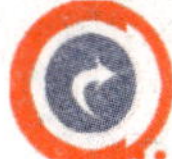

胎盘早期剥离有哪些症状

从症状上看，胎盘早期剥离可分为轻重两种。

(1) **轻型** 多发生于临产前后，症状主要是阴道流血，如出血量少，患者没有其他症状；如出血量多，患者可出现贫血。出血开始时血色鲜红或暗红，出血多时有血块流出，多属于外出血型。虽然腹痛不严重，但患者多已临产，有阵发性子宫收缩。患者可能过劳或外伤，也可能患有妊娠高血压综合征。

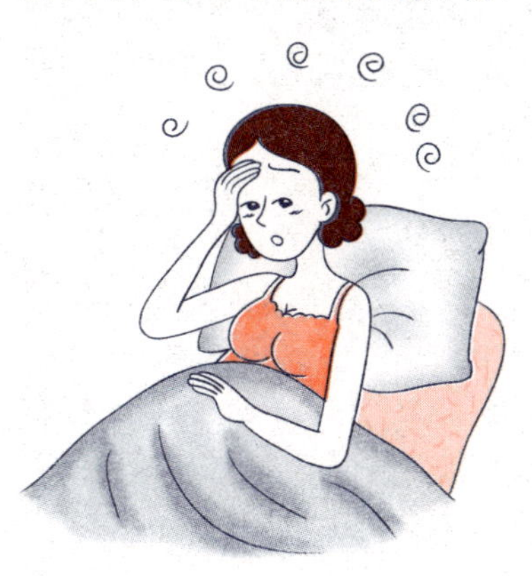

(2) **重型** 多发生在妊娠后半期，个别发生在妊娠 4～5 个月时，发病突然，患者感到一侧腹部剧烈疼痛，伴有恶心、呕吐，严重者出现面色苍白、头晕目眩、燥动、冷汗、四肢发凉等休克前症状，如不及时处理，患者便进入休克状态。同时胎动停止，有少量或中等量阴道流血。

患者严重贫血，脉快，血压偏低；腹部紧张，子宫比实际妊娠月份大，宫底逐渐升高，有压疼。严重者子宫像木板一样硬，摸不清胎位，听不到胎心。如果胎盘剥离面超过胎盘面积的 1/2，胎儿即可死亡。

胎盘早期剥离是妊娠晚期严重的并发症，处理不及时会导致母胎死亡。因此如果发生阴道流血，必须立即去医院就诊。

羊水过多或过少

羊水是从胎盘的羊膜内分泌出来的。在妊娠早期，羊水的量很少，是澄清的液体，随着妊娠月份的增长，羊水逐渐增多，正常为1000～1200毫升。

胎儿是在羊水中长大的，它可使胎儿四周保持稳定的温度，使胎儿像鱼一样漂浮，阻止胎儿附贴到子宫壁上，并且能使胎儿躲避外界的冲击和压力。在分娩时，羊水可帮助子宫颈扩张。羊水中，有大量胎儿的排泄物，使羊水渐渐变得混浊起来。

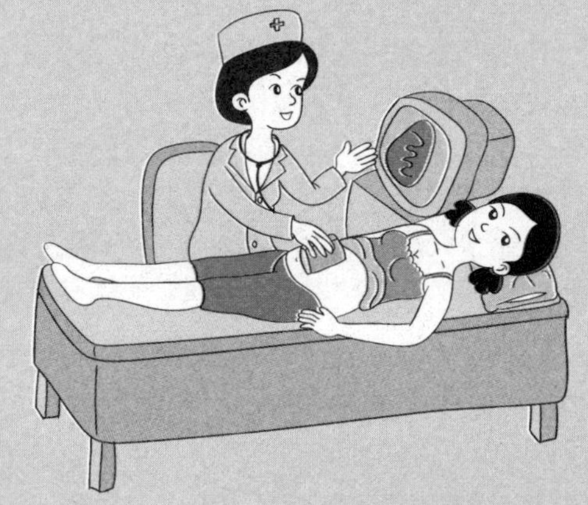

当羊水量达到2000毫升时，就是羊水过多了。羊水过多常发生在妊娠7～10月，发生得愈早愈严重。胎儿先天畸形往往伴有羊水过多，约占羊水过多总数的40%；在妊娠高血压综合征、妊娠合并糖尿病及双胎时，可有羊水过多。

羊水过多对母体及胎儿都能发生不良影响。由于子宫增长过大，使膈肌上升，压迫胸腔，引起母体呼吸急促，难以平卧，心律加快，消化不良，以及呕吐、便秘等症状。腹压增高，造成腿部静脉曲张，下肢及外阴水肿。在分娩时，容易引起宫缩乏力和产后出血。如果羊水流出太急，使膨大过甚的子宫腔内压力骤然降低，可引起休克及胎盘早期剥离。

羊水过多，使胎儿在宫腔内过于浮动，容易发生胎位不正。破水时，常见脐带脱垂。轻度的羊水过多，不需特殊治疗，大多数在短时间内可自动调节。如果羊水急剧增加，孕妈妈应请医生诊治，同时减少食盐。羊水过少比较少见，由于羊水少，胎儿皮肤与羊膜紧贴，孕妈妈腹部特别小，每当胎动时孕妈妈会感到疼痛。胎儿往往发育不良，皮肤干燥，缺乏皮下脂肪。

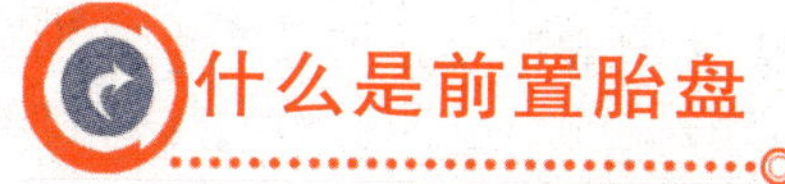

什么是前置胎盘

正常情况下，受孕后胎盘便生长发育，附着于子宫体上部的前壁或两侧壁。如果胎盘附着在子宫的下部，将子宫内口全部或部分遮盖住，就叫作前置胎盘。前置胎盘是引起晚期妊娠出血的主要原因。也是妊娠期严重并发症的一种，如果不能及时处理或处理不当，往往威胁孕妈妈及胎儿的生命。

前置胎盘分完全性前置胎盘（中央性前置胎盘），即子宫左右内口全部为胎盘所遮盖；部分性前置胎盘，即子宫颈内口的一部分为胎盘组织所覆盖，而另一部分为胎膜所覆盖；低置胎盘（边缘性前置胎盘），即胎盘下缘不超越子宫颈内口或在其边缘。在临床时，子宫颈口开大，低置胎盘可变为部分性前置胎盘。

前置胎盘的原因至今尚不明确，可能与曾发生过产褥感染、产后子宫内膜炎以及再次妊娠时子宫体部的蜕膜发育不良、胎盘血液供应不足等有关。当受精卵种植在这种蜕膜中时，为摄取足够的营养，部分胎盘扩大附着面，使原种植在子宫体部的胎盘向下延伸，逐渐占据子宫下面，接近子宫口，部分或完全遮盖子宫口，形成前置胎盘。有些妇女没有采取有效避孕措施，多次人工流产，结果使子宫内膜受损伤，增加了发生前置胎盘的可能性。

在妊娠期，胎先露下降，子宫下段逐渐扩张，而种植在子宫下部的胎盘附着处于子宫分离，于是小血管被撕裂而引起阴道流血。这种无痛的阴道流血是前置胎盘的唯一症状。初起时，出血不十分多，剥离处血液凝固，流血可暂时停止，倘若子宫继续收缩，则流血反复发生，而且一次比一次厉害。这种出血，往往发生在不知不觉中，有时患者半夜醒来，已卧于血泊之中。

在分娩时，前置胎盘也可引起严重出血，婴儿娩出后，继续出血的危险依然存在，而且发生各种并发症的可能性也较大。

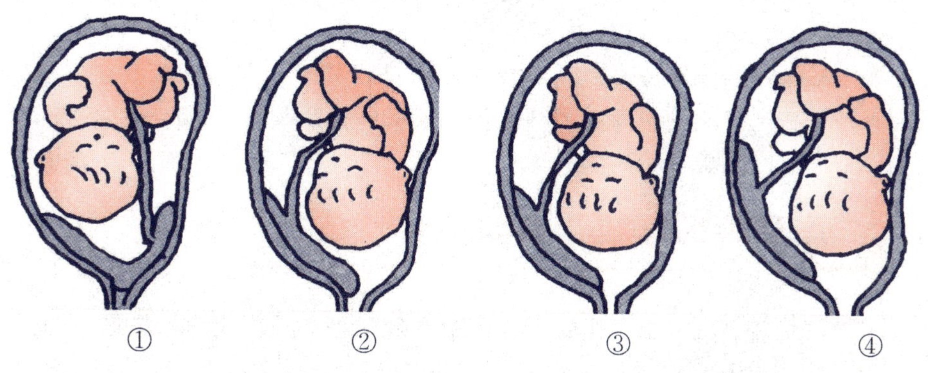

① ② ③ ④

因而，孕妈妈要加强产前检查，初次出血以后，应立即做出诊断。现在主要是依靠超声波进行胎盘定位。这两种方法对母胎都没有危险，诊断的准确率也较高。在明确诊断以后，孕妈妈要卧床休息，尽量减少活动。如果贫血，还需要输血，尽量维持到妊娠36周，然后由医生选择分娩方式，提前住院分娩。

胎位不正怎么办

经过产前检查，胎位不正大多能发现。如常见的臀位、横位，以及一些异常头位，医生发现后会通知你怎样矫正。臀位和横位，如在怀孕7个月前发现，就不要过早处理。因这时胎儿位置处于变化之中。如在怀孕7个月后发现，医生会告诉你用下列方法加以矫正。

膝胸卧位：孕妈妈可在床上做。先排空小便，解松腰带，小腿与头和上肢紧贴床面，臀部抬高，使大腿与床面垂直，如此保持膝胸卧位15分钟，然后再侧卧30分钟。每天早、晚各做1次，连续做7天。

桥式卧位：用棉被或棉垫将臀部垫高30～35厘米，孕妈妈仰卧，将腰置于垫上。据说它比膝胸卧位效果好。每天只做1次，每次10～15分钟，持续做1周。

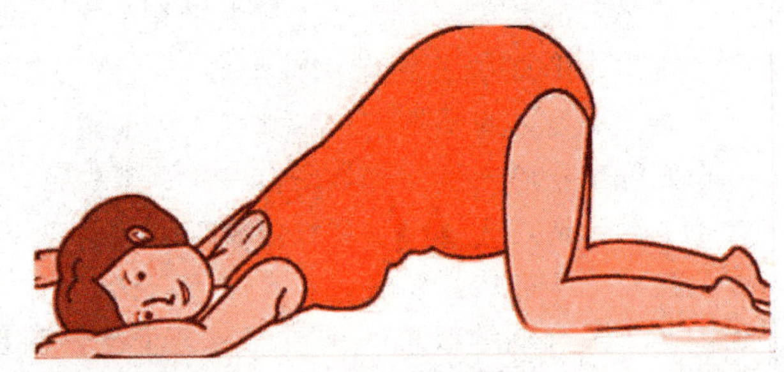

用以上方法能使绝大部分臀位、横位矫正为正常胎位。但如果做这个姿势很不舒服，就不要勉强去做。肚子发胀时也请停做。

在产科学获得重大进展的今天，只要骨盆和胎儿的头部大小相称，医生可以用手在孕妈妈的肚子上方按摩，帮助胎儿转身，矫正位置。但有的孕妈妈因子宫大小、胎儿大小、腹部张力等原因而不能将胎位纠正。

臀位和横位胎儿在分娩时，容易造成难产，如引起前期破膜和早期破水，分娩时脐带在产道中受压等，为慎重起见，最好选择剖宫产。

孕妈妈与胎儿血型不合怎么办

孕妇与胎儿之间因血型不合可能产生同族血型免疫性疾病，这是一种少见

的病，常见ABO血型系统和Rh血型系统两大类，其他较少见。第一胎一般不会发生，但由于近年来有过人工流产的妇女增多，往往此次妊娠不是第一胎，而增加了患此病的机会。

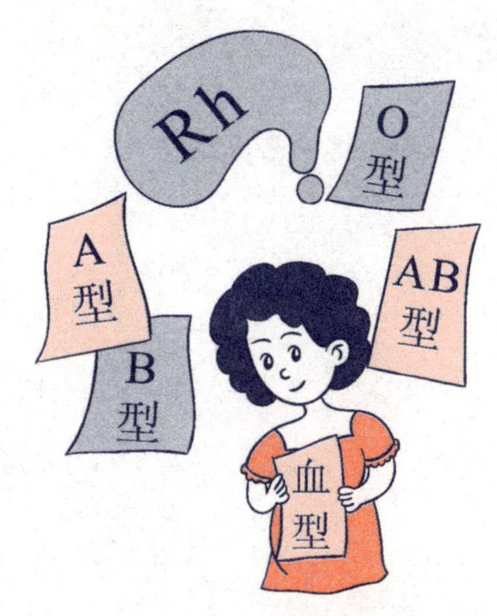

(1) ABO血型不合 主要为O型的妇女与A或B型的男子结婚后，也可以发生在杂合子AO或BO型的妇女的O型卵子与男子不同的显性血型抗原结合，怀孕后胎儿为A或B型，胎儿的红细胞内含有A或B凝集原，当母体血液中的B免疫抗体进入胎儿循环内，则导致溶血。但人体内存在天然血型抗体（IgM），能通过胎盘的很少，只有母体内产生（IgG）免疫抗体时才患此病。因ABO血型不合而真正发生溶血只占2%～2.5%。

(2) RH血型不合 我国绝大多数汉族妇女Rh血型为阳性，不易发病。

凡以往有死胎、流产、早产或新生儿出生后很快死亡，或出生后24小时内出现新生儿黄疸者，此次妊娠应检查血型，同时在孕中期做羊水分析，了解胎儿血红蛋白与溶血程度。

在早孕期已发现患有此病者，可在妊娠期进行预防治疗，加强胎儿宫内情况的监护，最好在预产期前两周提前住院，以利于医护人员制订治疗计划来保护母儿安全。

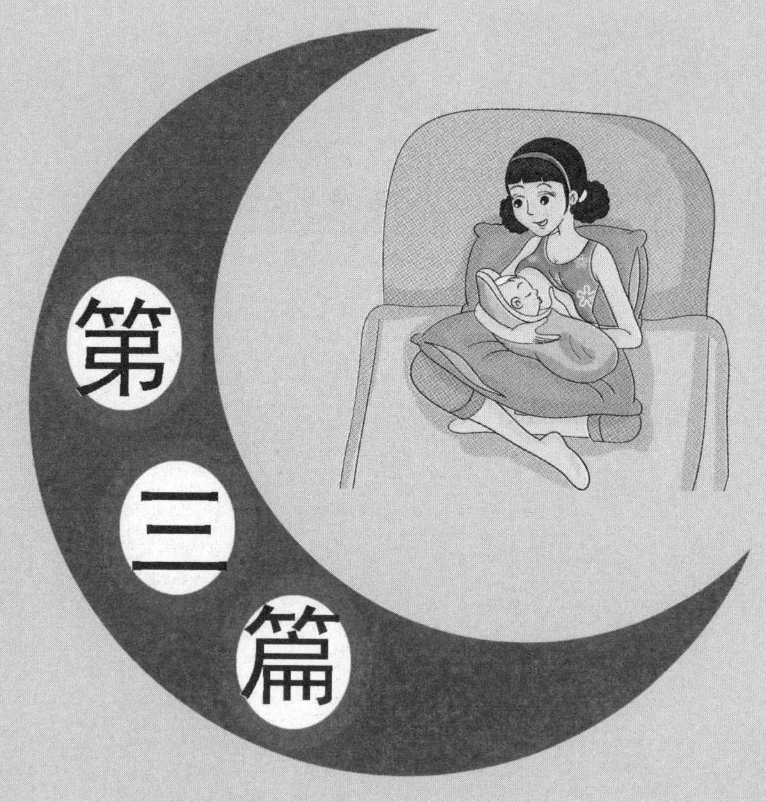

第三篇

顺利生个乖宝宝

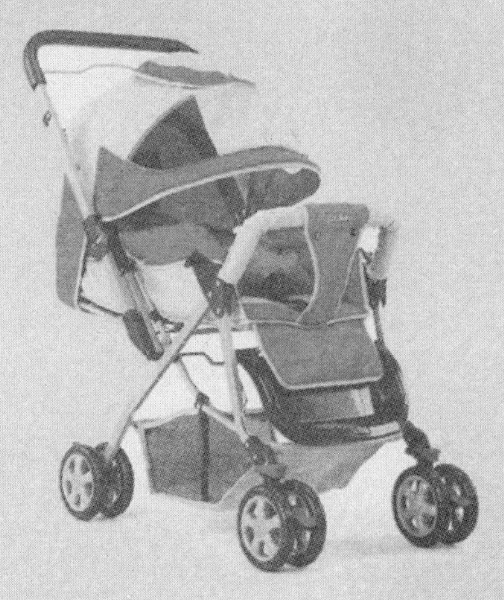

“十月怀胎，一朝分娩”，280天左右的漫长妊娠期，将要经过分娩而告结束。在母体内生长发育10个月后，胎儿发育成熟。一旦胎儿发育成熟后，子宫会产生强烈收缩，进入临产阶段。此时，孕妈妈会感到腹部阵阵疼痛，然后，宫颈口扩张，胎儿及附属物经过母体阴道排出，这就是分娩，即临产的过程，从而结束整个妊娠期。

第一章 为生产而准备

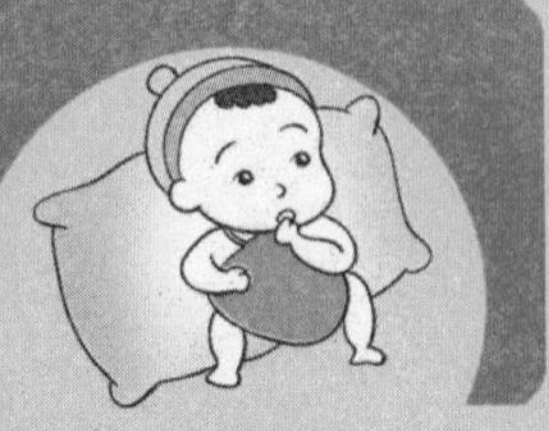

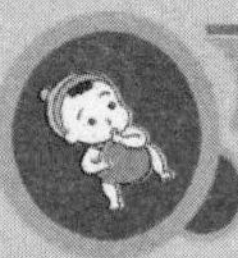

第一节 为宝宝做些准备

分娩前要将宝宝需要的物品提前准备好，怀孕第十个月时要把这些东西归纳在一起，放在家属都知道的地方。树立生男生女都一样的思想，建立一个温馨和谐的家庭。

宝宝的房间

宝宝应有一个房间或房间的一个角落。应选择朝向最好、空气最流通，并且最安静的地方给孩子使用。孩子房间的物品应该结实、易清洗、无毒、无危险、实用和干净。

（1）**墙壁** 可糊上壁纸或刷上漆，要在孩子出生前几个月整理好，新生儿不能住在刚装修完的房间里。墙的颜色与窗帘、天花板谐调，不要挂过多的画片，免得孩子看得疲劳。

（2）**窗帘** 不要太透光。

（3）**室内温度** 新生儿对温度特别敏感，在婴儿室内放个温度计，室温应保持在20～22℃。

（4）**童车** 孩子大一点可以推出去晒太阳。选购童车时注意车身要稳，推车时孩子不会晃来晃去。车身离地较高，在街上走比较卫生。车身比较深，孩子乱动时不会摔出车外。车身较长，放下时孩子能睡。车篷避免用白色，白色的车篷在阳光下太耀眼。

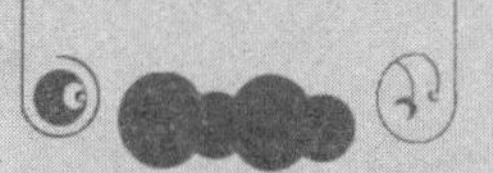

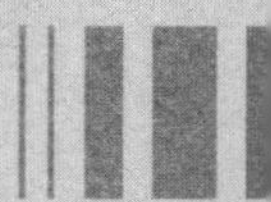

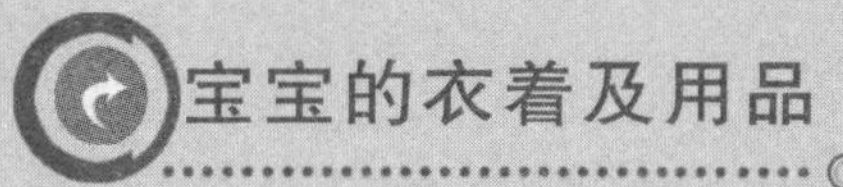

宝宝的衣着及用品

宝宝的衣服不用准备得太多，因为孩子很快会胖起来，婴儿在出生以后的几个月内都很怕冷，因此无论是在夏天出生还是冬天出生，都应该准备棉织品，给孩子穿的棉织品应选购质量好的，以便多次洗涤以后也不会发硬、失去弹性。婴儿的衣服应该肥大，料子要纯棉的，颜色要浅，应该非常柔软。孩子的内衣接触皮肤的一面不要缝针脚，不要用带子或纽扣，可选用尼龙搭扣。

需要准备的婴儿衣着：

内衣：3～4 件，轻柔的棉布制成。

连袜裤：3～4 条，要做成开裆裤。

毛衣：1～2 件。

绷带：2～3 包，包脐带用。

尿布：20～30 块，要柔软，吸水性强。可用浅色的旧棉布床单、被里、棉毛衫等做尿布，但一定要清洁卫生。

尿裤：2～3 条，尿裤内层是塑料的，给孩子垫上尿布再穿上尿裤，就不会尿湿被褥。当孩子活动时，也不会把尿布踢掉。如没有尿裤，可用三角尿布。

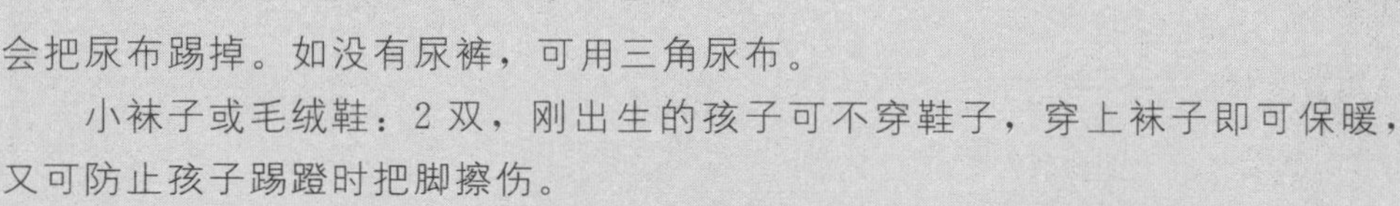

小袜子或毛绒鞋：2 双，刚出生的孩子可不穿鞋子，穿上袜子即可保暖，又可防止孩子踢蹬时把脚擦伤。

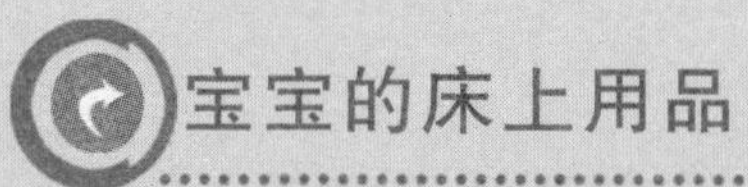

宝宝的床上用品

床：婴儿床要便于清洗，易于搬动，非常稳固；要有较高的护栏，既可使孩子看到床外的东西，又不能轻易爬出来。床上最好有一个帐子，既可做蚊帐，又可避免强风直吹及强光刺眼。

床垫：孩子的床垫可用棉花的，不要用泡沫塑料的。

枕头：孩子不能用松软的枕头，过于松软的枕头可将孩子的脸陷进去造成窒息。

被单和床单：2～3 条，要用柔软的棉制品，不要镶边。

被子：最好是棉被或睡袋。睡袋的优点是保暖，打开拉链后，把孩子放进去，再拉好拉链，这样无论孩子怎样踢蹬，也不会打开。不要给孩子用鸭绒被，鸭绒被蒙住孩子的头会造成危险。

小棉垫：2～3 条，让孩子睡在上面，尿湿了可换下来。

小毯子：可选购轻软的棉毯，春秋季只盖毯子即可。

毛巾被：1～2 条，也可用小浴巾代替。

尿不湿：可当做棉垫，让孩子睡在上边，尿渗到下边，与婴儿皮肤接触的部分是干的，不会因尿布换得不勤而使孩子皮肤受刺激。

尿布报警器：当孩子尿了的时候，它会自动报警，提醒家长换尿布。

宝宝的食具

奶瓶：3～4 个，分别用来喂水或喂奶。

奶嘴：10 个。奶嘴很不容易一下扎得合适，所以要多买几个奶嘴。可使用缝衣针在火上烧一烧然后在奶嘴上扎眼，喂奶的比喂水的奶眼大些。奶眼扎大了，孩子吃奶时发呛；扎小了，孩子难以吮吸。

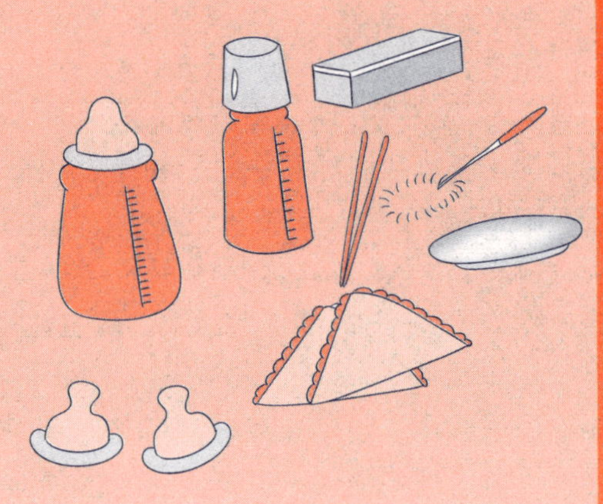

小奶锅：给孩子煮奶用。

刷子：刷洗奶瓶用。

锅：消毒奶瓶、水瓶用。

小勺：4～5 个。

宝宝的其他用品

桶：泡洗尿布用。

磅秤：称婴儿体重。

浴盆：在脐带愈合后可给孩子洗澡。

小脸盆：2～3 个，孩子洗脸、洗脚，女孩子洗会阴。

体温表：1～2 支。

毛巾：2～3 条。

爽身粉：1 盒。

手绢：10 条。

婴儿香皂：1 块。

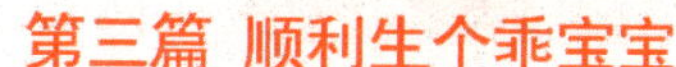

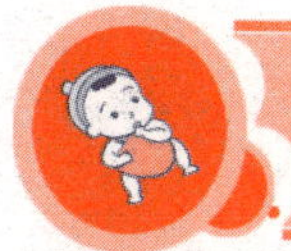

第二节 了解分娩方式

现代妈妈既想得到一个聪明、漂亮的宝宝，又想保持苗条的身材，到底是自己生好还是剖宫产好？一直是准妈妈们关注的焦点。

自然分娩

女性妊娠和分娩都是极其自然的生理现象，是人类繁衍后代所必经之路。在怀孕 280 天左右，正如瓜熟蒂落，必然要分娩。在妊娠期间为了适应胎儿不断生长发育的需要以及迎接分娩的到来，母亲体内的各个系统和器官，尤其是生殖器官都发生了很大的变化，这些变化都是生理性的。妊娠足月后，子宫肌肉出现有规律的收缩，随之子宫颈口开大，胎儿通过产道从子宫里娩出。产后母亲身体各个系统和生殖器官又相继恢复到原来的状况，这个复杂的过程，也是一个自然规律。

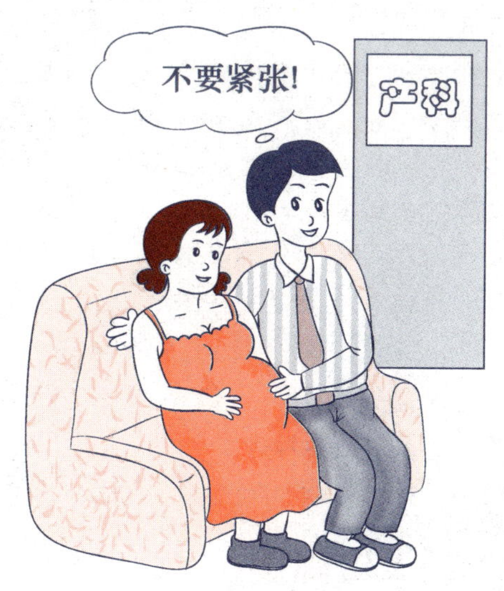

而且，胎儿经阴道分娩，分娩过程中有规律的子宫收缩，能使胎儿肺脏得到锻炼，为出生后自主呼吸创造了有利条件。另外经阴道分娩时，胎头的娩出可像游泳时抬头换气一样，可将胎内积贮在肺、鼻和口腔中的羊水和黏液挤出，这样胎儿落地后，呼吸道通畅，新鲜空气进入肺部，可以立即进行氧交换，所以胎儿易成活。还有阴道自然分娩时，最低处的胎头因受子宫收缩的挤压，头部血液充沛，可为脑部的呼吸中枢提供较多物质供给。值得注意的是胎头在通过阴道时被拉长变形则是一种自然情况，不会影响智力。

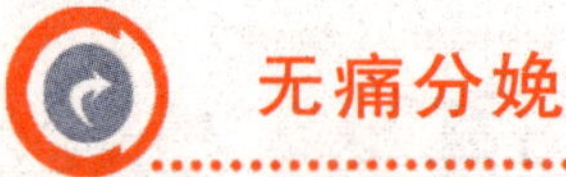

无痛分娩

一般所谓的无痛分娩法多指非药物性的精神预防性无痛分娩法。这种方法于20世纪50年代初由苏联学者提出，曾在我国广泛实行，并取得了一定的效果。其主要内容是：

（1）给产妇及其家属讲解妊娠和分娩有关的生理知识，使他们对分娩中所发生的阵痛有所理解，对分娩的安全产生信心。这对消除产妇恐惧及焦急心理，稳定大脑皮质功能以提高疼痛或都极为重要，也可促使产生强有力的宫缩，从而有助于正常产程的进展。

（2）指导产妇在进入产程的加速期后，每当宫缩时，做缓慢的深呼吸动作，以减轻宫缩时的疼痛感觉。

（3）产妇本人、医护人员或家属可在阵痛时，用手以顺时针方向按摩腹部子宫区，或双手从腹中线用手掌向两侧平推，也可以用手指或手掌按压腰骶部酸胀处，以减轻疼痛感觉等。

此外，还提倡待产及分娩时有家属陪伴。因为亲人在旁，产妇会感到无限安慰；家属也可及时了解产妇的情况，不致牵挂；医务人员如发现新的情况，也能及时告知家属。这些因素都促使无痛分娩法取得成功。非医务人员入室可能带来更多污染机会，但可以换鞋、更衣、戴帽、戴口罩等以避免交叉感染。

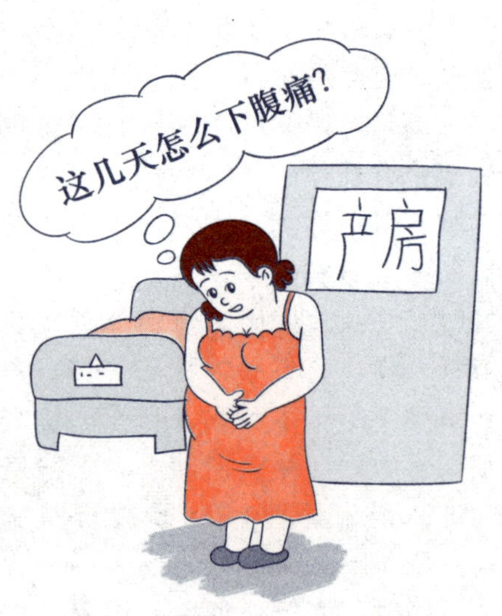

有人在实行无痛分娩法的同时，配合应用针刺疗法以及麻醉药，也有一定止痛效果。取穴简单，常用的为合谷、内关。如果连接针麻仪，可使效果持续而稳定。针刺止痛对母婴皆无弊端。

人工辅助分娩

在自然分娩过程中出现子宫收缩无力或待产时间过长时，适当加一些加速分娩的药物以增加子宫收缩力，缩短产程。如遇到胎儿太大或宫缩无力、产妇

体力不够时，就要用会阴侧切、胎头吸引器帮助分娩。人工辅助阴道分娩比自然分娩稍困难些，但医生的帮助也会使你顺利分娩。

(1) 产钳助产 产钳是用来牵拉胎头以娩出胎儿的助产工具。采用产钳助产法时，先在孕妈妈的骨盆底区注射局部麻醉药，然后采取外阴切开术。医生把产钳的两个夹适当地分别放在胎儿头部的两侧，并且轻轻地往外拉使头部娩出。你可用力向外逼加以帮助，婴儿身体的其余部分将会正常娩出。不少孕妈妈认为产钳助产对胎儿有害，而要求剖宫产。实际上只知其一，不知其二。因为剖宫产胎儿并非百分之百的安全，并且术后产妇还有发生近期和远期并发症的可能。而正确使用产钳助产，母体创伤较小，对胎儿也无害。

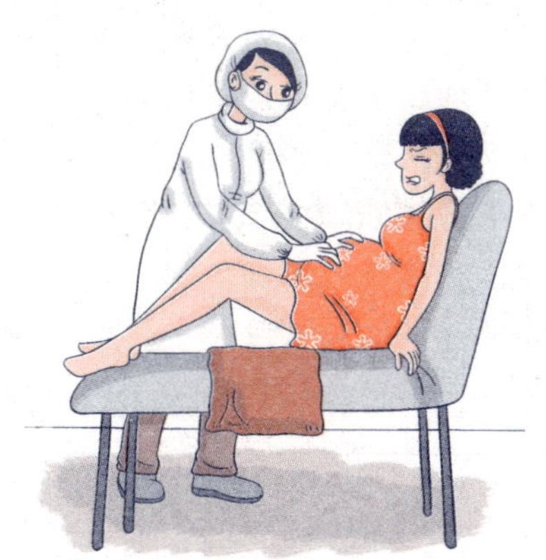

分娩过程中，有不少情况需要用产钳助一臂之力。如产妇有心脏病、妊高征，不宜用力屏气；胎心率发生异常、羊水混有胎粪，提示胎儿宫内窘迫，需缩短第二产程，及时娩出胎儿，让胎儿脱离险境；第二产程已超过2小时，产妇乏力；子宫有瘢痕，为确保母子平安必须迅速结束分娩。因此，产钳是常用的不可缺少的助产工具。使用产前助产，在婴儿头部的两侧会留下产钳压迫的印记或出现青肿，但这些是无害的并且几天内就会消退。

如果通过仔细检查，判断正确，操作准确，产钳助产对母儿有益无害。若助产者缺乏产钳助产知识，判断错误，使用不当，则有可能造成产伤，如小儿颅内出血、面部皮肤擦伤及面神经损伤等，也可能造成母体会阴撕伤。

目前，由于剖宫产手术变得简便而普通，困难的产钳助产基本为剖宫产术所代替。不过在适当的情况下，产钳术对应急处理某些难产是必要的，是剖宫产不能代替的。

(2) 会阴切开术 在分娩过程中，胎头一下降到产道，会阴部和外阴部被极度拉长，组织和皮肤都感到针刺般的疼痛，这在露头的时候最为显著，也有造成撕裂的。这个裂伤一般是从阴道口向肛门的方向纵行撕裂，也有左右斜向撕裂的例子。这样严重的撕裂，有波及阴道和子宫的可能性，所以医师和助产士在产妇分娩时必须对会阴部加以保护。

保护会阴的方法，就是使母体腹压一点一点地增加。不要急速地，而是一点一点地娩出，尽可能防止会阴部急剧拉长。再者，可先切开这个部位，使之较容易地把婴儿娩出。这就是会阴切开术。这个手术使得分娩变得容易些。且刀口是完全可以治愈的。为此，最近在分娩时几乎都施行会阴切开术。手术在分娩进展到会阴部针刺样牵拉痛时进行，但事先要给予局部麻醉，所以不会感到疼痛。分娩后将此处缝合。如果顺利的话，4～5天就可以拆线。

缝合后为了不使之化脓感染，请

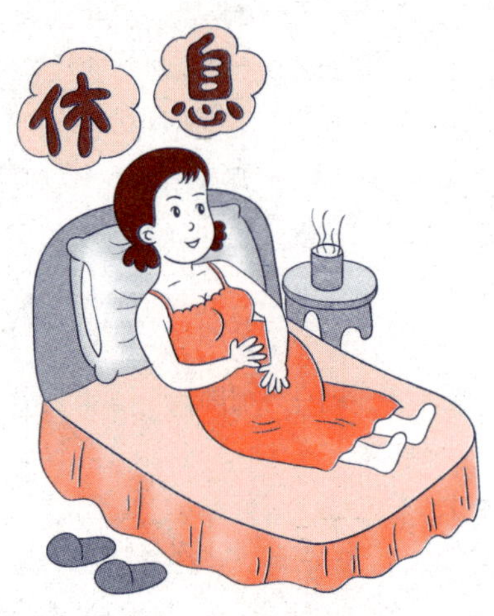

注意绝不能用手指去触摸。另外，如过早地站起来，也有再次裂开的可能。所以卧床时间必须要比一般分娩更加长一些。

拆线之后就不需那么担心了。经常有人注意到下一次生孩子的时候要不要再切开的问题。可以这样说，因为初次分娩时产道曾扩张过，下一次分娩就容易得多。

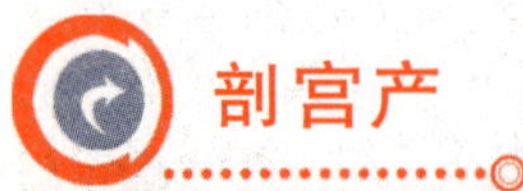

剖宫产

剖宫产是一种经腹部切开子宫取出胎儿的手术，应用得及时得当可起到挽救母子生命的作用。

（1）剖宫产的适应证 一般用于解决各种难产及妊娠分娩过程中的并发症。不过若不能正确掌握此种手术的使用标准，不仅达不到预期目的，还可能造成不良后果。不管怎样，医生在决定是否采用剖宫产时，是有具体标准的，大致有以下几种情况：

第一，产妇方面。产道异常，如骨盆狭小、畸形、骨盆与胎儿头围大小不符；先兆子宫破裂；重度妊娠合并症，如合并心脏病、糖尿病、慢性肾炎等，妊娠高血压综合征；临产前子宫收缩无力，经用催产素无效者；产前发生严重大出血，如前置胎盘，胎盘早期剥离等；产程过长（超过 30 个小时）；高龄初产妇（大于 30 岁）；产妇患有急性疱疹或阴道性病者。

第二，胎儿方面。胎位异常，如横位、臀位，尤其是胎足先入盆，持续性枕后位等；产程停止，胎儿从阴道娩出困难；胎儿尚未分娩，而胎盘提早剥离，或脐带先行由阴道脱出者；胎儿宫内窘迫、缺氧，经治疗无效者；其他不宜自然生产者。

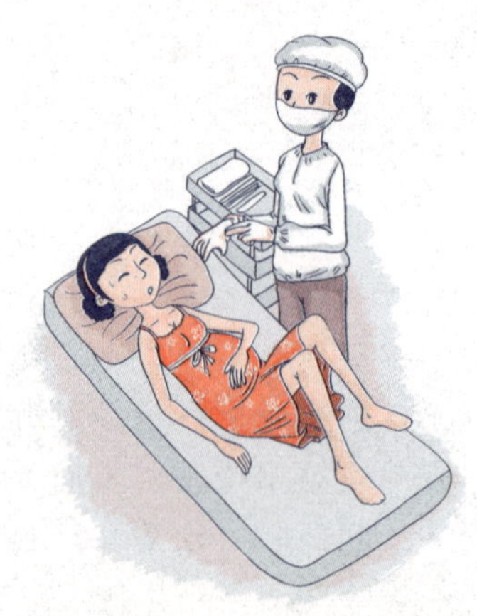

（2）**剖宫产的优缺点** 目前，世界各地剖宫产率都有升高的趋势，这和医疗技术水平的提高有关系，同时也和各种社会心理因素有关。但是，奉劝各位孕妈妈及其家人，千万不要以为剖宫产是人类生产的捷径，它只是万不得已的情况下而采用的助产手段。因为它在带来一定帮助的同时，也存在一定程度的危害。下面从母婴两个方面进行利弊分析。

母亲方面。对于有剖宫产适应证的孕妈妈，剖腹产不但能使其少受痛苦，而且还能避免其生命受到威胁。

但是剖宫产带来的负面作用也很多。首先较正常分娩的孕妈妈来说，出血较多，术后恢复也较慢，产后乳汁分泌也会减少。其次，术后可能引发泌尿、心血管和呼吸系统的综合征，也可能引发子宫等生殖器的多种病变，如子宫切口愈合不良、子宫内膜异位等。再次，对于再次分娩也会有不利的影响。

胎儿方面。在危急情况下，剖宫产确实是挽救胎儿生命的有效手段。在当代，由于手术及麻醉技术的进展，输血安全性的提高，抗生素的发展和应用，大大提高了剖宫产手术的安全系数，确实是帮助胎儿安全降生的好方法。

但是，剖宫产还会对新生儿有很多不利之处。首先，有研究表明，自然分娩的胎儿的 IgG 水平与母体相当，而剖宫产的新生儿脐血中缺乏 IgG，IgG 是人体血清中主要的免疫球蛋白，也是母体通过胎盘传给新生儿的唯一抗体。经剖宫产的新生儿缺乏 IgG，机体抵抗能力必然下降，这就增加了患病的概率。

另外，剖宫产的新生儿易发生呼吸窘迫综合征。因为胎儿在母体中时，肺中有一定的羊水存在。经阴道分娩，由挤压作用被排出呼吸道。对于剖宫产，胎儿在数秒之内即被取出，胎体得不到挤压，故羊水仍滞留在肺和呼吸道中。此时易引发新生儿的呼吸不畅，及至更严重的后果。

剖宫产比自然分娩好吗

剖宫产是一种安全、快捷的手术，在处理一些紧急情况，如胎盘早剥、胎儿头盆不称、产程异常、异常胎位、前置胎盘、胎儿宫内窒息时，对抢救母儿生命方面有重要的作用。但是，剖宫产毕竟是非生理的、非自然的现象。有的产妇由于不堪忍受分娩的疼痛，又只要一

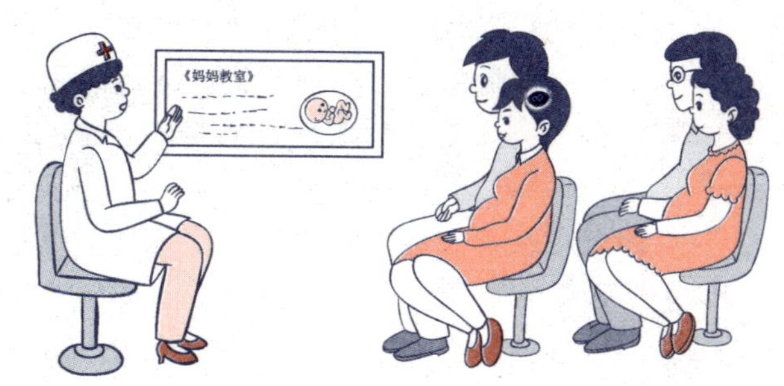

个孩子，尽管一切正常也要求剖宫产。还有一些人错误地认为，剖宫产分娩的孩子智商高，其实这都是不可取的。因为剖宫产毕竟为一种大手术，可能会有各种各样的手术并发症发生，如术后感染，可使子宫切口愈合不良，甚至裂开，以及子宫不能完全恢复原样、腹膜炎、继发不孕、再孕再产受限等，还可能发生麻醉意外和手术意外，剖宫产发生的产妇意外死亡比正常经阴道分娩多，失血量比阴道分娩的失血量要多得多。另外，新生儿会出现剖宫产儿综合征如呼吸困难等问题。

自然分娩是人类的正常生理现象，婴儿经过自然分娩有助于其健康成长和发育。从生理学角度看，怀孕的妇女不是患者，其全身变化为胎儿在宫内发育成熟提供了天然条件，分娩时胎儿胸部经过产道而受压，使上呼吸道羊水排出，出生后使呼吸道畅通，落地后就可哇哇啼哭，使肺泡很快扩张，建立良好的呼吸功能。另外，自然分娩时，宫缩时的挤压与产道的正常碰撞，使胎儿的头部血液充沛，对脑细胞的营养及智力发育很有好处。孩子的智商受遗传因素和环境因素的影响，认为剖宫产能使孩子变得更加聪明是没有道理的。

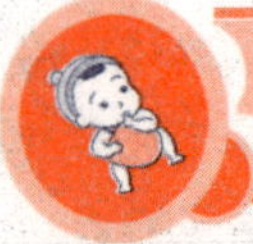

第三节　做好分娩前的准备

分娩前的思想准备

十月怀胎，一朝分娩。当你得知怀孕后最初的情感是喜悦，想象着小生命的降生，心中充满了即将做母亲的喜悦。经历了妊娠反应后，当你感到胎动时，对正常婴儿出生的期待更明显，这种随妊娠月份增长而日益急切的期待心情，是支持孕妈妈承受妊娠后期各种生理负担极为有利的心理因素。随着胎儿降生日的临近，更因我们的国策只生一个孩子，你可能对胎儿的顾虑更多，加之周围的人们对你的关心和体贴等诸方面的原因，越到临产时，孕妈妈的心理可能越不稳定，这就要求孕妈妈首先要将自己从准妈妈的位置调整到作为母亲的角色上来。作为丈夫，此时更应关心、体贴妻子，和她一起向有经验的人，如妈妈、嫂嫂或医护人员了解并认识这样一个道理：分娩是一个正常的生理过程，绝大多数孕妈妈是能够顺利分娩的。要树立自信和勇气，解除不必要的顾虑，消除对分娩的恐惧心理，保持精神愉悦、轻松，以愉快的心情迎接宝宝的诞生，积极配合医生参加分娩活动。

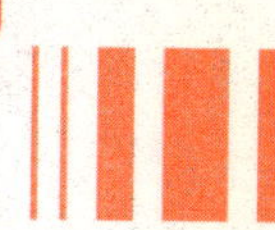

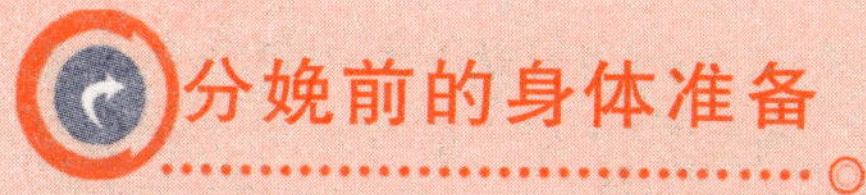

分娩前的身体准备

预产前两周随时有发生分娩的可能。分娩前 2 周，孕妈妈每天都会感到几次不规则的子宫收缩，经过卧床休息，宫缩就会很快消失。这段时间，孕妈妈需要保持正常的生活和睡眠，吃些营养丰富、容易消化的食物，如牛奶、鸡蛋等，为分娩准备充足的体力。

(1) **睡眠休息** 分娩时体力消耗较大，因此分娩前必须保证充分的睡眠时间，午睡对分娩也比较有利。

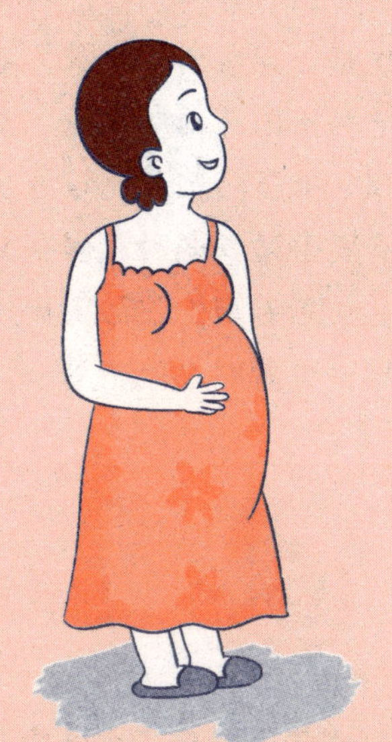

(2) **生活安排** 接近预产期的孕妈妈应尽量不外出和旅行，但也不要整天卧床休息，做一些力所能及的轻微运动还是有好处的。

(3) **性生活** 临产前应绝对禁止性生活，免得引起胎膜早破和产时感染。

(4) **洗澡** 孕妈妈必须注意身体的清洁，由于产后不能马上洗澡，因此，住院之前应洗澡，以保持身体的清洁。临产前要保证会阴清洁，每天应洗一次澡，至少要清洗一次会阴。若到公共浴室洗澡，必须有人陪伴，以防止湿热的蒸汽引起孕妈妈的昏厥。

(5) **家属照顾** 妻子临产期间，丈夫尽量不要外出，夜间要在妻子身边陪护。

分娩前的物质准备

怀孕第 10 月时，分娩时所需要的物品都要陆续准备好，要把这些东西归纳在一起，放在家属都知道的地方。这些东西包括：

(1) 产妇的证件 医疗证（包括孕妈妈联系卡）、挂号证、劳保或公费医疗证、孕产妇围生期保健卡等。

（2）婴儿的用品　内衣、外套、包布、尿布、小毛巾、围嘴、垫被、小被头、婴儿香皂、体温表、扑粉等均应准备齐全。宝宝的衣服保暖性要好，对皮肤没有刺激，质地要柔软，吸水性强，颜色要浅淡，最好选择纯棉制品。宝宝的衣服要适当宽大，便于穿脱，衣服上不宜钉纽扣，以免损伤皮肤。宝宝的各种衣裤都要准备 2～3 套，便于更换。

（3）产妇入院时的用品　包括面盆、脚盆、暖瓶、牙膏、牙刷、大小毛巾、月经带、卫生纸、内衣、内裤等。要将坐月子所穿用的内衣、外衣准备好，洗净后放置在一起。内衣要选择纯棉制品，因纯棉制品在吸汗方面较化纤制品优越，穿着比较舒服。上衣要选择易解、易脱的样式，这样就比较适宜产期哺乳和室内活动的特点。衬衣要选择能够保护身体、方便哺乳的样式。

（4）裤子可选购比较厚实的针织棉纺制品　如运动裤，既保暖，又比较宽大，穿着舒适，同时还很容易穿脱。坐月子洗澡不便，多准备几套内衣，以便换洗。准备专用的洗脸毛巾、洗澡毛巾和 10 包左右的卫生垫（纸）。

（5）分娩时需吃的点心、巧克力、饮料也应准备好。

分娩前准爸爸的准备

在妻子临产的前一个月，丈夫就要开始忙碌了，做好妻子产前的各项准备，迎接小宝宝的诞生。

（1）清扫布置房间　在妻子产前应将房子清扫布置好，要保证房间的采光和通风情况良好，让妻子愉快地度过产期，让母子生活在一个清洁、安全、舒适的环境里。

（2）拆洗被褥和衣服　在孕晚期，妻子行动已经不方便了，丈夫应主动地将家中的衣物、被褥、床单、枕巾、枕头拆洗干净，并在阳光下暴晒消毒，以便备用。

（3）购置食品　购置挂面或龙须面、小米、大米、红枣、面粉、红糖，这是产妇必需的食品。还要准备鲜鸡蛋、食用油、虾皮、黄花菜、木耳、花生米、芝麻、黑米、海带、核桃等食品。

（4）购置洗涤用品，如肥皂、洗衣粉、洗洁精、去污粉等。

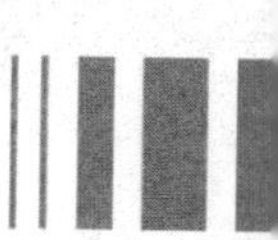

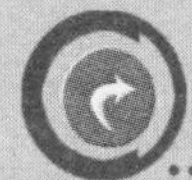

哪些情况需立即住院

一般来讲，孕妈妈可以在医生的帮助下推算出预产期，并牢记这个日子。在预产期前后2周出生的孩子都应该是正常的，所以预产期不是一天的概念，而应该是半个月到20天的时间。临产前，胎头下降，孕妈妈胃部不适症状消失，食欲增加。但同时胎头下降压迫膀胱，从而出现小便次数明显增加，且有腰骶部酸胀不适感，阴道分泌物增多。可有不规则的宫缩（即腹部阵发性疼痛），间隔时间较长，持续时间不规则，收缩力逐渐增强。待宫缩增加到每10分钟或5分钟一次时，应上医院待产。如果子宫收缩有力、有节律且阵阵加强，这种宫缩可使子宫口逐渐扩张，产妇可感到下腹部酸胀、疼痛。宫缩时间逐渐增加，间歇时间逐渐缩短，在节律性宫缩开始不久后，可有少量带血的黏液从阴道排出，俗称“见红”，见红是分娩开始或即将开始的征兆。见到上述情况应该到医院待产。如遇下面一些情况，应马上到医院急诊住院，以防急产。

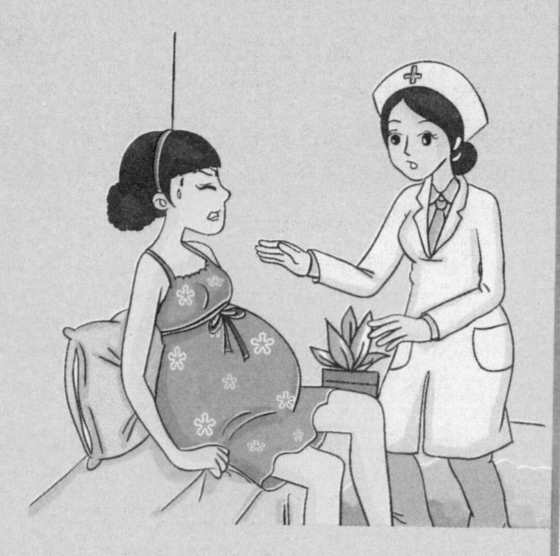

（1）**破水** 在临产前阴道有大量水样液体流出，如小便样，不能控制，则为早破水，易发生脐带脱垂，危及胎儿生命，孕妈妈应立即平卧，叫车送往医院。

（2）**大出血** 出血量增多，大于以往月经量为病理现象（胎盘早剥），应立即住院。

（3）**腹部疼痛** 剧烈，间歇时间短，或无间歇，腹部压痛，也应住院就诊。

准爸爸是最佳的陪产人

随着产科病房日趋温馨、家庭化，给产妇创造了一个良好的生活、休息环境。但分娩过程中的剧痛和情绪紧张，使得产妇在寻求多方面的帮助。尤其令产妇感觉到最痛苦的事情就是：留下她一人单独面对陌生的医护人员，经历新生命降生时带来的刻骨铭心的阵痛。这时产妇的精神需求尤为重要。产妇生产时最佳的陪产人应该是丈夫，丈夫陪产的好处有以下两点：一是夫妻双方共同迎接爱的结晶——新生命的到来，更能使夫妻关系融洽，尤其是丈夫会更加珍爱自己的妻子，增强责任感。二是当新生命将要降临时，产妇最大的精神支柱是丈夫。丈夫给予的抚慰是任何人都替代不了的，可使产妇增加信心，提高痛阈，配合分娩，以利母婴安全。

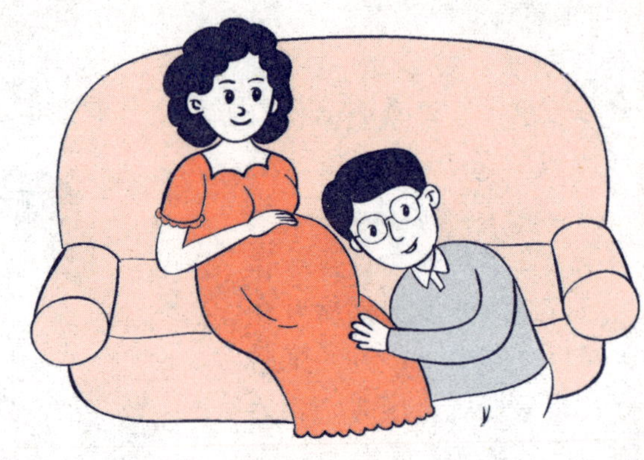

在此我们还必须指出的是，因为个体差异，有些男士不忍心看到自己妻子临产时痛苦的模样，自己先乱了阵脚，手足无措，甚至发生“血晕”。如果是这样的情况，就不适于在产房陪产，以免给产妇带来更大的精神负担，给医护工作带来不便。因此，是否需要丈夫陪产，夫妻双方应本着相互理解和关心的态度，根据自身的状况协商决定。

为什么要在医院分娩

随着人们生活、卫生条件的日益改善，大多数人尤其是城市居民几乎都选择了在医院分娩。但在一些医疗、经济欠发达的边远地区，或自认为家庭环境相当好的人群，还选择在家中分娩，我们觉得这是一个不正确的或不明智的选择。虽然我们赞同下面这个观点：分娩是一个自然过程，有很多人在家中分娩也很安全，且生活各方面方便、舒适。但我们还是要注意到下面这个问题：那

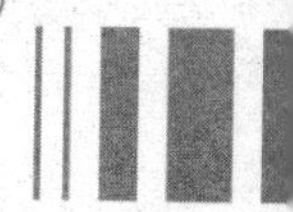

就是若是顺产，在家中分娩可能是相对安全，若是分娩过程有意外情况发生，就需要医生马上运用经验或医疗设备去判断、处理，甚至麻醉或手术，如脐带先于胎儿的主要部位从宫颈中脱出，或胎盘与子宫壁提早脱离，或胎位不正等。有时会意想不到地出现新生儿窒息，需要医院的复苏仪器抢救等。医院有专门的设备和训练有素的专职医护人员，会给母婴带来可靠的安全保障。因此，我们特别提醒孕妈妈及其家属：不管你的生活、工作环境如何，为了母婴的健康安全，请到医院分娩。

什么时候到医院待产

进入妊娠 36 周以后，就该向医生咨询什么时候住院好。孕妈妈在阵痛开始之前常常会发生破水的情况，在感觉上就像在无意识地排尿，这时就应收拾衣服、用品，做好住院的准备。医生会根据胎儿的大小、宫口的张开程度等来决定是否需要住院。

分娩虽然是以阵痛开始的，但自分娩 2 周之前，常常会发生子宫收缩，这是腹部紧张的一种感觉，并不太疼痛。接近分娩期，胎儿逐渐下移，接近出口。与此同时，膀胱会受到压迫，小便的间隔时间会变短。由于盆骨的接合部松弛，所以孕妈妈行走时会有些不便。孕妈妈到了这时下体常常会出现夹杂有血液的流出物。此后，腹部的紧张感会逐渐变得有规则，并且会逐渐感受到疼痛，疼痛的间隔也会逐渐变短，如果每隔 10 分钟疼痛 1 次，就说明快要分娩，必须住院。

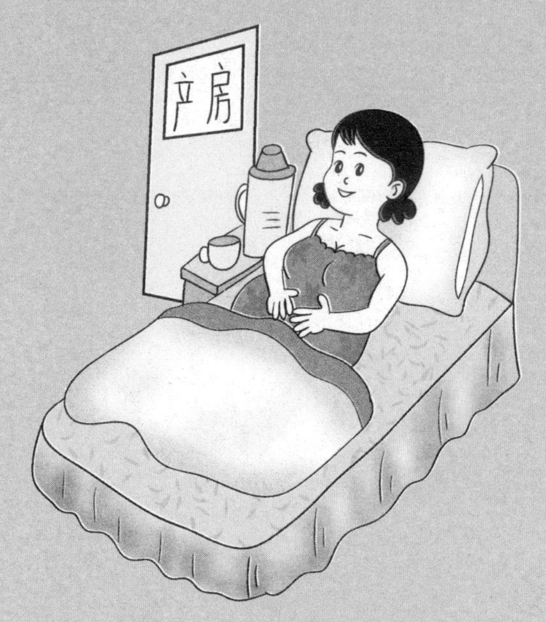

初产妇从临产到新生命呱呱坠地，期间往往要经历 12 个小时左右，所以只要能够把握好去医院的时机，就没有必要惊慌了。

到了预产期就一定分娩吗

胎儿在母体内发育平均需要 266 天，鉴于排卵日期可能提前或错后，胎儿的成熟及分娩又存在一定的个体差异，实际是只有 5%的孕妈妈恰好在预产期那天分娩，而 75%左右则在预产期前 3 周内及其后 2 周内临产。故妊娠 37～42 周间分娩均属于足月产。超过预产期分娩，是常见的情况，不属异常，对此不必过分焦虑。

超过预产期 2 周或 2 周以上仍不临产者为过期妊娠。存在着如胎儿过大或胎头过硬，分娩时胎儿不容易通过产道的难题；还有，过期产胎盘老化或功能减退以及羊水减少，致使胎儿不能耐受产程中强烈的子宫收缩而易发生宫内缺氧等高危因素，对胎儿安全娩出不利。所以，应尽量设法避免发生过期妊娠。

超过预产期的孕妈妈，仍应按时进行产前检查。经医生核对预产期，一旦确定已过 1 周时，应遵照医生要求及时入院，并接受适当的引产措施，以保证在妊娠 42 周内顺利分娩。

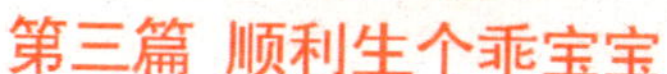
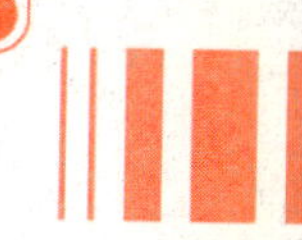

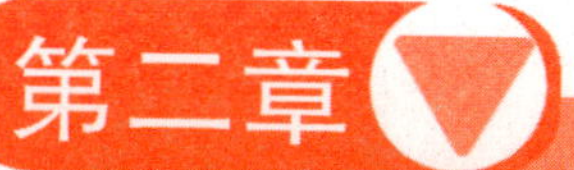

第二章 亲历分娩过程

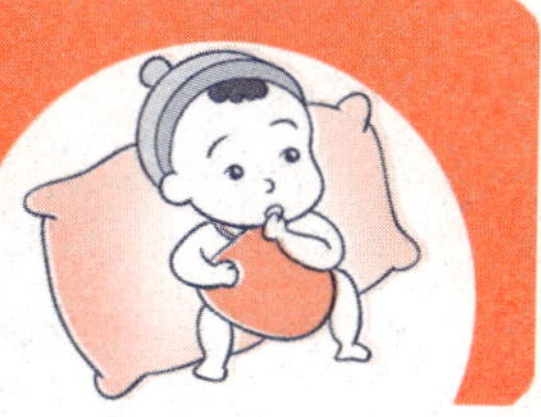

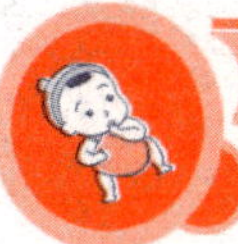

第一节 正常分娩

分娩是一个正常的生理过程，绝大多数孕妈妈是能够顺利分娩的。要树立自信和勇气，解除不必要的顾虑，消除对分娩的恐惧心理，保持精神愉悦、轻松，以愉快的心情迎接宝宝的诞生，积极配合医生参加分娩活动。

分娩前的征兆

分娩一般在预产期前后的4个星期里，具体哪天分娩，这对于孕妈妈本人及医生来说，都是未知的，所以，孕妈妈在此期间一定要格外注意，要仔细观察自己身体的变化，并且每隔4～5天，都要到医院检查一次，其他时间应充分休息，保证体力和睡眠，以迎接分娩时刻的到来。当身体出现以下这些情况时，即为分娩的征兆：

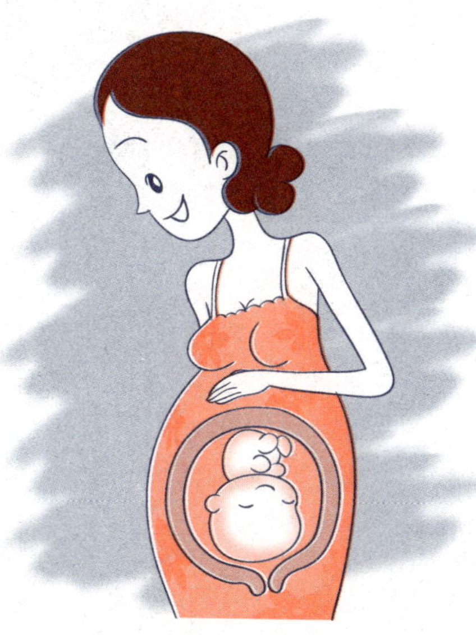

（1）**假临产** 宫缩力弱，持续时间短且不恒定，间歇时间长且不规律，强度不加强，常在夜间发生，清醒后消失。这时离分娩还有段时间，不必马上去医院待产，可

进行适当的活动，或卧床休息，进些食物。当出现有规律宫缩后，收缩持续时间延长，间隔时间缩短，强度加大，宫口逐渐打开，胎头下降，是临产开始的表现。此时，应立即送医院待产，如为初产妇则若干小时后才开始分娩。

(2) **见红** 分娩发动前24～48小时内，子宫内口处胎膜与宫壁分离，小血管破裂流出的少量鲜血，混合阴道、子宫颈的分泌物形成血性黏液，从阴道排出，称见红。见红应与阴道流血相鉴别。

(3) **胎儿下降感** 子宫位置降低，胎先露部下降进入骨盆入口处，上腹部较前舒适，食欲增加，呼吸轻快，但因对膀胱的压力增加，产生尿频，且有残尿感。下腹部出现膨胀感，大腿底部出现抽筋感的前兆表现出现后，很快就开始出现子宫不规则收缩。

出现产兆不是正式临产，其后进入临产的时间，因人而异。临产有其特有的标志：有一定强度的规律宫缩，间隔5～6分钟，持续30秒以上，并逐渐加重和频繁；进行性宫颈管消失，宫口扩张，胎头逐渐下降。

孕妈妈分娩时必须拿掉首饰。因为当产妇在生产中发生危险的时候，医生要对其进行抢救，项链和手镯所处的正是可能要进行插管和打点滴的位置，如果不把它们拿掉就会影响到抢救过程，造成危险。

分娩第一产程

分娩第一产程，又称宫颈扩张期，或称开口期，是指从开始规律宫缩到宫口开全的过程。

宫缩产生阵痛是正常生理现象，产妇这时适当活动可感觉好一点，不必为此担忧和恐惧。这一时期医生应经常观察宫缩情况和胎儿状况，判断产程进展，并给予一定的帮助和处理。

将手平放在产妇子宫体部以观察到子宫收缩，子宫有规律的收缩，随着产程的进展，持续时间逐步延长，频率逐渐变高，强度不断增加，到宫口开全时，宫缩持续可达1分钟。间歇时间缩短为1～2分钟。子宫收缩，使宫颈口逐渐开大，胎儿的先露部逐渐下降，直至子宫颈口开大到10厘米，胎儿的头部可以通过，胎头即可露出于阴道口。

在观察宫缩情况的同时应注意关心产妇，消除其不必要的思想顾虑。产妇产生不良思想情绪可直接影响宫缩，引起疲劳、乏力，甚至延长产程。产妇应积极配合医生，在医生指导下做助产动作，促使宫缩正常进行。助产动作可起到很大的作用，不应忽视，产妇每逢宫缩即做深呼吸运动，并轻柔地按摩下腹部，或用拳头紧压腰部肌肉配合深呼吸运动，直到一阵宫缩过去再停止。这样做可以增加氧气量，减轻子宫肌肉疲劳和宫缩

对大脑的刺激，并且可转移产妇注意力，帮助其保持镇静。在胎头通过宫颈口时，疼痛最为剧烈，产妇应保持镇静，如不能忍受，可做短促呼吸，千万不可使腹部胡乱用力，否则将使产程延长，且疼痛也将加剧。

胎心是反映胎儿宫内状态的敏感指标。胎心音应在阵缩间歇时听，每次听 1～2 分钟，正常每分钟 140 次左右，清晰、规律。这一时期应每 2 小时听胎心一次，宫缩加剧时改为半小时到 1 小时听一次。如胎心音快于 160 次/分，或慢于 120 次/分，或者节律不一，时快时慢时，应立即给予处理。

正常孕妈妈可 4 小时测量血压一次，妊高征产妇应严密监测。

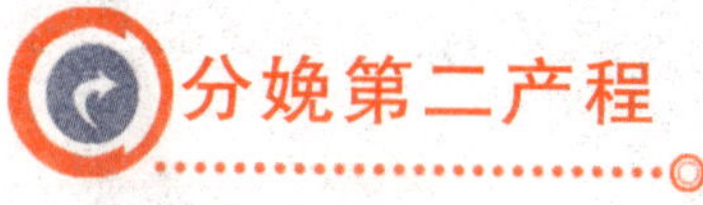

分娩第二产程

分娩第二产程，又称胎儿娩出期，是指从宫口开全到胎儿娩出的过程。初产妇 2～3 小时，经产妇 1～1.5 小时可完成。

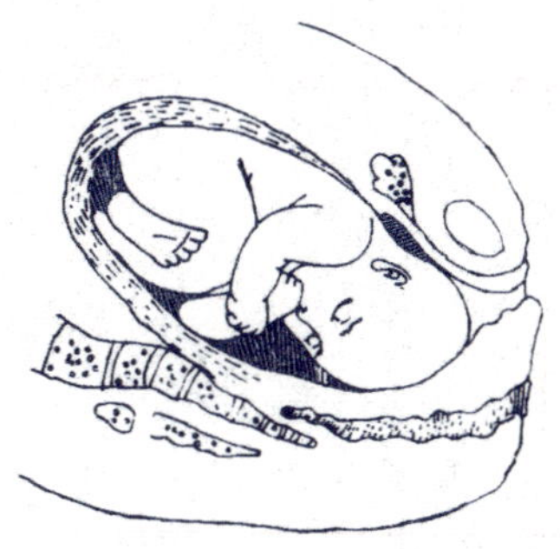

(1)

这时胎儿的头下降和子宫的收缩都产生剧烈压迫，胎膜破裂，羊水流出，在破水后，胎儿才可从胎膜中排出，继续娩出，并且羊水润滑产道，让胎儿顺利通过。一般宫口开全后，都可自动破水，少数未破者可行人工破膜。

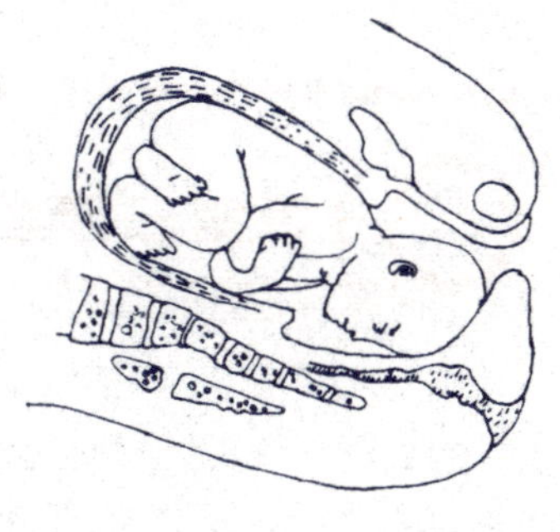

(2)

破膜后，宫缩常暂时停止，随后又出现并且加重。当胎头降到骨盆出口压迫盆腔组织时，产妇有排便感。这时配合阵痛用力，向下屏气加强腹压及子宫内压，胎儿可被缓慢推出产道口。之后由于胎儿已经下降，疼痛将稍有缓解，随着产程进展，会阴部渐渐膨隆变薄，肛门括约肌松弛，胎头不断露出阴道口。胎儿继续下降，并为适应产道不断转动胎头，胎头逐渐娩出，当见到胎儿头发时胎儿不再回缩，称之为胎头着冠。胎头娩出时产妇已不必再用力，依靠腹压、阵痛

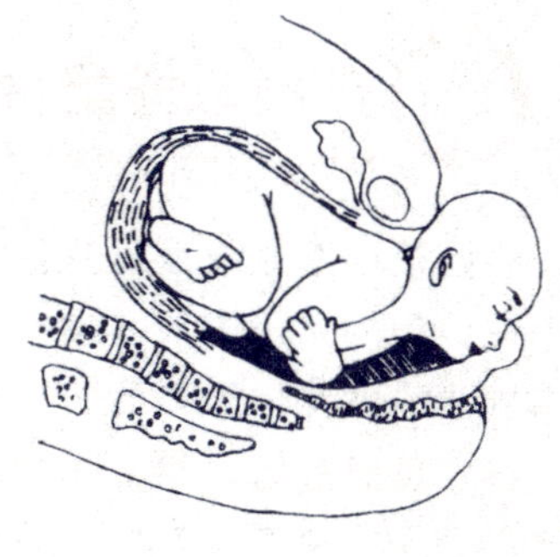

(3)

和医生的帮助，胎儿的头、背、躯干将随着羊水的溢出缓慢娩出，这时应当注意的是防止胎头通过阴道口时会阴撕裂。

胎儿刚刚娩出时脐带仍与母体相连，医生将脐带剪断后应仔细包扎好。清理干净呼吸道后，婴儿可建立自主呼吸，发出来到人世的第一声啼哭。洗掉婴儿的血迹后，测量婴儿的身长、体重、胸围、头围，并做记录。

分娩第三产程

分娩第三产程，又称胎盘娩出期，或称后产期，是指从胎儿娩出到胎盘娩出的过程。

胎儿娩出后，子宫底下降到脐水平，产妇感觉轻松，子宫很快地再次收缩，疼痛已明显减轻，胎盘从子宫壁上脱落，会随着出血排出体外。这一过程 10～20 分钟，最多不超过 30 分钟，出血量大约是 150 毫升。

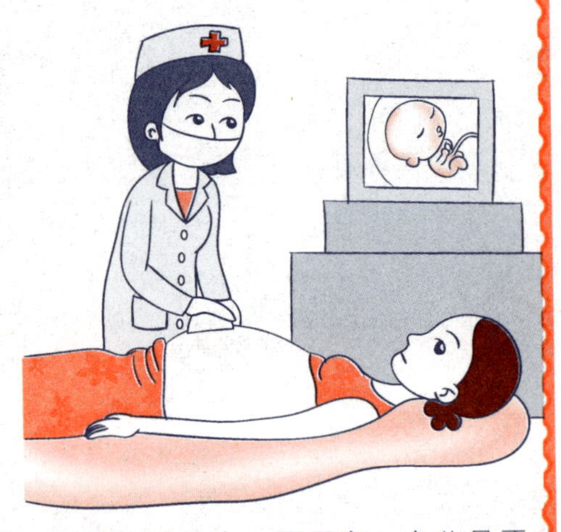

在胎盘排出体外后，医生要仔细检查胎盘，以确定胎盘是否完全排出，保证宫内无残留物。另外，还要仔细检查子宫、阴道口及会阴，排除或处理撕裂。如都没有异常，可垫上卫生巾，再观察一会儿是否有血流出。一段时间后如确定未再出血，应为产妇清洁身体，推回病房，分娩过程即告完毕。

产妇怎样配合接生

分娩需要医生或助产人员帮忙，也需要产妇正确的配合。

在分娩的第一阶段，宫口未开全，产妇用力是徒劳的，过早用力反而会使宫口肿胀、发紧，不易张开。此时产妇应做到以下几点：

（1）**思想放松，精神愉快**　紧张的情绪会使食欲减退，引起疲劳、乏力，直接影响子宫收缩，影响产程进展。

（2）注意休息，适当活动 利用宫缩间隙休息，节省体力，切忌烦躁不安，消耗精力。如果胎膜未破，可以下床活动，适当的活动能促进宫缩，有利于胎头下降。

（3）采取最佳的体位 除非是医生认为有必要，不要采取特定的体位。只要能使你感觉阵痛减轻，就是最佳的体位。

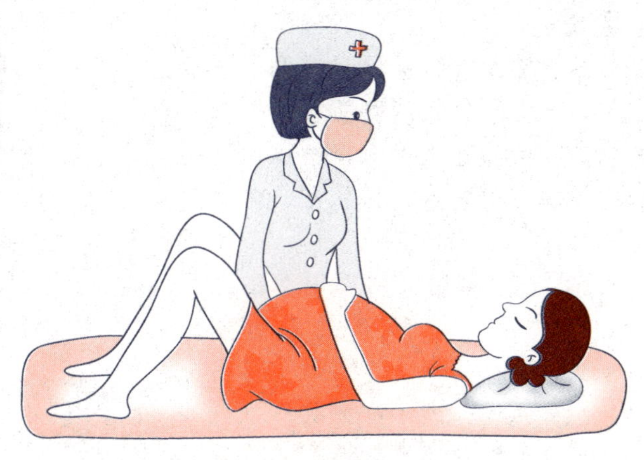

（4）补充营养和水分 尽量吃些高热量的食物，如粥、牛奶、鸡蛋等，多饮汤水，以保证有足够的精力来承担分娩重任。

（5）勤排小便 膨胀的膀胱有碍胎先露下降和子宫收缩。应在保证充分的水分摄入前提下，每2～4小时主动排尿1次。

第二产程时间最短。宫口开全后，产妇要注意随着宫缩用力。宫缩间隙，要休息，放松，喝点水，准备下次用力。当胎头即将娩出时，产妇要密切配合接生人员，不要再用力下屏，避免造成会阴严重裂伤。

在第三产程，产妇要保持情绪平稳。分娩结束后2小时内，产妇应卧床休息，进食半流质饮食，补充消耗的能量。一般产后不会马上排便，如果产妇感觉肛门坠胀，有排大便之感，要及时告诉医生，医生要排除软产道血肿的可能。如有头晕、眼花或胸闷等症状，也要及时告诉医生，以便及早发现异常，并给予处理。

产妇在分娩时如何减轻病痛

产妇在分娩时因疼痛大声喊叫，这种做法是不对的，因为大声喊叫既消耗体力，又会使肠管胀气，不利于宫口扩张和胎儿下降。正确的做法应该是，产妇要对分娩有正确的认识，消除精神紧张，抓紧宫缩间歇休息，按时进食、喝水，使身体有足够的体力贮备。这不但能促进分娩，也大大增强了对疼痛的耐受力。如果确实疼痛难忍，也可以做如下工作，以进一步减轻疼痛。

（1）深呼吸 子宫收缩时，先用鼻子深深地吸一口气，然后慢慢用口呼出。每分钟做 10 次，宫缩间歇时暂停，产妇休息片刻，下次宫缩时重复上述动作。

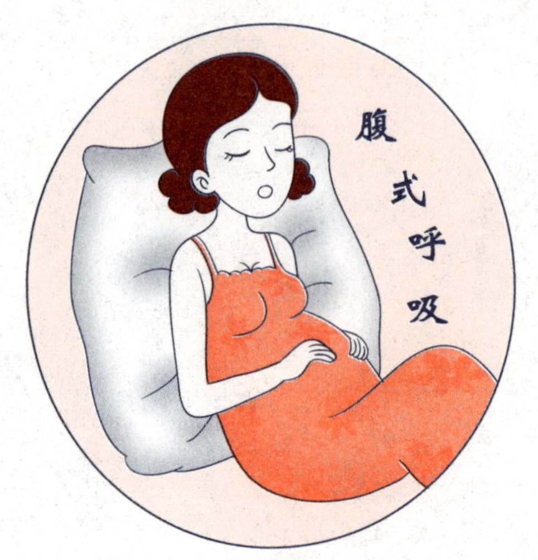

（2）按摩　深呼吸的同时，配合按摩效果更好。吸气时，两手从两侧下腹部向腹中央轻轻按摩；呼气时，从腹中央向两侧按摩。每分钟按摩次数与呼吸相同，也可用手轻轻按摩不舒服处，如腰部、耻骨联合处。

（3）压迫止痛　在深呼吸的同时，用拳头压迫腰部或耻骨联合处。

（4）适当走动　产妇如一切正常，经医生同意后，可适当走动一下，或靠在椅子上休息一会，或站立一会儿，都可以缓解疼痛。

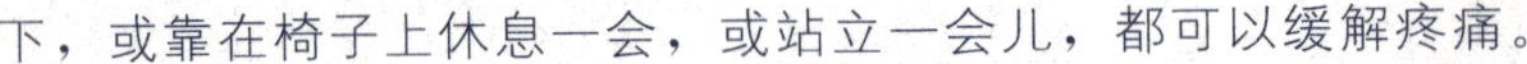

第二节　特殊情况分娩

应当相信现代医学技术，围生医学和技术手段今天已经相当成熟，应对各种意外情况和变化的能力，是妇产医学早已经能够解决的问题，因此，一旦遇到难产因素，做为生产的主体，产妇一定要相信现代医学技术、相信医生，能够帮助自己顺利度过难关。

宝宝臀位怎么办

预产期到了，可宝宝明明就要出来了，还把小屁股朝着下面坐得稳稳的，称为“臀位宝宝”，该怎么生呢？

宝宝臀位并不代表一定非剖宫产不可，医生会权衡剖宫产和自然产的风险利弊，然后根据具体情况给予最好的建议。

首先应让宝宝在母体内转向。半数左右的宝宝一开始，也就是在怀孕早期

都是臀部朝下的。到了孕 26～28 周，才变成头朝下，如果宝宝到了孕 28 周还没转向，很可能就会一直保持臀位。如果你的宝宝到了孕 28 周还没有自行转向，医生会教你采取胸膝卧位纠正，或进行外部胎位倒转术，也就是在你的腹部推挪，帮宝宝转为头向下的姿势；外部胎位倒转术有 60%～70%的成功率。有些宝宝还会再转回来，所以需要再实施一次倒转术。

如果宝宝足部先露或膝先露，体重超过 3500 克，或是早产儿，医生可能就会选择以手术方式生产。

分娩时为何要做会阴侧切

产妇分娩时，通常有以下几种情况要做会阴侧切：

(1) 胎儿过大，第二产程延长，胎儿出现宫内窘迫。

(2) 施用产钳术、胎头吸引术、足月臀位或牵引术时。

(3) 产妇患有严禁加大腹压的心肺疾病。

(4) 产妇曾做过阴道损伤修补术及会阴发育不良。

(5) 会阴紧，不切开将发生会阴严重撕裂者。

(6) 早产（以减少颅内损伤）或胎儿需迅速娩出者。

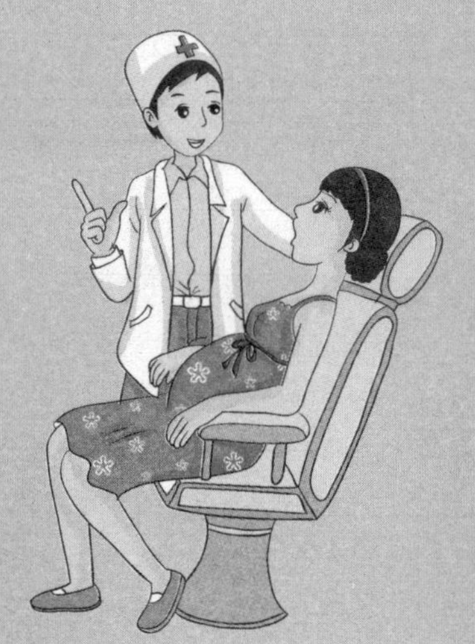

对于会阴侧切，不少产妇都会感到恐惧。其实，进行会阴侧切对产妇和胎儿有时是必须的。胎儿出生时要经过子宫口、阴道和会阴等，会阴是产道的最后一关。子宫口与阴道需胎儿先露部分慢慢将其扩展，会阴也需要一定时间才能扩松。胎儿通过产道时间越长，缺氧的机会越多。所以，做侧切可扩大会阴，保护胎儿，使其尽快出生。资料证明，有侧切指征时，做会阴侧切与不做会阴侧切，和胎儿有无缺氧、有无新生儿窒息有直接关系。

在做侧切时一般要用少量麻醉药，产妇可无痛觉。胎儿娩出后，将侧切部分对齐缝好，5 天后拆线，便可恢复原样。

难产怎么办

难产即指除了阴道自然分娩之外的所有手术产，阴道手术产是指产程情况需要施产钳术、胎吸术或其他助产术协助分娩。

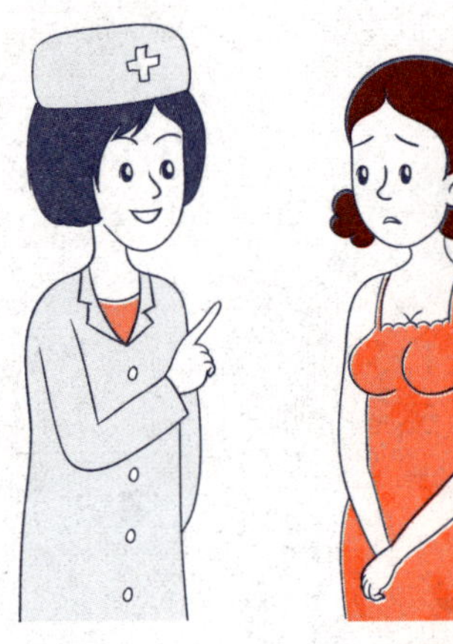

分娩的难易取决于产道、产力和胎儿三个因素，影响分娩的三个因素中，任何一个因素异常都会导致难产发生。在分娩时，产道因素的好坏可通过孕期检查、测量作出较准确的判断，胎儿大小、胎位等到妊娠晚期也可大致上作出判断，而产力到临产后才能表现出来，一般到临产后的一定时间才能判断其是否难产。

为了防止难产的发生，孕妈妈在分娩前就应在医生的帮助下选择合适的分娩方式，并且应当全面了解孕妈妈情况，如身高、体重、病史、妊娠史等，进行详细的全身检查和产科检查如胎位、胎儿大小、骨盆大小等，然后综合各种因素作出选择。计划性剖宫产术要严格掌握其适应证。此外，对一些有生育困难的孕妈妈要特别关注，如多年不孕，年龄在35岁以上者，或有多次流产、早产史的孕妈妈等。

初产妇有异常胎位剖宫产较为安全，尤其是臀位、横位者。头位难产给予催产素静脉点滴可加强产力，希望能协助胎头旋转，必要时需改行剖宫产分娩。胎头位置异常难以预测，产程进行到一定阶段才表现，但80%以上阴道分娩成功，不能因此放弃阴道分娩。

如自然阴道分娩，应密切注意产程进展及胎儿状态，一旦发生异常立即行必要检查，早期发现，早期处理，可有效地避免和减少难产的发生。

常见的软产道异常有子宫畸形

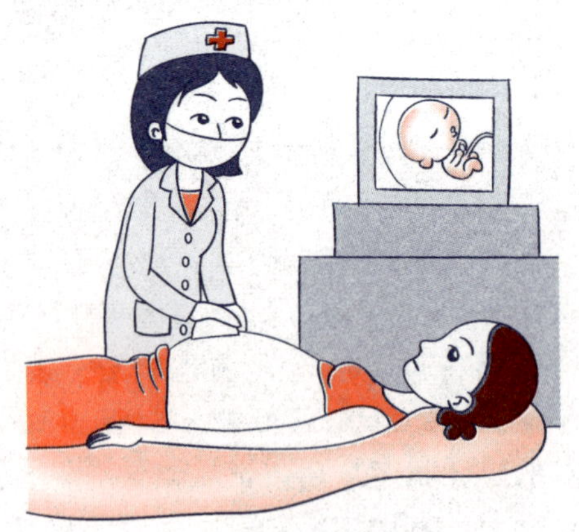

（如双子宫，可能导致胎位不正或一侧子宫阻塞产道）、子宫肌瘤、子宫颈肌瘤、子宫颈水肿、阴道横隔或纵隔、外阴严重水肿或瘢痕等，均可能阻碍胎儿通过。

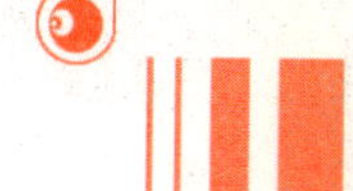

早产怎么办

在妊娠满28周但不满37周（196～258天）分娩称为早产。此时娩出的新生儿，称为早产儿，体重大多为1000～2499克，身体各器官未成熟。早产占分娩的5%～15%，国内早产儿死亡率为12.7%～20.8%。

早产儿死亡的原因主要是围生期窒息、颅内出血、畸形，胎龄越小、体重越低，死亡率越高。存活的早产儿多数有神经智力发育缺陷，防止早产是降低围生儿死亡率和提高新生儿素质的主要措施之一。

出现先兆早产后应卧床休息，以左侧卧位为佳，可以减少自发性宫缩。静脉输液，以扩张子宫胎盘血流灌注量，减少子宫活动。同时，作肛查或阴道检查了解子宫颈容受及扩张情况，但要避免刺激引起宫缩。多数患者通过处理可好转，若未改善，应明确是否进展至难免早产，并给予相应处理。

过期产怎么办

胎龄满42足周或以上（≥294天）出生的新生儿称为过期产儿，又称过熟儿。

过期产的原因，至今尚未十分明确，经调查可能与以下因素有关：遗传因素和个人体质，宫缩乏力，胎位异常，胎儿畸形，妊娠末期黄体酮过多、雌激素过少，孕妈妈活动过少，营养条件过度，维生素E过多等。

发生过期产，在确实诊断后，应参照胎盘功能及宫颈成熟度来决定如何处理。若单纯为过期妊娠，胎盘功能正常，无内科并发症或产科并发症，过期产儿预后良好，一般不主张常规引产，但分娩时易发生难产。过期妊娠时不一定有胎儿缺氧，而且常规引产对新生儿患病率并无改善，并发症多，剖宫产率高。若胎盘功能不

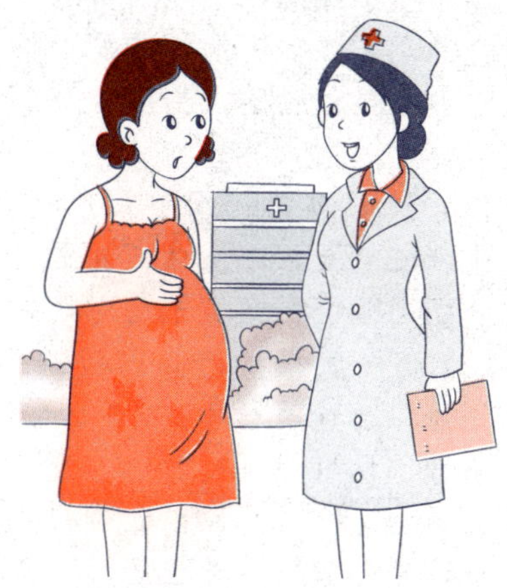

足，患病率及死亡率均高，必要时应及时终止妊娠，防止发生胎盘功能不足而导致危险。核对孕周及预产期，确系过期，给予人工破膜或继以催产素静脉滴注引产，并注意胎儿监护，如胎儿缺氧改行剖宫产术引产。预产期不确定时，每周随访2次，胎盘功能良好者，可等待自然临产；胎盘功能减退者，根据减退程度决定剖宫产或引产。

娩出前做好抢救窒息的准备，娩出后及时清理气道，必要时气管插管及加压给氧。如有羊水、胎粪吸入，可出现严重呼吸系统症状或缺氧性颅内出血，应及时给氧。同时，应纠正酸中毒，给抗生素预防感染，补充能量以防低血糖。

准爸爸怎样做“最佳配角”

据调查，97%的产妇希望丈夫在她们昏天黑地生孩子的时候能够握住自己的手，让丈夫能够一起分担生产过程的辛苦，一起聆听宝宝的第一声啼哭，一起共享宝宝降临人世时的无尽喜悦。在中国，爸爸进产房也开始提倡起来。很多人认为，爸爸进产房，能够让他们更多一份爱妻之心。

然而，事实上，不是所有的准爸爸都有这样的勇气的，他们说不定看到血会晕，他们可能会比他们的爱人更难以承受痛楚，他们有的还担心一起经历生产过程会影响以后的性生活。那么，准爸爸怎样做才可以使自己成为临产时的“最佳配角”呢？

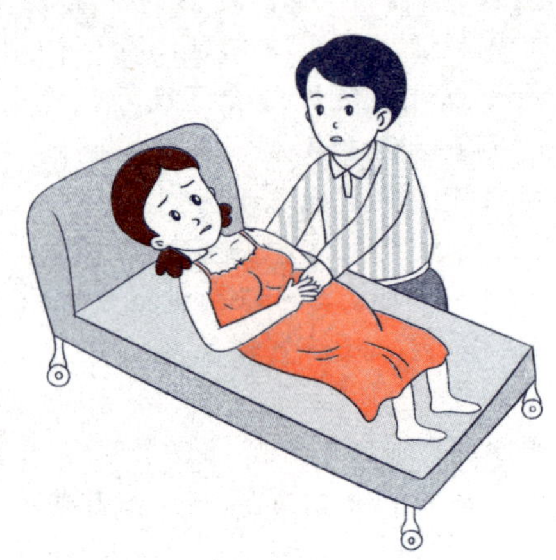

（1）和孕妈妈一起参加产前训练班，了解生产的过程，以及生产过程中将会发生的一切，以便在产房里应对自如。

（2）学一套缓解产妇痛苦的办法。以下方法可供准爸爸参考：

招数一：好话说尽。坚持鼓励她表现出色，要表现出对她能够顺利生产的信心，要让她知道她将带给他们生活一个崭新的开始，要一再表白对她的感情和感激之情，要让她知道你会因此而更爱她。

招数二：按摩高手。在整个生产过程中，要通过对产妇不同身体部位的按摩，达到缓解疼痛的效果，比如背部按摩、腰部按摩，还有腹两侧按摩。

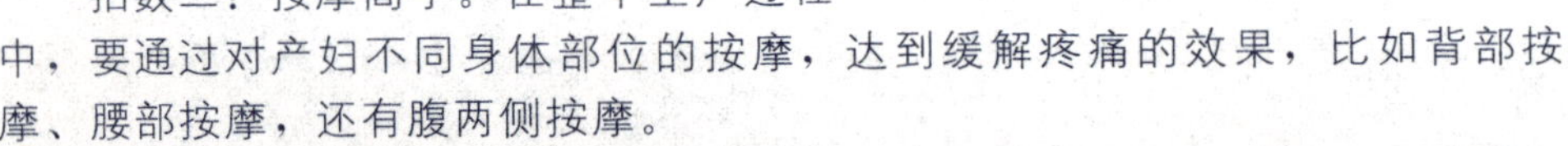

招数三：制造轻松气氛。为鼓励她挺住，在阵痛间隙，可以和她一起畅想即将诞生的宝宝的模样，将来怎样培养他，调侃宝宝会像彼此的缺点，会如何调皮，如何可爱，生活会如何精彩等，也可以回忆以前可笑的生活事件，反正要竭尽全力制造轻松气氛，让孕妈妈尽量放松下来。

（3）“兵马”未动，“粮草”先行。要准备好充足的水、点心或者她平时最喜欢吃的小零食，最好还有巧克力，随时准备给她补充能量，这很重要。产妇在生产过程中，体力消耗巨大，汗水淋漓，虽然没有胃口吃什么东西，但是需要喝水。对于产程长的产妇，准爸爸有时候需要强迫她进食，保证她在关键时刻力大无比。

（4）不可有半点责备。女人在生产过程中可能会有过激或反常表现，比如大哭大叫，产房里的准爸爸常常会成为攻击对象。在这种情况下，男人千万不可流露出任何责备，对一些生理的异常反应，要表现出极大的理解和容忍，这个时候男人的表现甚至会影响以后的夫妻感情和家庭生活。

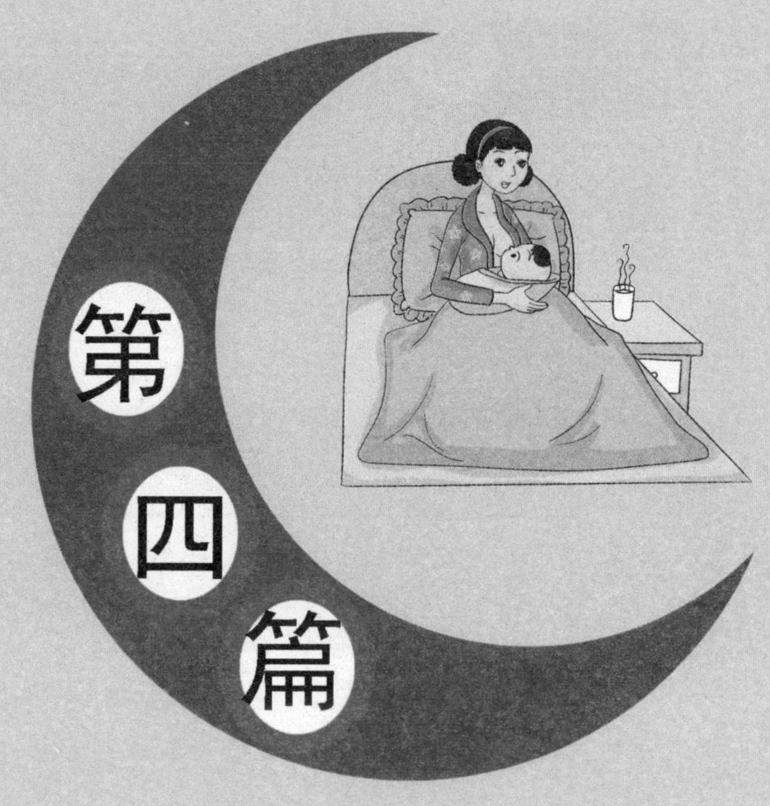

第四篇

新妈妈产后护理

产后新妈妈身体特别虚弱，如何恢复健康、恢复元气，如何防范各类疾病发生，是整个产褥期应该特别关心的问题。产妇分娩后，日常生活安排要特别精心周到，且各时期应有不同的调养和护理。

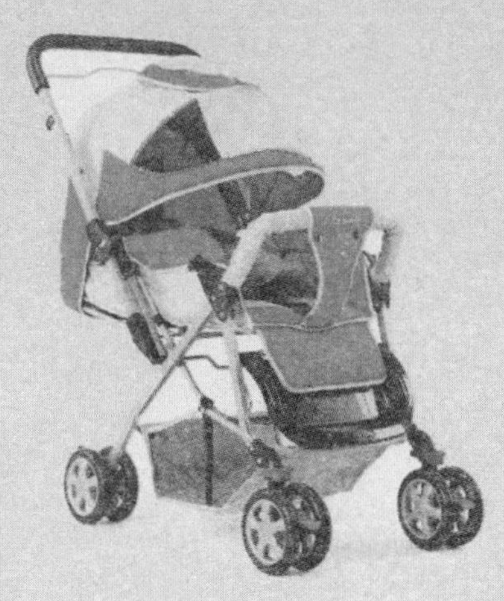

第一章 月子中的保健知识

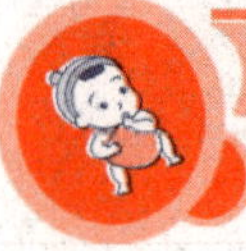

第一节 产后护理与恢复

生完宝宝之后，能否恢复到自己产前的靓丽、苗条状态，自然会是每一位妈妈关注的重要大事。产后瘦身与健康恢复，是相辅相成的关系。适时适度运动、保持营养摄取平衡和为宝宝哺乳都是瘦身健美的较佳选择。

医生要观察产妇哪些情况

产妇分娩后两小时内，要留在产房内观察。医生要观察产妇阴道流血情况、子宫收缩情况，以及血压、心率和一般情况，鼓励产妇及时小便，帮助产妇进行母婴皮肤接触，产后30分钟内开奶。

产妇要在医院住多久

如果是顺产，母婴均无异常情况，一般产后24小时后就可以出院。如果产妇分娩时会阴破裂或行切开术，产后4～5天拆线后，伤口愈合良好即可出院。剖宫产的产妇拆线时间为6～8天，拆线后即可出院。如果有其他异常情况，需要根据病情来决定。

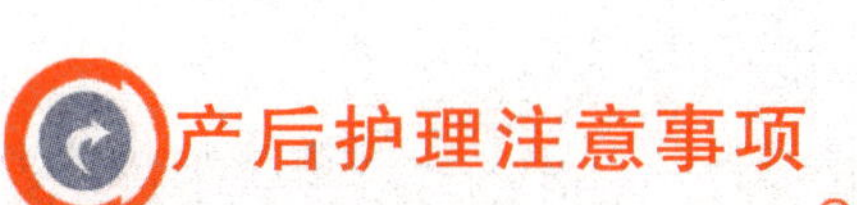

产后护理注意事项

产后10日内，应每天观察产妇的体温、脉搏、呼吸和血压。

产后24小时内，应卧床休息，及早下地，保证充分的睡眠时间，但

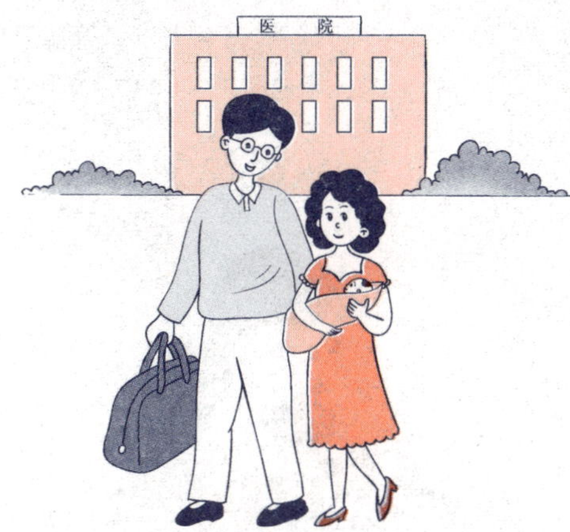

不要做重体力劳动，以免发生子宫脱垂。产后第一天可吃一些清淡、易消化的食物，第二天以后可多吃高蛋白和汤汁食物，适当补充维生素和铁剂。产后尿量增多，应及时排小便，以免胀大的膀胱妨碍子宫收缩。产后2日内应排大便。如有便秘，可用开塞露、肥皂水灌肠等进行处理。每日可用温开水或消毒液冲洗阴部2～3次，保持会阴部清洁干燥。

一般在产后4～5日拆除会阴缝线。

宫底高度逐日复原，产后10日应在腹部摸不到子宫，剖宫产产妇复原较慢，应适当用宫缩剂，恶露有臭味应进行抗炎治疗。

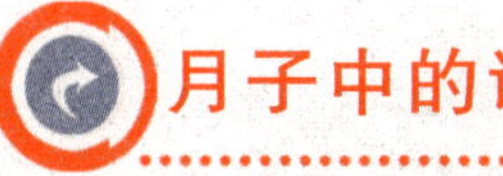

月子中的误区

误区一：产妇要避风。

不少人以为风是“产后风”（指产褥热）的祸首。其实，产褥热是藏在产妇生殖器官里的致病菌在作怪，多源于消毒不严格的产前检查或产妇不注意产褥卫生等。另外，夏日里门窗紧闭，裹头扎腿还会引起产妇中暑，实不可取。

误区二：越晚下床越好。

许多人认为，产妇体质虚弱，须静养，就让其长期卧床。一般情况下，产后24小时就可在床上靠着坐起来，并慢慢下床活动。

误区三：初乳不能吃。

有的产妇认为初乳是“灰奶”，不让婴儿吮吸，而事实上初乳营养价值很高，含有丰富的免疫抗体，因此不应浪费。

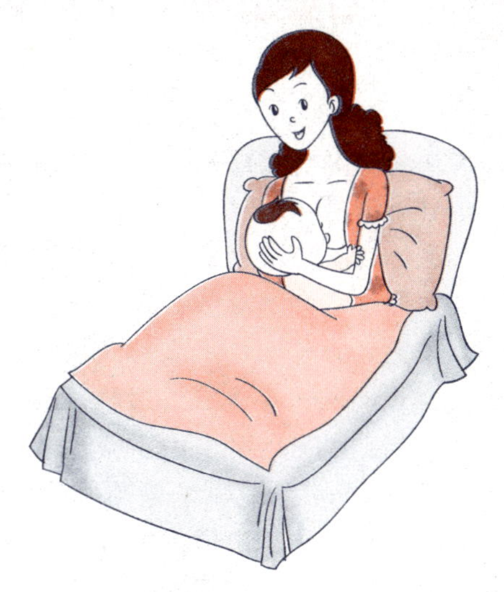

误区四：鸡蛋吃得越多越好。

鸡蛋营养丰富，也容易消化，适合孕产妇食用，但并不是吃得越多越好。产妇每天吃2～3个鸡蛋足矣。

产后不宜马上熟睡

经过分娩的过程，产妇消耗了大量的体力和精力。因此，当婴儿出生后，母亲就会大松一口气，紧接着疲劳就会袭来，很想痛痛快快地睡一觉。

但医生主张，产后不宜立即熟睡，应先闭目养神，半坐卧，用手掌从上腹部向脐部按揉，在脐部停留，旋转按揉片刻，再按揉小腹，时间比脐部稍长。如此反复十余次，可有利于恶露下行，避免或减轻产后腹痛和产后出血，帮助子宫尽快恢复。闭目数小时后就可熟睡。

产后要及时下地活动

受传统观念影响，很多妇女认为产褥期必须静养，过早下床活动就会伤身体，其实，产后进行适当的活动，身体才能较快恢复。只要产妇身体条件许可，可以慢慢下床活动。

如觉体力较差，下床前先在床上坐一会儿，有一个适应的过程，若不觉得头晕、眼花，可由护士或家属协助下床活动，以后可逐渐增加活动量，在走廊、卧室中慢慢行走，循序渐进地做几节产后保健操，活动活动身体，这样有利于加速血液循环、组织代谢和体力恢复。

及早下床活动可以使产妇的体力和精神得到较快恢复，并且随着活动量的加大，产妇可以增进食欲，有助于乳汁分泌，促进肠道蠕动，使大小便通畅，有利于防止便秘、尿潴留和肠粘连的发生，这对剖宫产的产妇是很重要的。

及早下地活动还可以促进心搏和加快血液循环，有利于子宫复旧和恶露的排出。

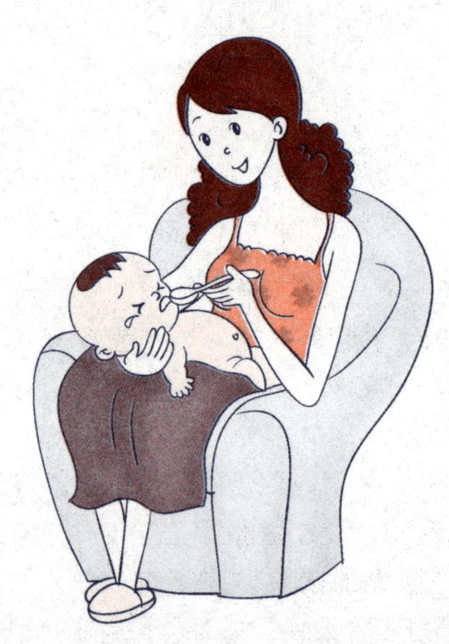

产后血流缓慢，容易形成血栓。及早下地活动可以促进血液循环与组织代谢，防止血栓形成，这对有心脏病及经剖宫产的产妇尤为重要。

肌肉的功能用进废退，产妇及早进行活动，可以加强腹壁肌肉的收缩力，使分娩后腹壁松弛的情况得到及时改善，有助于产妇早日恢复苗条的

身材，防止发生生育性肥胖。

活动不及时容易导致恶露排出不畅，子宫复旧不良，长时间卧床还会造成产妇下肢静脉血栓。

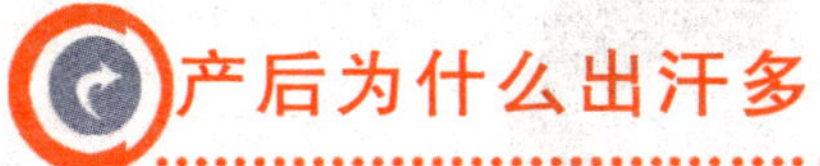

产后为什么出汗多

产妇分娩后总是比正常人出汗多，以夜间睡眠时和初醒时更加明显，一般产后头三天比较明显，大多在产后 1 周内好转。这是正常的生理现象，因为妊娠期体内聚积很多水分，产妇皮肤的排泄功能变得比较旺盛，会将妊娠期间积聚在体内的水分通过皮肤排泄出体外，所以产后出汗多不是病态，不必担心，但要加强护理。

首先，室内温度不宜过高，要适当开窗通风，保持室内空气流通、新鲜。

其次，产妇穿着要合适，不要穿戴过多，盖的被子不宜过厚。出汗多时用毛巾随时擦干。每晚应洗淋浴或用温水擦洗身体，不要受凉。产妇的内衣裤要及时更换。

有人认为，产妇产后怕见风，要捂着，即使在炎热的夏天，也要门窗紧闭，穿厚衣，戴厚帽，实际上是没有科学根据的，容易使产妇产后中暑、虚脱，给易出汗的产妇“火上浇油”，应该避免这些不良习惯。产后经皮肤和泌尿系统排泄，出汗就多，排尿增多，尿中可出现微量蛋白，偶尔可出现糖尿。此外，产妇的甲状腺功能比正常人亢进，产后脂肪、糖、蛋白质代谢旺盛，因此多汗。许多产妇进食较多的高能量食物，又多喝汤水，这也是产后多汗的原因之一。

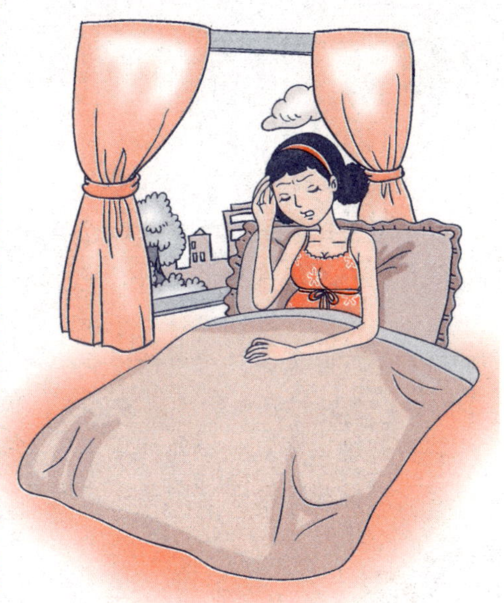

产妇产后生殖系统的变化

产褥期产妇变化最大的是生殖系统。在此期间，产妇由于妊娠分娩而发生变化的全身各器官将逐渐恢复到妊娠前的状态，乳腺开始分泌乳汁。产妇产后生殖器官的主要变化有：

（1）**子宫**　分娩结束 6～8 周后，子宫逐渐恢复至未孕状态，此过程称为子宫复旧。子宫复旧的过程包括子宫肌纤维的缩复、子宫颈的复原、子宫内膜的再生等变化。除了子宫体由大变小以外，子宫内膜也需要一定的时间恢复正常。子宫颈在分娩时发生最大限度的扩张，宫颈口可扩大到直径10厘米。大约在产后4周，子宫颈可完全恢复正常。

（2）**阴道** 阴道壁和阴道口在分娩时也发生极度扩张，黏膜皱褶消失。分娩后，阴道变为松弛的管道，阴道周围组织和阴道壁出现水肿，瘀血呈紫红色。在产褥期，阴道壁张力逐渐恢复，产后3周阴道皱褶重新出现，阴道逐渐缩小，但不能恢复到原有的程度。分娩时发生的裂伤或手术切口逐渐愈合。处女膜在分娩时撕裂成为残缺不全的痕迹，产后无法恢复。

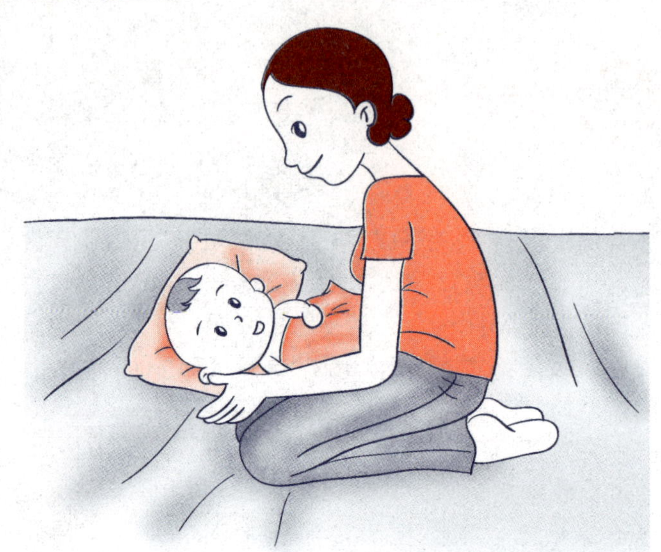

（3）**盆底** 分娩过程中，由于长时间压迫与扩张，使盆底肌肉和筋膜过度伸展，弹性降低，并有可能伴有部分肌纤维断裂。如果没有严重的损伤，产后1周内，水肿和瘀血就可迅速消失，组织的张力逐渐恢复。最好能结合产后锻炼，否则难以恢复到孕前的水平。如果产后过早劳动，特别是体力劳动，就可引起阴道壁膨出及子宫脱垂，应特别注意。

产后洗澡注意事项

传统观念认为，产妇分娩时失血，分娩后大量出汗，气血两虚，产后洗澡容易感受外邪，因此不主张洗澡。其实这种认识是不符合卫生要求的。

产后皮肤排泄功能旺盛，出汗较多，乳房还会淌乳汁，阴道不断有恶露排出，尤其是夏天，短时间内就会出现难闻的气味。不仅产妇本人感到不适，细菌也会乘虚而入，所以需要比平时更讲卫生，保持全身清洁，预防乳腺炎和子宫内膜炎。

与不洗澡的产妇相比，产后洗澡者皮肤清洁，会阴部或其他部位感染炎症

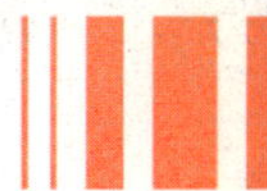

的几率明显降低。

如果产妇身体健康，分娩顺利，完全休息好后，应该和正常人一样生活，完全可以照常洗澡。勤洗澡可以保持汗腺通畅，有利于体内代谢产物排出，还可以调节植物神经，恢复体力，解除肌肉和神经的疲劳。淋浴对乳腺分泌乳汁也有一定的促进作用，可以提高乳汁的质量，而且婴儿患鹅口疮的发生率也比较低。

产妇气血虚弱，表收不固，抵抗力差，易受邪气侵害，所以产后洗澡应特别注意寒温得当，严防风、寒、暑、热乘虚而入。

产妇产后洗澡应该做到“冬防寒，夏防暑，春秋防风”。

在冬天洗澡时，浴室宜暖，浴水须热，但不要大汗淋漓，汗出太多会伤阴耗气，易致头昏、胸闷、恶心、欲吐等。

在夏天洗澡时，浴室空气要流通，水温应接近体温，在37℃左右，不可贪凉用冷水，图一时之欢而后患无穷。产后触冷会导致月经不调、身痛等病。

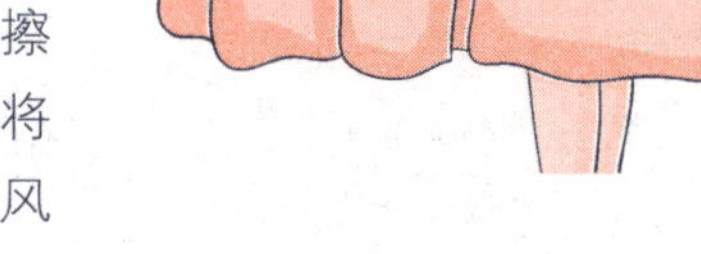

产妇宜采用淋浴，不宜盆浴，以免污水进入阴道，从而引起感染。每次洗澡时间不要太长，以15～20分钟为宜。

洗澡后，应及时将身体和头发擦干，穿好衣服以后再走出浴室。最好将头发用干毛巾包起来，不要使头部受风着凉，否则，头部的血管遇冷会骤然收缩，有可能引起头痛。

沐浴后，若头发未干，不要立即就睡，否则湿邪侵袭而致头痛。饥饿时和饱食后不宜洗澡，洗澡后应吃点东西，以补充耗损的气血。

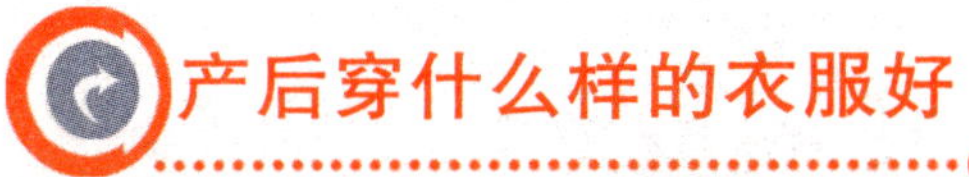

产后穿什么样的衣服好

产妇产后衣着应整洁舒适、冷暖适宜，不要穿紧身衣裤，也不要束胸，以免影响血液循环或乳汁分泌。夏季注意凉爽、排汗，冬季注意保暖。过分“捂”的不良习俗是不科学的。如果捂得太严，会使汗液不能蒸发，影响体内散热，造成体温升高。尤其在炎热的夏天，捂得太严会造成中暑。产妇的衣着

应随着四季气候变化而进行相应的增减。

春秋季节，产妇衣着被褥应较平常人稍厚，以无热感为好，穿薄棉线袜。

夏天，产妇的衣着、被褥皆不宜过厚，穿着棉布单衣、单裤、单袜避风即可。被褥须用棉毛巾制品，才能吸汗去暑湿，以不寒不热为佳。若汗湿衣衫，应及时更换，以防受湿。

冬天，产妇床上的铺盖和被盖要松软暖和，产妇最好穿棉衣或羽绒服，脚穿厚棉线袜或羊绒袜。后背和下体尤须保暖。

可以选择适当的收腹带来收紧腹部，以防腹壁下垂，但不可过紧，以免影响腹腔脏器的生理功能。

产妇应选择舒适透气的布鞋或软底鞋，不要穿高跟鞋，因为高跟鞋可使身体重心改变，加重肌肉的负担，易引起腰酸腿疼。即使在家里或夏天也不要赤脚，应穿棉线或毛袜，防止脚底痛。

剖宫产后自我护理

剖宫产是在产妇小腹部做一条长 8～10 厘米的切口，打开腹腔，切开子宫，取出胎儿，然后层层缝合。产科医生一般经慎重考虑后才会施行此项手术。剖宫产常见的并发症有发热、子宫出血、尿潴留、肠粘连，远期后遗症有慢性输卵管炎、宫外孕、子宫内膜异位症等。预防并发症一方面靠医生，另一方面需要患者的配合。所以术后加强自我保健与护理，对于顺利康复是很重要的。

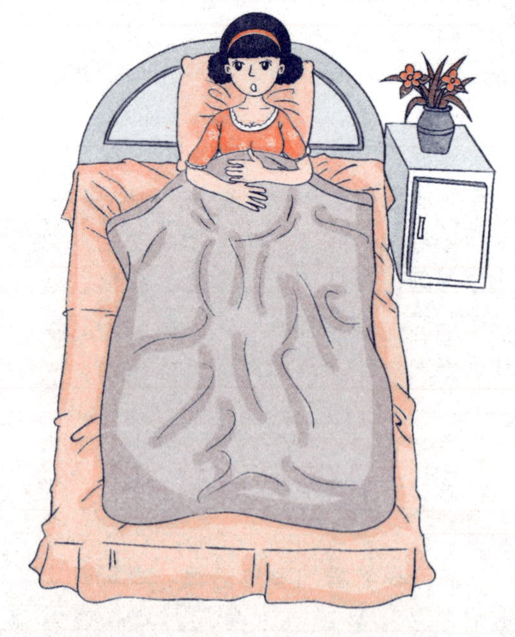

（1）采取正确体位　进行剖宫产后的产妇应采取正确体位，去枕平卧 6 小时，后采取侧卧或半卧位，使身体和床呈20°～30°。

（2）坚持补液，防止血液浓缩，血栓形成　所输液体有葡萄糖、抗生素等，可防止感染、发热，促进伤口愈合。合理安排产妇产后的饮食。术后 6 小

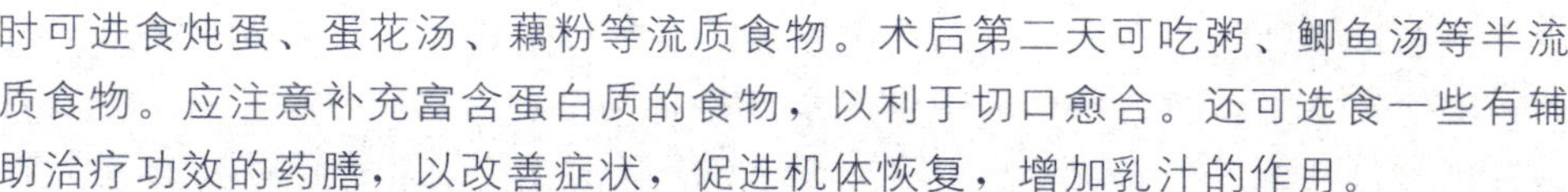

时可进食炖蛋、蛋花汤、藕粉等流质食物。术后第二天可吃粥、鲫鱼汤等半流质食物。应注意补充富含蛋白质的食物，以利于切口愈合。还可选食一些有辅助治疗功效的药膳，以改善症状，促进机体恢复，增加乳汁的作用。

（3）产妇应及早下床活动　麻醉消失后，可做些上下肢收放动作，术后24小时应该练习翻身、坐起，并慢慢下床活动。这样可促进血液流动，防止血栓形成，促进肠蠕动，可防肠粘连。

（4）要注意阴道出血　如超过月经量，要通知医生，及时采取止血措施。当心晚期产后出血，剖宫产妇出院回家后如恶露明显增多，如月经样，应及时就医。最好直接去原分娩医院诊治，因其对产妇情况较了解，处理方便。

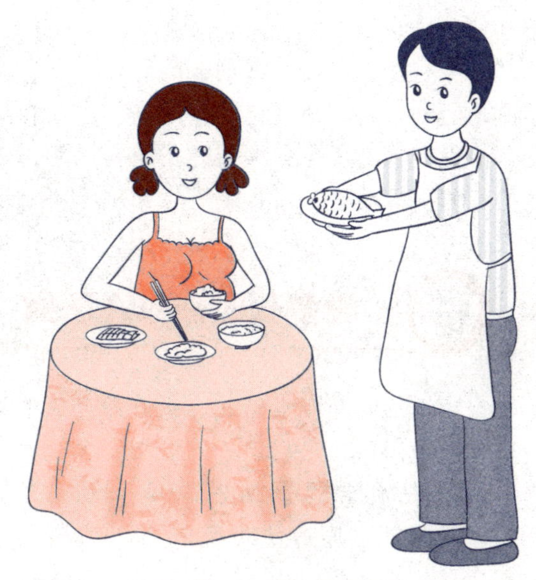

（5）不可过早性生活　剖宫产后100天，若无阴道流血，可恢复性生活，但应及时采取避孕措施。因为一旦受孕做人工流产时，特别危险，容易造成子宫穿孔。

（6）及时排尿　手术留置的导尿管在手术后第二天补液结束后即可拔除，拔除后3～4小时应及时排尿。

（7）注意体温　停用抗生素后可能会出现低热，这常是生殖道炎症的早期表现。如超过37.4℃，则不宜出院。无低热出院者，回家3周内，最好每天下午测体温一次，以便及早发现低热，及时处理。

月子里为什么不要完全卧床

有人认为“坐月子”，就是要卧床休息一个月，其实这是完全不必要的，对身体的恢复健康是不利的。一般产后第一天，产妇较疲劳，应当充分睡眠或休息好，使精神和体力恢复，为此周围环境应保持安静，从各个方面给以护理照顾。妇女怀孕后，由于胎儿的发育，子宫不断增大，使腹部膨隆，特别是妊娠后期更为明显，分娩后一时难以恢复。为了使腰腹肌肉的弹性恢复到孕前状态，不是营养或卧床休息所能达到的，需要借助于适当的体育锻炼，促进局部肉收缩，才可能实现。因此，凡是无会阴撕裂伤或接受过会阴侧切手术，有产道损伤、发热、恶露不尽、腹痛等症状的，就应在 24 小时后下床活动，并逐渐增加活动量，可增加食欲，减少大小便的困难，促进腹壁、骨盆底部的肌肉恢复，预防产后容易发生的尿失禁、子宫脱垂等毛病。如第一天至第三天做抬头、伸臂、屈腿等活动，每天做 4～5 次，每次 5～6 下；一周后可在床上做仰卧位的腹肌运动和卧位的腰肌运动，将双腿伸直上举，行仰卧起坐，头、肩、腿后抬等运动项目；半个月后，可做些扫地、做饭等家务，以利肌肉收缩，减少腹部、腰部、臀部等处脂肪蓄积，避免产后肥胖症、保持体态美。早期适量活动，还可使消化功能增强，以利恶露排出，避免压疮、皮肤汗斑、便秘等产后疾病的发生，并能防止子宫后倾。单纯卧床休息对产妇来讲是有害无益的，只要运动不过量，就不会出现不良反应。

一般多长时间排净恶露

产妇产后会有阴道出血，也就是产后的恶露，它的主要成分为坏死的子宫蜕膜和血液。那么产后产妇一般出血多长时间能干净呢？

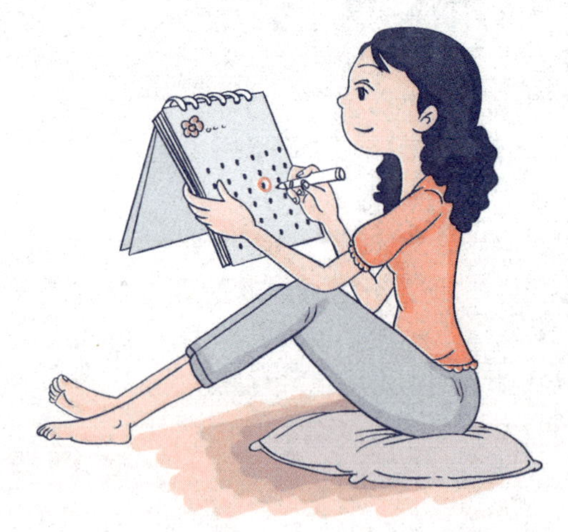

一般开始排的是血性恶露，颜色鲜红，其中含大量血液，出血量比较多，有时会有小血块、少量胎膜、胎脂和坏死的蜕膜组织，持续 3 天左右；然后排出的是浆液性恶露，颜色淡红，量中，其内含多量坏死蜕膜组织、宫颈黏液和少量血液，持续 2 周左右；最后为白色恶露，恶露颜色较白，黏稠，含大量白细胞、坏死蜕膜组织等，再持续 2～3 周。正常的恶露有血腥味，但无臭味，若产后子宫恢复不好，或者子宫内残留有胎膜、胎盘，或合并有感染时，恶露量就会增多，颜色由淡转红，持续时间延长并有臭味。

产妇在产后一定要注意个人卫生，勤换卫生巾、卫生纸和内裤，每日用清水清洗外阴。还应注意的是产后最初两周内不可坐浴、不可盆浴。因为此时宫颈口仍开着，坐浴容易引起上行性感染。此外还应注意在恶露未干净前不能同

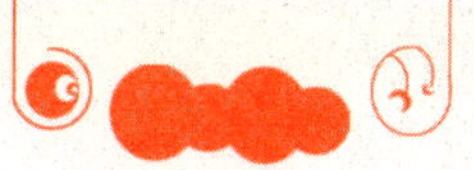

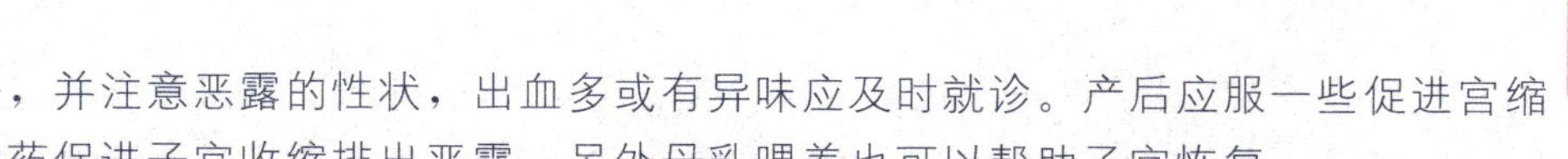

房，并注意恶露的性状，出血多或有异味应及时就诊。产后应服一些促进宫缩的药促进子宫收缩排出恶露，另外母乳喂养也可以帮助子宫恢复。

产后多长时间可以过性生活

专家认为，一般情况下，产后第6～8周时恢复性生活，对产妇健康无大妨碍，是安全的。而即使有些人分娩顺利，子宫恢复较快，体质又好，性生活也不可恢复过早。这是因为，分娩时撑大了的阴道壁黏膜变得很薄，子宫内部有裂伤，完全愈合需要3～4周时间。而且，分娩时开放的子宫口短期内也不能完全闭合。因此，在产后4周内性交，不仅阴道壁黏膜容易受伤，病菌也会乘机而入，引起子宫内感染，发生产褥热等严重疾病。特别是少数人在产后2周内恶露未净的情况下就过性生活，很容易导致产褥热，危险性更大，必须杜绝。对于病理产，如剖宫产、产钳术、会阴侧切术、宫颈缝合，或产褥期有感染、发热、出血等情况，其子宫、阴道、外阴等器官组织恢复缓慢，房事时间则要相应推后。剖宫产最好在3个月以后行房事；产钳术及有缝合术者，应在伤口愈合、瘢痕老化后，即产后70天左右再行房事。若有发热、宫内感染，均须等待产妇病愈、元气充足方可行房事。

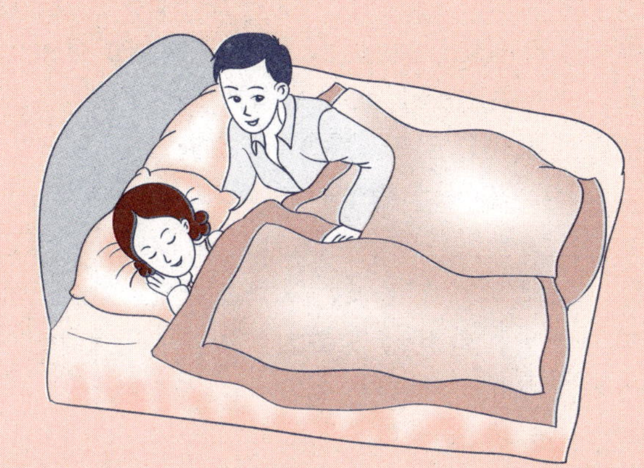

产后月经何时来潮

产后机体各器官（乳房除外）都要恢复到正常的未孕状态，卵巢也不例外，将逐渐恢复其正常功能。产后平均10周左右，卵巢恢复排卵，进入卵巢周期的新起点，卵泡发育，成熟，排卵，产生黄体及黄体萎缩又开始循环往复。

产妇月经回潮时间与产妇身体恢复情况、健康状况、是否哺乳、营养及是否用药等多方面因素有关。不哺乳的产妇，一般产后6～10周月经回潮。哺乳的产妇月经回潮延迟，平均在产后4～6个月，有的在哺乳期一直不回潮。产妇们应当注意，正常生理是先排卵后来潮，不要因为还没来月经，而不采用避孕手段。如不注意避孕，有可能怀孕，民间称为“闷胎”。另外，产后较晚恢复月经者，首次月经来潮前多有排卵，此时应注意，做好避孕措施，安全过性生活，以免导致怀孕。

产后性生活中丈夫的注意事项

妇女从受孕到分娩，身体各器官都有很大变化，尤其生殖系统变化最大，而且在分娩过程中多有或轻或重的损伤，因而更需较长的恢复时间。因此，在过性生活时，丈夫应该特别注意：

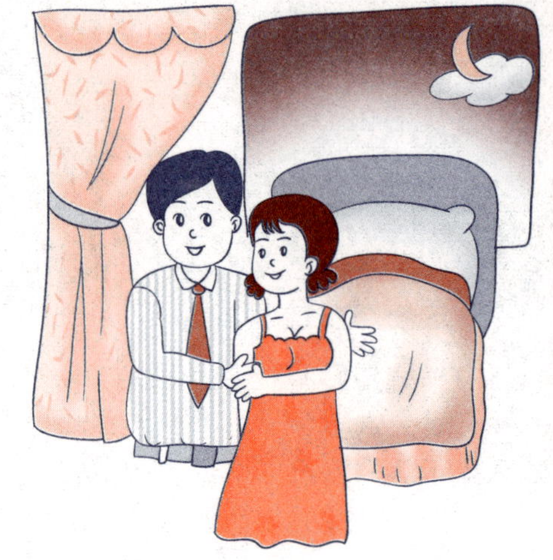

①时间不宜过长，以免影响妻子休息和消耗过多精力。每次性生活在 30 分钟以内为宜，丈夫要多施爱抚行为。

②行动不可过猛，否则会伤害妻子刚刚恢复的阴道。

③注意保护妻子的乳房。因为这时的乳房经常充盈大量的乳汁，如果受压，会导致乳房疾病，给大人和孩子造成痛苦。

产后为什么会发生性交痛

据了解，约 1/4 的妇女在产后 2 个月开始性生活时会发生不同程度的疼痛。由于性生活不只是单纯的肉体接触，还包括了复杂的心理因素，因此，不解决好这个问题，将可能造成产妇性功能障碍，使问题更为复杂化。

产后性交痛多发生于阴道分娩的妇女。胎儿头是胎儿全身最宽大的部分，头围 33～35 厘米的胎儿头通过产道时，产妇阴道至少要经历 1～2 小时的挤压。因此，产妇会阴部可能水肿、淤血，娩出胎头时，可能发生会阴部裂伤，或做会阴切开。从理论上讲，产后子宫、阴道恢复到非妊娠状态要 6 周左右。在产后 42 天体检时，产妇可向医生咨询，并获得指导。少数人会阴伤口恢复

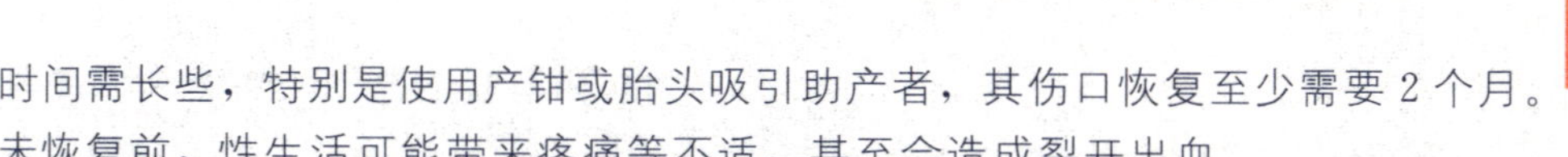

时间需长些，特别是使用产钳或胎头吸引助产者，其伤口恢复至少需要2个月。未恢复前，性生活可能带来疼痛等不适，甚至会造成裂开出血。

有些产妇还会发现，虽然会阴伤口是愈合了，但会阴部仍然是硬硬的、胀胀的，这是由于伤口瘢痕修复的缘故。在伤口缝合时，除皮肤层是用丝线缝合的，于数天后可以拆除外，皮下组织、肌肉等均用肠线缝合，而人体组织对肠线的吸收时间有明显的个体差异。另外，肠线类型、缝合技术也会影响伤口愈合或瘢痕大小。若瘢痕弹性差，自然会造成性交痛。对于这种情况，采用局部热水浴、红外线理疗、会阴部按摩等方法，可促进伤口愈合以及瘢痕软化，减轻性交痛。

另外，由于内分泌变化使宫颈分泌物减少，会阴部润滑不够，加上缺少"性前戏"，也是造成性交痛的一个原因。心理因素如妻子担心感染、担心疼痛、担心怀孕等，也会引起不同程度的性交痛。这种情况的改善，要求夫妻双方多方面沟通，尤其是丈夫应多关心、安慰、鼓励妻子，并多些温柔和浪漫，迂回渐进，必要时可使用少许润滑剂。

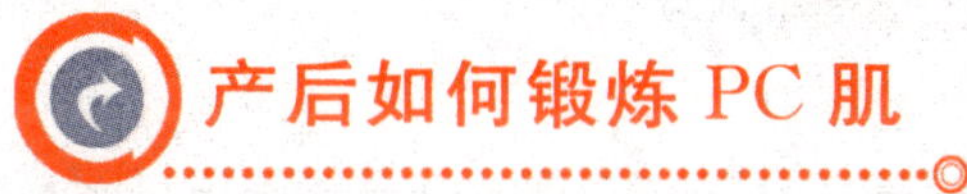

产后如何锻炼PC肌

不少已经生育的夫妇都有这样的体会，生孩子之前，夫妻性生活是满意的；而生育之后，由于妻子的阴道变得松弛，房事时就会产生不适，不仅使夫妻性爱的质量大打折扣，严重的甚至导致夫妻关系破裂。

生育后阴道松弛，是由于分娩时胎儿经过产道，压迫了耻骨尾骨肌并使其功能下降所致。耻骨尾骨肌在医学上亦称PC肌。专家指出，生育后妇女若能注意锻炼PC肌，可有效地增强阴道的收缩功能，提高性生活质量，有益于融洽和深化夫妻感情。

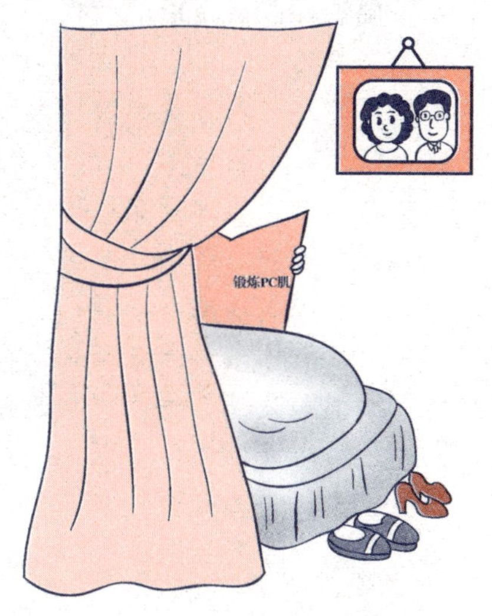

增强PC肌功能的锻炼方法很多，其中"提肛功"简便可行。立位、坐位或者卧位均可，且在看电视、乘车、睡前、睡后，甚至坐在办公桌前都能进行，故颇受人们欢迎。具体做法是：吸气时用力使肛门收缩，呼气时则放松，反复连续20～30下，间隔数分钟后再进行一次。"提肛功"宜在每天清晨锻炼 5～6 次，日间可锻炼 2～3 次，锻炼时可采取慢速收缩、快速收缩或两者交替进行的方法。

近些年来国外盛行的“盖格尔操”，对于提高 PC 肌的功能也有很好的效果。其步骤有：

①“开关水龙头”。练习者坐在马桶上，双腿分开，开始排尿，中途有意识地收缩会阴部肌肉，使尿流中断，此时感到在收缩的肌肉就是 PC 肌。如此反复，就像反复开关水龙头一样。

②波浪状操练与收缩。初学者可坐在椅子上，由后向前缓慢地收缩 PC 肌。在收缩状态下，从 1 数到 10，然后由前至后逐渐放松。此时，脑子里可以想象海边的潮水，逐渐涨潮又渐渐退潮，反复操练。

③结合床上运动，锻炼腰、腹、臀和腿部肌肉。练习者仰卧在床上，以头部和双足为支点，抬高臀部，同时放松 PC 肌。这样做可使腰、腹、臀及腿部肌群、PC 肌都得到有效的锻炼，从而达到提高 PC 肌功能的目的。

产后阴道松弛怎样防治

分娩后，胎儿由子宫经阴道自然娩出，常常造成阴道的极度扩张或会阴的撕裂。大多数妇女在产后能够恢复正常，不留后遗症，如果恢复不好，就会使阴道口松弛，收缩力及紧握力都下降，影响夫妻性生活的质量。

产后妇女恢复阴道弹性和收缩力应该注意以下几个方面：

①产时应注意保护会阴，避免会阴严重撕裂伤。

②正确处理产程。第二产程不可过长，避免胎头在阴道内压迫时间过长，引起阴道水肿坏死。

③估计胎儿过大或娩出过快造成会阴严重撕裂伤时应行会阴切开术。

④分娩后做一些锻炼。

· 缩肛运动：每天 2 次，每次 20～40 下。

· 排尿中段训练法：使尿道括约肌收缩。

· 用手指浅浅地插入阴道：训练阴道口的吮吸动作。

如果分娩时阴道有严重撕裂伤或阴道口有严重变形，经以上方法难以奏效时，可行阴道缩紧整形术，将阴道松弛的黏膜切除，缩紧肛提肌及阴道周围肌肉组织，这样可使阴道恢复原来的弹性和收缩力。这种手术并不痛苦，对身体没有什么损失，一般只要住院 5～6 天，保持局部清洁卫生，做过手术的大部分夫妻性生活都十分满意。

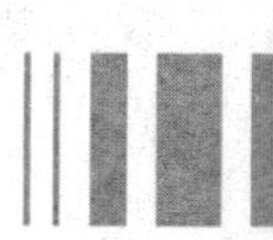

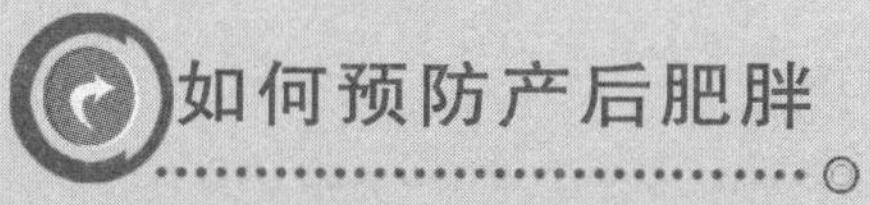

如何预防产后肥胖

产后妇女体重超出正常范围20%～50%，医学上称为生育性肥胖。生育性肥胖不仅给许多爱美的女性带来烦恼，而且对产妇健康也有很大的影响。产后肥胖的妇女往往出现食欲不振、四肢无力、生殖器恢复缓慢，严重的甚至会出现尿失禁、子宫后倾或脱垂等问题。因此，积极预防生育性肥胖应引起孕产妇及家人的重视。预防生育性肥胖应注意以下几点：

（1）**合理膳食** 无论是孕期还是产后，科学合理的膳食都是至关重要的。饮食原则是平衡膳食，避免高脂，在保证摄取足够营养、满足母婴需求的前提下，避免营养过剩。可多食些鱼、肉、蛋、豆制品、奶制品以及新鲜水果蔬菜，尽量少吃甜食、油炸食品、肥肉等。

（2）**母乳喂养** 母乳是婴儿天然的营养比例全面的最佳食品，母乳喂养不仅可以满足婴儿生长发育的需要，而且有利于母亲自身的健美。研究发现，母乳喂养促进了母体的新陈代谢和营养循环，还可将体内多余营养成分运送出来，减少皮下脂肪蓄积，预防生育性肥胖的发生。

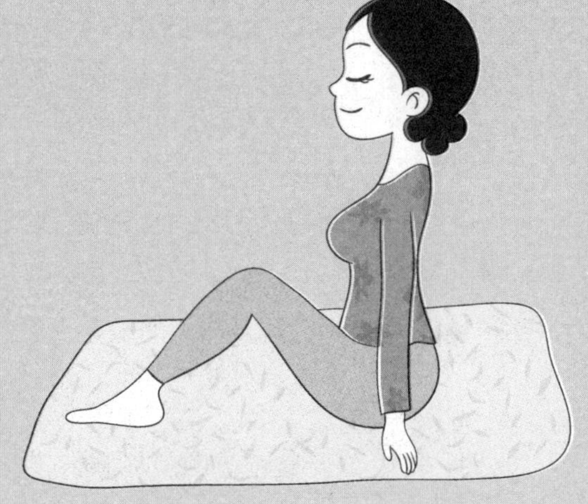

（3）**产后避孕** 产后应及早采取避孕措施，否则怀孕或人工流产都会导致身体肥胖。究其原因，是因为产后受孕，体内新陈代谢及性激素分泌出奇的旺盛，进而导致机体糖类合成脂肪的功能增强。

（4）**积极运动** 孕期及产后积极运动是预防生育性肥胖的重要措施。适当的运动可促进新陈代谢，避免体内热量蓄积。一般无会阴裂伤及身体其他不适者，产后24小时即可下床活动。

产后怎样美容美发

产后的妇女原则上是不宜多洗头的，然而要经过多长时间才能恢复甚至洗头呢？专家们指出，产后两个星期就可以与平时一样洗头了。除此以外，发觉头发污秽时，可用干洗方法补救，就是将几块纱布插进头发中，充分梳刷头发及头肌，事前先把适合自己的洗发水，均匀地擦在头发上，如此换过两三次纱布，便相当清洁了。正式洗头的时候，碱与酸性的洗头剂，对于产后的妇女是极不适宜的，还是使用油质的洗发精比较好一点。烫发及染发要到产后一个月以后才可以。在产期，可以使用橄榄油或绵羊油，每星期按摩指甲一次至二次，为指甲补充营养。指甲应修短些。

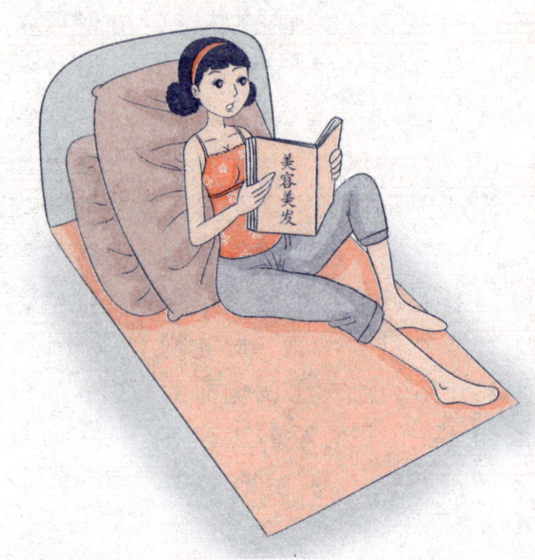

在化妆方面，粉底及油脂等化妆品会堵塞毛孔，影响皮肤呼吸，因此能免则免。但是，皮肤保养却不能忽略，优良品质的营养霜应该天天使用。

产后妇女的身段多少总会变样，如小腹松垂，腰围粗大。为避免这种情形，可以采用肚兜或腹带，为期大约4个月，但要注意切勿过分紧腹，以免影响健康。

此外，产后妇女最担心的要算胸部了，因为在产后还需要哺乳，胸部特别容易下垂，故产后的妇女要配上合适的胸罩。妇女产后由于皮肤容易干燥，故浴后宜擦点乳液，润泽皮肤。手、足及口唇也特别容易干燥，最好选用含有维生素A及维生素D的油膏。

产后做体操应注意什么

（1）做产后体操时，必须得到医生、助产士的许可，在身体条件许可时进行，并可以得到医护人员的指导帮助。

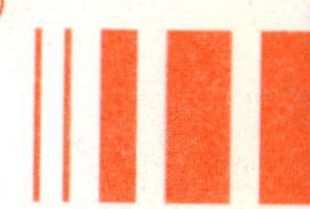

(2) 应从轻微的运动开始，逐渐加大运动量，以配合体力的恢复。

(3) 身体不好、发热时，不要做。

(4) 吃饭后不要马上做。

(5) 做操前应排尿、排便。

(6) 剖宫产术后的产妇，应从拆线后开始做。阴道和会阴切开或有裂伤的人，伤口恢复以前，应避免进行促使盆底肌肉恢复的动作。

(7) 做操以自己的身体不过度疲劳为限。

(8) 腹直肌分离的人，上腹带后再做。

(9) 锻炼应该持之以恒，每日坚持方可有效。

(10) 室内空气要新鲜，心情要愉快。室内温度适宜，以轻装进行锻炼为宜。

产后如何预防乳房下垂

乳房没有自己的肌肉和韧带固定，仅仅借助其中的结缔组织和表面皮肤的支撑保持挺立。怀孕后尤其是在分娩之后，乳房的体积明显增大，不是所有的乳房皮肤都能适应这种突然的变化。如果纤维断裂，当乳房再恢复到原来大小的时候已经失去了原有的张力。乳房松弛的程度比我们预料的往往要大，因此乳房不如以前坚挺。

很多女性将乳房的下垂归咎于喂奶，她们为了保持乳房美丽的外形而放弃哺乳。实际上乳房外形的改变，更大程度上是妊娠带来的，女性不经历妊娠，乳房始终谈不上发育成熟，是妊娠使乳房最终发育成熟。

无论是妊娠期还是哺乳期，都要同非妊娠时一样，穿戴合适的、既不太松也不太紧的胸罩。理想的胸罩应该是戴上它既能支撑双乳，又没有什么感觉，保持活动自如。哺乳期戴的胸罩还要考虑方便哺乳，选择中央上部的钩扣可以打开，罩杯只需下移就可以哺乳的横宽式胸罩；也可以选择中央上部的扣子打开后罩杯即敞开，方便哺乳的前开式胸罩；还有一种可供哺乳期戴的从肩带处将罩杯解开就可以哺乳的胸罩，既方便哺乳，同时具有提高胸部的效果。

哺乳时注意两侧乳房交替进行，别让一侧乳房受到的刺激远远多于另一侧乳房，以保持两乳的对称性。

记住，拒绝哺乳对挽救乳房的改变几乎无济于事，产后乳汁分泌正呈上升趋势，用药物匆匆结束乳汁分泌并非好事。要想保持乳房挺拔的外观，需要您更多地呵护。

产后怎样恢复体形

妇女分娩后，除了关心哺育宝宝外，还会十分自然地关注如何恢复自己健美的形体，这不仅出于女性的爱美之心，还在于越来越多的人认识到肥胖给健康带来的不良影响。

要达到重塑健美体型，再现孕前风采，应从以下几方面做起：

（1）合理膳食，预防肥胖 产后是妇女肥胖的易发时期。在肥胖妇女中，产后肥胖约占40.9%。造成产后肥胖的原因之一是营养过剩。民间认为，产后的妇女常气血两亏，需要大

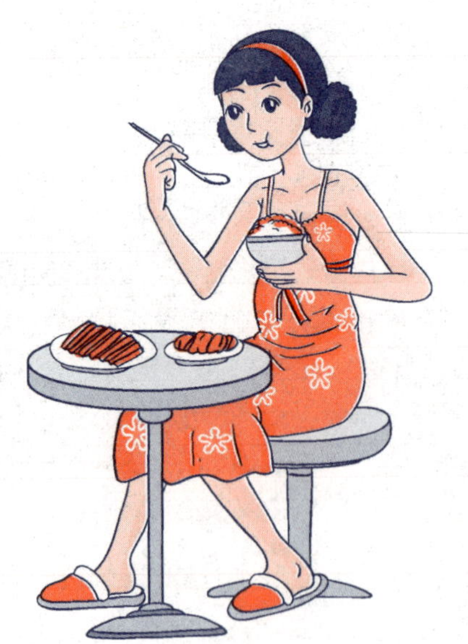

养大补，一天进餐5～6次，甚至更多，食品以鱼、肉、蛋、禽及甜食为主；产妇食欲又好，几乎是来者不拒，多多益善，导致营养摄入过多。民间又认为，产后一个月内不能出户，以免受风，又要求长时间卧床，活动极少。其结果是热量摄入的多，消耗的少，剩余的大量热量就转化为脂肪，导致肥胖。所以，产后增加营养也须适度，既要满足产后康复及哺乳的需要，又不致造成营养过剩，导致肥胖。

（2）产后早期活动 产后好好休息是必要的，但不等于躺在床上不活动。要预防肥胖，恢复健美形体，产后适度活动是必不可少的。阴道分娩者，产后24小时左右可起床稍事活动，如在床边坐坐或扶着床慢慢行走，第二天可在室内随意走动。剖宫产或会阴有侧切伤口者，可推迟至产后第三天起床活动。

（3）产后莫忘做操 为使产后松弛的腹肌和盆底肌恢复张力，促进身体复原，重塑健美体型，应逐步进行产后保健体操锻炼。保健体操的运动量应逐渐加大，循序渐进，以运动结束后不感到劳累为度。要恢复健美体型，必须坚持每天锻炼。

①深呼吸运动。仰卧、闭口，先深吸气使腹部下陷，然后呼气使腹壁复原。重复10次。其目的是锻炼腹肌，于产后第一天开始。

②抬头运动。仰卧，将头抬起前屈，下颏靠近胸部，然后再将头慢慢恢复原位，重复10次。其目的是收

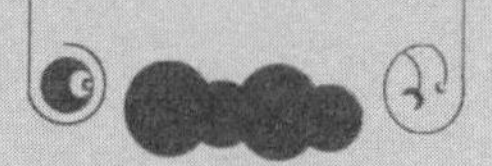

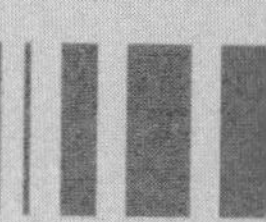

缩腹肌，舒展颈、背部肌肉，于产后第二天开始。

③缩肛运动。平卧，收缩肛门，持续3～5秒钟，然后放松，重复10次。其目的是锻炼盆底及会阴部肌肉，促进局部血液循环及伤口愈合，促进膀胱控制力的恢复，于产后第二天开始。

④双臂外展运动。仰卧，两臂伸直、上举，两手手心相对，然后外展放下，重复10次。其目的是锻炼胸部肌肉，增强乳房悬韧带张力，恢复乳房的支撑力，于产后第二天开始。

⑤屈腿运动。仰卧，两腿轮流举起、屈膝，使大腿尽量靠近腹壁，然后将腿放下，重复10次。其目的是锻炼腹部和臀部肌肉，于产后第三天开始。

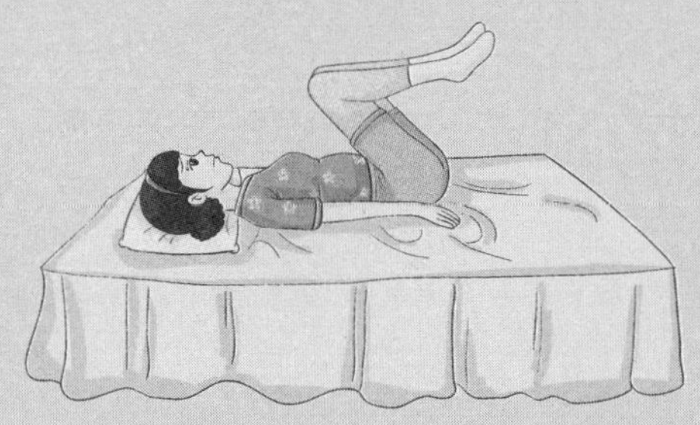

⑥抬腿运动。仰卧，两腿伸直，轮流上举，膝部伸直，髋关节成直角，然后将腿放下复原，重复10次。其目的是锻炼腹部和腿部、臀部肌肉，于产后第四天开始。

⑦抬臀运动。仰卧，两腿稍分开，足底平放，抬起背部和臀部，保持数分钟，然后还原，重复10次。其目的是锻炼臀部、背部和腿部肌肉，于产后第七天开始。

⑧膝胸卧位。两膝分开，与肩同宽，跪于床上，大腿与床面垂直，两肘屈曲，面转向一侧，胸部贴近床面，持续5～10分钟。其目的是预防或纠正子宫后位，于产后第十天开始。

⑨腿后伸运动。跪式，双臂伸直，撑于床面，两腿轮流向后高举，重复10次。其目的是锻炼腹、腰部肌肉，于产后第十天开始。

⑩仰卧起坐。平卧，两手平放，用腹、腰部力量坐起，下肢不可弯曲或离床，然后躺下还原，重复10次。其目的是锻炼腹肌，于产后第十四天开始。

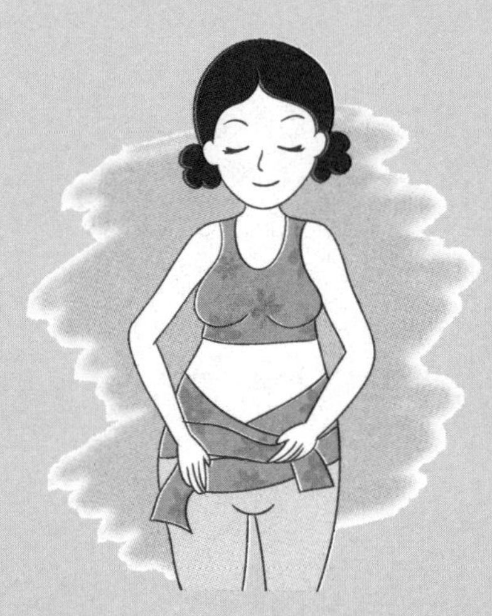

产后如何恢复秀美的双腿

有人说，女人双腿最美的季节是18～23岁这一年龄段，因为双腿在这时能呈现出最美的曲线。这一说法客观上有些道理。20岁左右的姑娘已发育成熟，腿部显得丰满、修长、浑圆、紧绷，再过几年就要结婚、怀孕，生了孩子后双腿顿时韶华尽褪，往日的风采荡然无存，让人一眼就看出生育过的印痕。在寒冷季节，这些女性尚可借大衣长裤遮掩，在夏天就难免要原形毕露了。

妇女生育后双腿之所以会有如此的剧变，多因在怀孕期间，尤其是在怀孕后期受日益膨大的子宫压迫，使下肢静脉回流受阻。这样，一方面形成程度不同的妊娠水肿，组织间隙水分增多，带来双腿皮肤紧绷，待水肿消去就显得皮肤松弛；另一方面造成下肢静脉曲张，分娩以后尽管静脉回流情况得到改善。但已较难恢复到孕前水平，加之产后较长时间卧床更加剧下肢静脉曲张，使青筋盘旋扭曲于浅表。同时，因为怀孕期间及产后一段时期缺少运动，双腿肌肉萎缩，逐渐为脂肪所填充。

如何使产妇的双腿恢复原有的风采？这里介绍两种行之有效的保养方法：

（1）产后使用弹力绷带或医用弹力套袜，这是最为简便实用的保养方法。它可以压迫下肢静脉、迫使血液向心脏回流，从而消除或减轻下肢肿胀、胀痛等症状。在怀孕后期，采用此法护理双腿也可减轻水肿程度。

（2）产后做双腿健美操。在产后第5天至满月，即可适当运动双腿，以锻炼腿部肌肉，改善下肢静脉血液的回流。锻炼时取坐位于地，两下肢伸直并齐，腰部伸直，两手臂伸直放到身后，手指伸开支撑地面，吸气时脚尖尽量上翘，呼气时脚尖尽量伸直；然后仰卧，两下肢伸直略分开，两臂放在身体两侧，吸气时左脚伸直，与上身成直角，足尖翘起，两只脚交替进行。

健美操适用于正常分娩的产妇。由于产妇体质大都较虚，故在锻炼期间要根据自己的具体情况，量力而行，不可操之过急。每节操做2～3分钟，早晚各一次，尤其要注意锻炼时呼吸与运动的配合。满月以后，则可进行各种肌群锻炼，以恢复大腿肌肉的强度、弹力，适宜的运动有慢跑、双腿屈伸运动、游泳等。

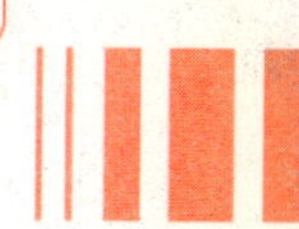

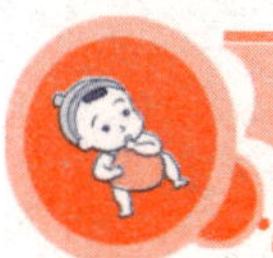

第二节　新妈妈饮食调养

产后必须按时吃饭，每日应力争吃5餐。可按照妊娠期间的食谱，但要增加食量，以满足身体恢复的需要。膳食成分的比例要适当，不要过于油腻，以免影响食欲，食物种类要尽可能的丰富些，经常变换饭菜的花样，使产妇觉得舒心、可口。饭菜尽可能做的精、细、软一些，这样易于消化。

科学安排产后营养

产后的饮食调养和妊娠期间同样重要，因为产妇不仅需要营养来补充孕期和分娩期的消耗，恢复身体的健康，还要哺育婴儿。但这并不意味着要无限度地加强营养。而是要注意饮食上的科学搭配。产后的1～2天内，由于产妇的消化能力较弱，应该吃些容易消化、富有营养而又不油腻的食物，如牛奶、豆浆、米粥、面条、馄饨、面包等，以后随着消化功能的恢复，可逐渐进普通饮食，吃一些富含蛋白质的禽蛋、鱼、鸡、瘦肉、乳类和豆制品，以及富含多种维生素和矿物质的新鲜蔬菜与水果，绿叶菜含有丰富食物纤维，能使大便通畅。另外鸡汤、鱼汤、排骨汤有利下奶，但要把汤内浮油除去，以免进食过多脂肪，奶汁内脂肪含量增加，婴儿容易腹泻，为了从食物中获得各种营养，要求产妇一定不要偏食。一般不需要忌口，但应注意尽量避免生、冷、辛辣食物以防消化功能紊乱或引起肠道疾病。剖宫产的产妇，应根据医生的要求，多吃几天流质或半流质饮食，不要过多地食用厚腻味重之物，避免加重胃肠负担，引起腹胀、腹泻。除了三顿饭，可以在下午和晚间各加餐一次。孕期合并有缺钙、贫血以及分娩时出血多的产妇，除了吃含钙、铁多的食物如牛奶、猪肝、鸡血、青菜、豆制品外，还要继续服用鱼肝油丸、钙片、铁剂。

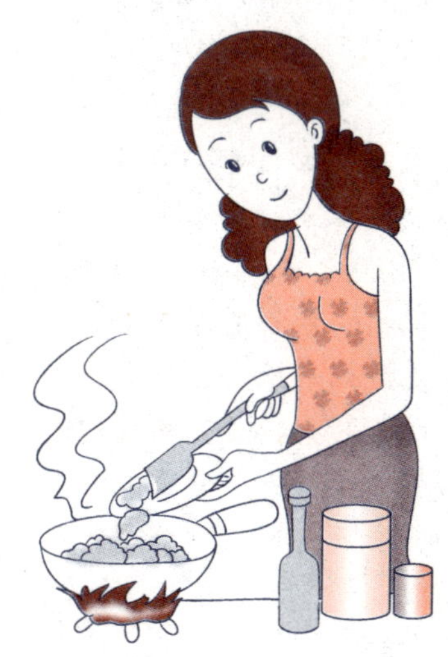

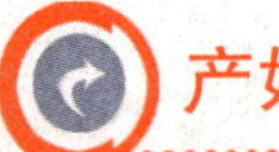

产妇需要补充哪些营养素

产后，母亲要弥补生产的损害，恢复身体健康，又要哺育孩子，1人的饭要分给2个人吃。饮食的要求，一是富有营养，二是易于消化，其他的清规戒律、条条框框都应去掉。

产后的营养特别需要高热量。每日所需热量基本上与男性重体力劳动者相当。如此高的热量单靠糖类是远远不能满足的，需要摄入羊肉、瘦猪肉、牛肉等动物性食品和高热能的硬果类食品如核桃、花生、芝麻、松子等。此外，紫菜、海带等菌藻类食物，除提供热量外，还富含不饱和脂肪酸，有利婴儿脑的发育，亦应多食。

产妇特别需要的营养素如下：

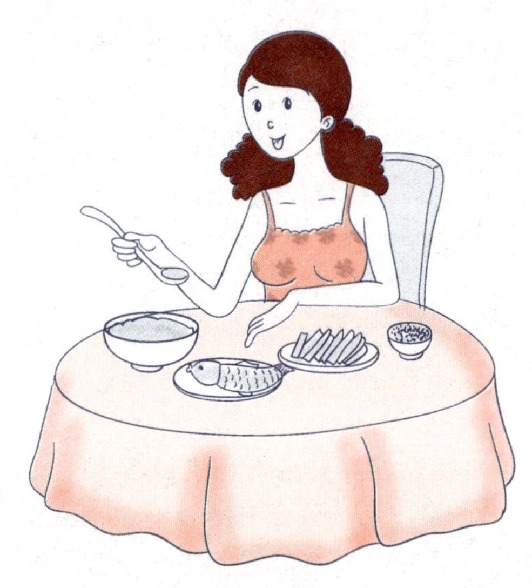

(1) 蛋白质　这是因为每日泌乳要消耗蛋白质10～15克。6个月内婴儿对8种必需氨基酸的消耗很大，为成人的8～12倍。所以乳母的膳食蛋白质是很重要的。此外，产后本身气血虚弱、生殖器官复原和脏腑功能康复，也需要大量的蛋白质；蛋白质是生命的物质基础，是修复组织器官的基本物质，这些对产妇本身是非常重要的。

(2) 保证钙等无机盐的补充　原因是泌乳使乳母每日消耗约300毫克钙，为减少动用母体的储备，必须选食含钙多的食物。

(3) 不可缺乏水溶性维生素　乳母膳食中的B族维生素和维生素C的摄入量要非常充足，原因是水溶性维生素B族、C是可以通过乳腺转移至乳汁的，但转换力很低，约50%左右，如补充过少，满足不了需要。

(4) 足够的水　水和乳汁的分泌量有关，乳哺期妇女每日应供给足够量的水，才能保证乳汁的分泌。

(5) 造血需要铁、铜、锌等物质　产妇需要补血因此膳食中要经常吃些含铁、铜、锌多的食物。

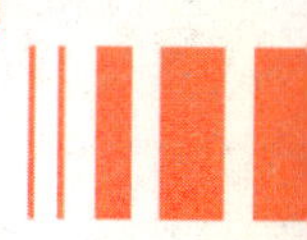

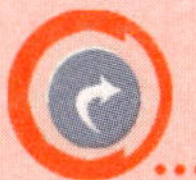

产后头几天的饮食怎样安排

为了恢复体力和早日下奶，保持充足奶量，产后头几天的饮食安排很重要，以下几点仅供参考。

（1）由于产后胃消化能力弱，食欲尚未恢复，产后头几天饮食以半流、软饭为主，加工也要精细一些。可选用稀粥、汤面、馄饨、面包、牛奶、豆浆等，选用的动物蛋白以鸡蛋、瘦肉、鱼、鸡较好，除了三顿饭，可以在下午和晚间各加餐1次。

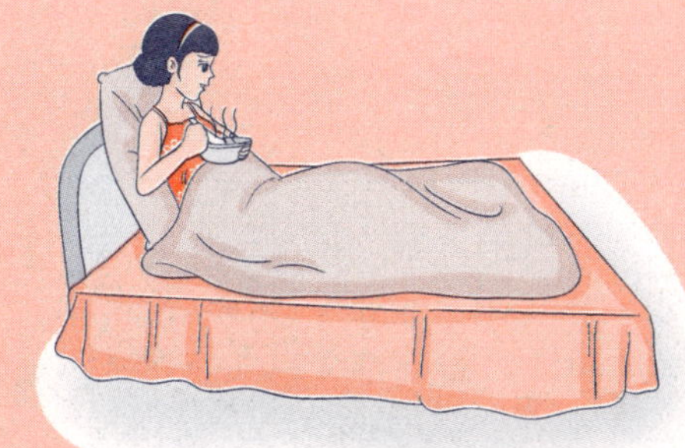

（2）鸡汤、鱼汤、排骨汤有利下奶，但要把汤内浮油撇净，以免进食过多脂肪，奶汁内脂肪含量增加，导致婴儿腹泻。在下奶前不要喝太多汤水，以防奶胀，乳管通畅后可以不再限制。

（3）不要忌食青菜和水果。绿叶菜和水果含有丰富的维生素C、食物纤维，能使大便通畅。

（4）孕期合并缺钙、贫血以及分娩时出血多的产妇，除了吃含钙、铁多的食物（如牛奶、鸡血、猪肝、青菜、豆制品）外，还要继续服用鱼肝油丸、钙片等。

一般产后3～4天就可以吃产妇普通饭了，不必吃得过稀，也不要吃得过饱过多。

产妇为什么吃红糖好

产妇吃些红糖是我国民间习俗之一，这具有一定的科学道理。产妇在两餐之间饮适量红糖水，能补身体。红糖含铁量较高，远胜于其他各类糖，而铁是构成血红蛋白的一种重要成分，对于产妇来说，红糖是一种补血佳品。红糖中含有胡萝卜素、维生素B_2、尼克酸以及锌、锰、铬、钙、铜等元素，有助于产后营养，能量和铁质的补充有助于防治产后发生贫血。此外，红糖还含有帮助子宫收缩的物质，能促进恶露排出，并有止血作用。

中医认为，红糖性温，味甘，具有益气缓中、行血活血、化淤散寒的功效，善治产后淤血所引起的腹痛，可促进恶露排出和子宫复原。分娩后的妇女体质虚弱，气血有亏损，食用红糖可益气养血，健脾暖胃，补血化食。饮用红糖水可以帮助驱风散寒，还可以利尿，有利于防治产后发生尿潴留现象。

产妇喝肉汤要讲究方法

产妇分娩后机体消耗巨大，并且还要给新生宝宝哺乳，此时若多进食些汤汁类食物，这对于产妇来说，既可补充营养，又可增加乳汁的分泌，是产妇饮食好的选择。猪蹄汤、瘦肉汤、鲜鱼汤、鸡汤等汤食，不仅味道鲜美，而且都含有丰富的水溶性营养成分，很利于人体吸收，并且还能起到促进产妇身体早日恢复，提高乳汁分泌的作用，可以说是最佳的营养品了。

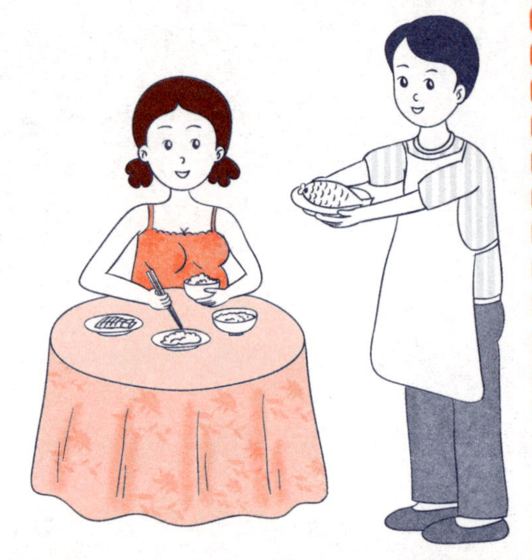

但产妇喝肉汤应当根据其具体情况和希望达到的目的合理的选择。如果产后乳汁迟迟不下或下得很少者，应及早喝肉汤，以促使下乳，反之应迟些再喝，否则分泌乳汁过多，甚至可造成乳汁瘀滞。并且喝肉汤要适量，虽然对身体有很多好处，但并不等于多多宜善，喝肉汤过浓或过多，都可使血液中脂肪含量增高，从而使乳汁中的脂肪含量增多，这样的乳汁婴儿不易吸收，而且往往会引起新生儿腹泻。所以，产妇喝肉汤应适度、适量、适时，切记过犹不及。

产妇不宜吃味精和麦乳精

现代科学已经证明味精和麦乳精对产妇的身体有不利影响。专家建议产后产妇不宜吃味精和麦乳精。

乳母在用乳汁喂养孩子时，至少在3个月内应少吃或不吃味精。因为谷氨

酸钠为味精的主要成分。谷氨酸钠在肝脏中，经过谷氨酸丙酮酸转氨酶（谷丙转氨酶）的代谢，转化为人体必须氨基酸，它对成年人并不构成任何威胁，但对 12 周以内的婴儿来讲，因其生理特点与成人不同，如食用味精将会对其机体产生不利影响。因为产妇食用过多的味精，谷氨酸钠通过乳汁进入婴儿体内，其特异性结合婴儿血液中的锌，结合后的产物不能被机体吸收利用而随尿液排出体外。这样一来孩子体内的锌大量消耗从而导致婴儿缺锌，出现味觉差、厌食等症状，还会造成智力减退、生长发育迟缓、性晚熟等不良后果。

产妇在哺乳期内不要吃麦乳精，因为麦乳精由牛奶、奶油、鸡蛋、麦精等多种营养原料制成，营养丰富，单从产妇应补充营养的角度看来，产妇是可以食用的。但麦乳精对于产妇来说还有一个很大的缺点，因为麦乳精中含有麦芽糖和麦芽粉，麦芽糖和麦芽粉有营养和药用双重价值，能消化饮食积聚，补助脾胃，于身体有益，但同时还有回乳的作用，会影响乳汁的分泌，所以基于这一缺点，产妇应对其避而远之。

产后不宜喝茶

分娩极大地消耗了产妇的体力和精神，产后产妇身体一般都比较虚弱，气血两亏，机体的各系统情况波动、不稳定。产后应卧床休息，补充营养，以恢复体力。在此期间多进汤汁类饮食，可以增加乳汁的分泌，但不宜喝茶。喝茶会给产妇和新生儿带来很多负面影响，主要表现在以下几方面：

茶过量可伤津、耗气、损血，加重气血虚弱和导致便秘，并可通过乳汁影响婴儿，使孩子的神经兴奋，并且容易使新生儿发生肠痉挛和忽然无故啼哭现象。

茶叶中含有可与食物中的铁相结合的鞣酸，从而影响肠道对铁的吸收，严重时可以导致产妇贫血。并且茶越浓，鞣酸含量越高，影响铁的吸收也就越严重。

茶叶中含有的咖啡因可以使人的神经兴奋、精神振奋。常常引起在夜间难以入睡，白天精神高度紧张，影响产妇休息及体力恢复。

所以，在明白了茶给产妇及新生儿带来的种种负面影响后，在为产妇选择饮品时，就应该注意不能选茶，并且还不要选与茶所含成分相似的饮品。

剖宫产妈妈的饮食原则

从营养方面来说，剖宫产的妈妈对营养的要求比正常分娩的产妇更高。手术中所需要的麻醉、开腹等治疗手段对产妇身体本身就是一次考验，因此，剖宫产的妈妈在产后恢复会比正常分娩者慢些。同时，因手术刀口的疼痛，新妈妈的食欲会受到影响。

在手术后，新妈妈可先喝点萝卜汤，帮助因麻醉而停止蠕动的胃肠道恢复正常运作功能，以肠道排气作为可以开始进食的标志。

术后第一天，一般以稀粥、米粉、藕粉、果汁、鱼汤、肉汤等流质食物为主，分 6～8 次给予。

术后第二天，新妈妈可吃些稀、软、烂的半流质食物，如肉末、肝泥、鱼肉、蛋羹、烂面、烂饭等，每天吃 4～5 次，保证充足摄入。

第三天后，新妈妈就可以食用普通饮食了，注意补充优质蛋白质、各种维生素和微量元素，可摄入主食 350～400 克，牛奶 250～500 毫升，肉类 150～200 克，鸡蛋 2～3 个，蔬菜水果 500～1000 克，植物油 30 克左右，这样方能有效保证乳母和婴儿的营养充足。

产后不宜过多吃鸡蛋

民间认为，产妇吃鸡蛋越多越好，于是，有些产妇一天吃十个甚至几十个鸡蛋，认为这样可以使产后的虚弱身体尽快恢复。

鸡蛋中含有蛋白质、脂肪、卵磷脂、核黄素和钙、磷、铁及维生素 A、维生素 B_2、维生素 D 等，确实是营养素比较全的食品，但是，也不是吃得越多越好。尽管鸡蛋的营养素比其他营养品全，但也并不包含所有营养素，比如维生素 C 和纤维素的含量就不如其他食品，甚至很贫乏。这样，鸡蛋吃多了，就会影响某些营养素的摄入。再有，吃过多鸡蛋，也不易消化，营养素也不能全部吸收。医学专家做过临床试验：一个产妇每天吃 10 个鸡蛋与每天吃 3 个鸡蛋，身体所吸收的营养是一样的。鸡蛋吃多

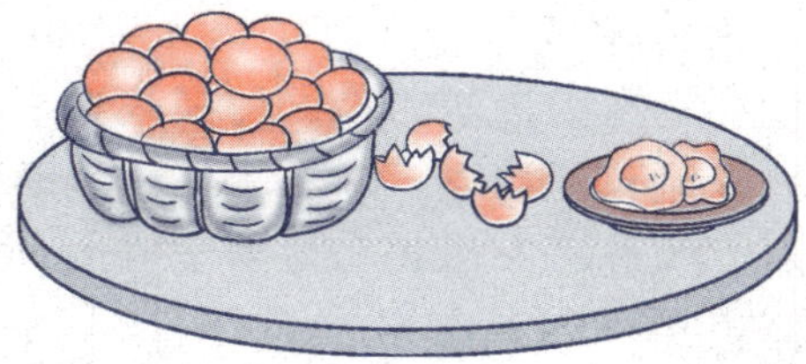

了，身体不能消化吸收，反而会增加肠胃负担，时间长了还容易引起胃病。因此，产妇每天宜吃 3 个鸡蛋，既保证营养，又能吸收，再吃些其他的食物，营养就更全面了。

产妇如何补铁

产妇分娩后气血亏损，体质虚弱，面色苍白，有的可出现贫血。因此，分娩后的妇女膳食调理要有侧重，除了吃些鸡肉、猪肉、牛肉、鸡蛋外，在 1～3 个月内要多吃些富含铁的食物，如猪血、猪肝、黑木耳、大枣等。

(1) **猪血**　猪血中含有人体不可缺少的无机盐，特别是铁含量丰富，每 100 克中含铁 45 毫克，比猪肝几乎高一倍（每 100 克猪肝含铁25 毫克），比鲤鱼高 20 倍，比牛肉高 22 倍。因此，妇女分娩后膳食中要常有猪血，既防治缺铁性贫血，又增补营养，对身体大有益处。

(2) **猪肝**　猪肝富含维生素 A 和维生素 C，每 100 克猪肝含维生素 A 10000 单位，含维生素 C 20 毫克。此外，还含有蛋白质、脂肪、硫胺素、核黄素及钙、磷、铁等矿物质。这些营养成分不仅对养生健体有益，更重要的是猪肝具有补血补铁、补肝明目、防治妇女分娩后贫血的作用。

(3) **黑木耳**　黑木耳含有蛋白质、糖，尤其富含钙、磷、铁，每 100 克生黑木耳含铁 100 毫克，每 100 克干黑木耳含铁 185 毫克，是猪肝含铁量的 7 倍。

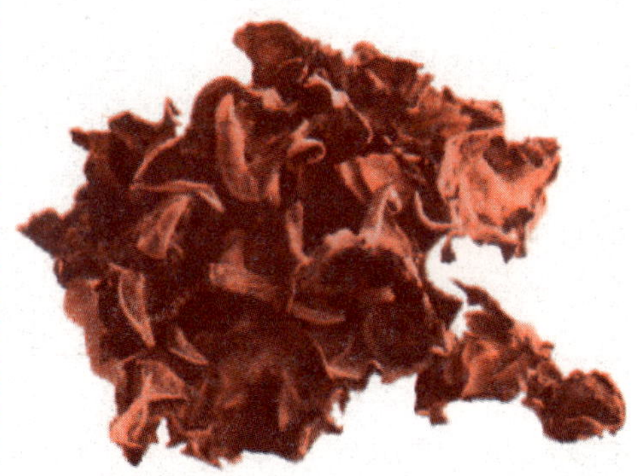

(4) **大枣**　红枣味甘温，具有养血安神、补中益气之功。大枣的营养价值颇高，虽然含铁量不高，但是它含有大量的维生素 C 和维生素 A。每 100 克大枣含维生素 C 500 毫克，而缺铁性贫血患者往往伴有维生素 C 缺乏。所以，产妇在吃含铁的食物的同时，还要吃富含维生素 C 的食物，大枣正是最佳补品。

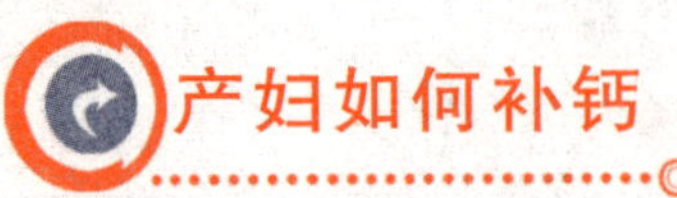

产妇如何补钙

我国正常人每日需钙600毫克，孕期日需1500～2500毫克，哺乳期日需2000毫克。通过调查，我国孕妈妈在妊娠晚期几乎百分之百缺钙。100毫克的人乳中含钙34毫克，如果每日泌乳1000～1500毫升，就要失去500毫克左右的钙，缺钙如得不到纠正，轻者肌肉无力、腰酸背痛、牙齿松动，重者骨质软化变形。

钙主要来自食物，乳、豆类及豆制品含钙较多，海产品中虾皮、海带、发菜、紫菜等，木耳、口蘑、银耳、瓜子、核桃、葡萄干、花生米等，含钙也比较丰富，鸡、鱼、肉类含钙较少。牛奶中含钙也比较多，但有些人肠道内缺乏将乳糖转化为糖的酶，喝牛奶后会出现腹部不适、胀气、甚至腹泻，可以用发酵过的酸奶代替。另外，还要注意含钙多的食物不要与含草酸高的蔬菜同时煮食，否则可使钙“皂化”，不能被人体吸收，菠菜、韭菜、苋菜、蒜苗、冬笋等含草酸多。因此菠菜烧豆腐营养丰富的说法是不科学的。

产后吃鲤鱼好

中医认为，凡营养丰富的饮食，都能提高子宫收缩力，帮助擀余血。鱼类含丰富蛋白质，能促进子宫收缩。据中药食疗方书记载，鲤鱼性平味甘，有利于消肿，利小便解毒的功效；能治疗水肿胀满、肝硬化腹水、妇女血崩、产后无乳等病。如治妇女产后血崩不止，用活鲤鱼一尾，重约500克，黄酒煮熟吃下，或将鱼剖开，除内脏，焙干研末，每早晚用黄酒送下。这些都是中医临床经验的结果，产后用之的确有效，可见鲤鱼确实有帮助子宫收缩的功效。

产后怎样吃水果

我国流传着产后不能吃生冷，不能吃咸、酸等食物的习惯，所以有许多产妇怕这怕那，产后很多东西不敢吃。产妇刚生完孩子，身体虚弱，消化能力差，宜吃些富于营养、容易消化、清淡的饮食，以后可逐渐增加进食量和进食花样，由少到多，以身体能适应为宜。产后多吃些水果，可以补充所需要的维生素及矿物质，还可以防止便秘。吃水果时要注意清洁，清洗或去皮后再吃，以免发生腹泻；还要注意不要太凉，如果水果刚从冰箱里拿出来，要在室温下放一会儿再吃，有的产妇还怕凉，可切成块，用开水烫一下再吃，也可加些糖，最好不要煮沸，以免破坏水果中的维生素。

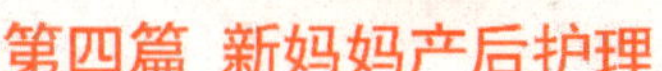
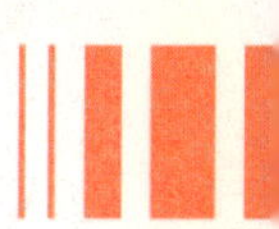

产妇不宜过量滋补

妇女在分娩后，适当进行营养滋补，既有利于身体的恢复，又可以有充足的奶水哺乳婴儿。但是，如果滋补过量却是有害的。

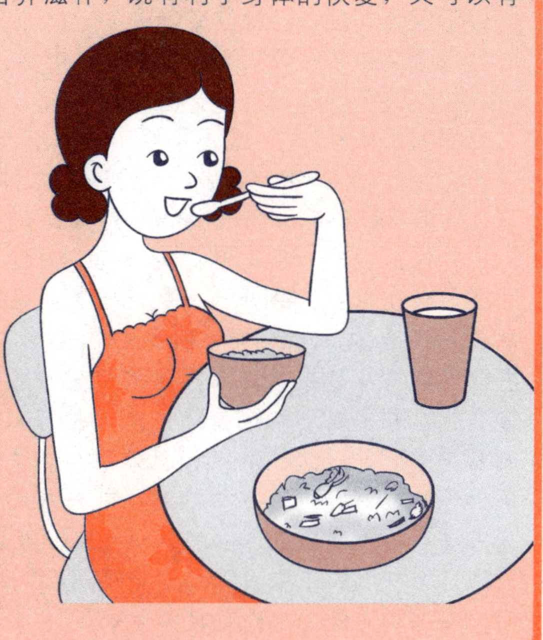

①滋补过量容易导致过胖。产后妇女过胖会使体内糖和脂肪代谢失调，引起各种疾病。

②产妇营养太丰富，必然会使奶水中的脂肪含量增多，如果婴儿胃肠能够吸收，也易造成婴儿肥胖，对其身体健康和智力发育都不利，并易患扁平足一类的疾病；若婴儿消化能力较差，不能充分吸收，就会出现脂肪泻，而长期慢性腹泻还会造成营养不良。

产后荤素搭配好

从营养角度来看，不同食物所含的营养成分种类及数量不同，而人体需要的营养则是多方面的，过于偏食会导致某些营养素缺乏。一般的习惯是，月子里提倡大吃鸡、鱼、蛋，而忽视其他食物的摄入。产后身体恢复及哺乳，食用产热高的肉类食物是必需的，但蛋白质、脂肪及糖类的代谢必须有其他营养素的参与，过于偏食肉类食物反而会导致其他营养素的不足。就蛋白质而言，荤素食物搭配有利于蛋白质的互补。从消化吸收角度来看，过食荤食，有碍胃肠蠕动，不利消化，降低食欲，“肥厚滞胃”正是这个道理。某些素食除含有肉食类食物不具有或少有的营养素外，一般多有纤维素，能促进胃肠蠕动，促进消化，防止便秘。因此荤素搭配，广摄各类食物既有利于营养摄入，又能促进食欲，还可防止疾病发生。

产妇乳汁不足怎么办

一般说来，除非乳腺天生发育不良，否则，乳汁不足皆由下列因素引起：

①营养不良，全身健康差；

②过度疲劳，睡眠不足，生活无规律；

③心情不舒畅，精神不愉快；

④哺乳方法不对，或由于乳头凹陷、乳头皲裂，婴儿不能很好吮吸，因而乳房内的乳汁经常不得排空，乳汁也就越来越少。

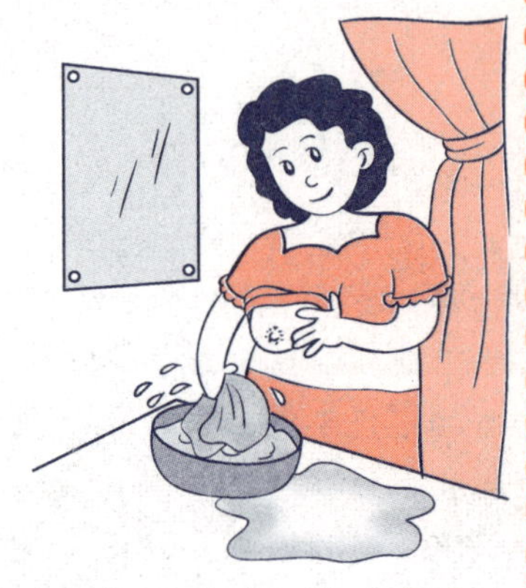

乳汁过少时，首先要稳定情绪、思绪平静，建立信心。每天要有充足的睡眠和休息，适当的户外活动，避免过度疲劳。并注意饮食，多吃营养丰富且易消化吸收的食物，并多喝汤水（鱼汤、肉汤都好），特别是牛奶、豆浆、水果和新鲜蔬菜，为乳汁分泌提供原料。定时喂奶，并注意喂奶方法，一定要做到让婴儿吸紧乳头、吸空乳汁。如果乳头凹陷或有乳头皲裂，应加以纠正和治疗。在此期间，定时用吸乳器将乳汁吸空或用手挤空。必要时服催奶中药或针灸催奶。

产后何时开始喝催乳汤

为了尽快下乳，许多地方都有给产妇喝“催乳汤”的习惯。但是，产后什么时候开始喝催乳汤却是有讲究的。

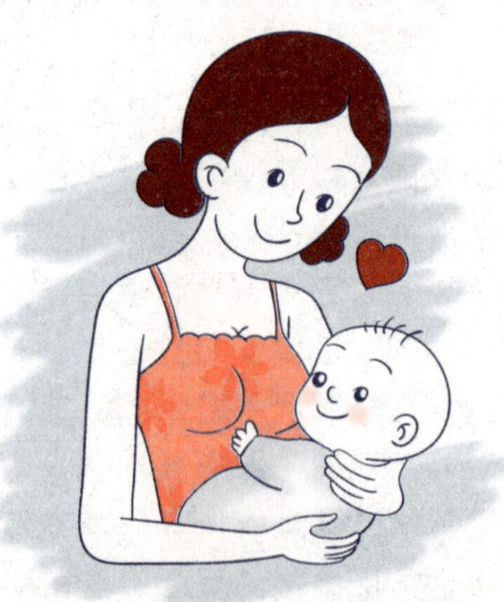

喝催乳汤过早，乳汁下来过快过多，新生儿又吃不了那么多，容易造成浪费，还会使产妇乳管堵塞而出现乳房胀痛。若喝催乳汤过迟，乳汁下来过慢过少，也会使产妇因“无奶”而心情紧张。产妇一紧张，分泌乳量会进一步减少，形成恶性循环。因此，产后喝催乳汤一般要掌握以下两点：

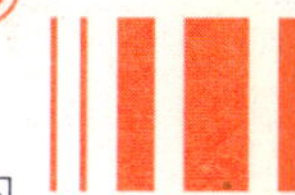

（1）掌握乳腺的分泌规律 一般来说，孩子生下来以后，乳腺在两三天内开始分泌乳汁，但这时的母乳比较黏稠、略带黄色，这就是初乳。初乳进入婴儿体内使婴儿体内产生免疫球蛋白 A，从而保护婴儿免受细菌的侵害。但是，有的产妇不知道初乳有这些优点，认为它没有营养而挤掉了，这是极为错误的。初乳的分泌量不很多，加之婴儿此时尚不会吮吸，所以好像无乳，此时应让婴儿反复吮吸。大约在产后的第四天，乳腺开始分泌真正的乳汁。一般在分娩后的第三天开始给产妇喝鲤鱼汤、猪蹄汤之类下奶的食物。

（2）注意产妇的身体状况 对身体健壮、营养好、初乳分泌量较多的产妇，可适当推迟喝汤时间，喝的量也可相对减少，以免乳房过度充盈瘀积而不适。如产妇各方面情况都比较差，就喝早些，喝的量也可多些，但也要根据“耐受力”而定，以免增加胃肠的负担而出现消化不良。

产妇乳汁不足的饮食调理方法

有的产妇可能奶水不足，不能满足婴儿所需，或者初奶迟迟不下，不能及时喂养新生儿。用中西药虽有催奶功效，但同时也可能有一定的不良反应。产妇缺乏营养乃是乳汁不足的一个重要原因，所以产妇缺奶时，应以饮食催奶为主，既有利于下奶，又可增强体质，一举两得。

饮食催奶的方法：

①猪蹄1只(约150克)，通草2.4克，加水1500毫升同煮，待水烧开后，再用文火煮1～2小时。每日1剂，分2次喝完，连用3～5天，可下奶。

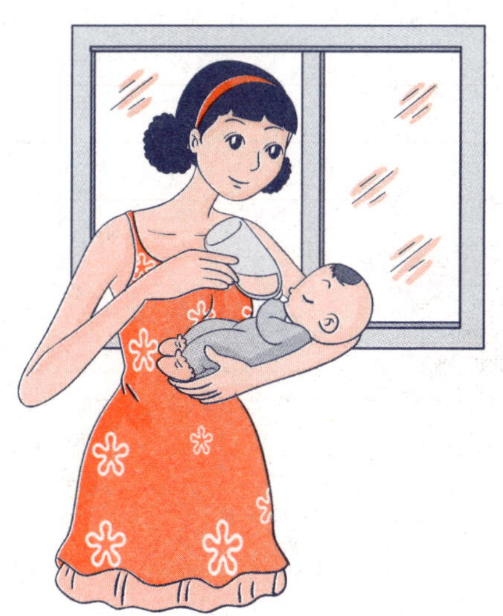

②鲜鲫鱼500克，去鳞除内脏，清炖或加黄豆芽60克，也可加通草6克煮汤。每日喝2次，吃肉喝汤，连用3～5天，可见功效。

③红小豆125克，加水煮粥，早晨吃，连吃4～5天。或用红小豆250克煮烂成汤，早晚饮浓汤，数日可见效。

④猪骨500克，通草6克，加水200毫升，用小火炖1～2小时，1次

喝完，每天 1 次，连服数日见效。

⑤南瓜子 120 克，去壳取仁捣碎，焙干研末，加白糖适量搅拌，每次 30 克，早晚用开水冲服，连服 10 日。

⑥豆腐 150 克，红糖 50 克，加适量水同煮，待红糖煮化后，加入米酒 50 毫升，1 次吃完，每日吃 1 次，连吃数日。

⑦胎盘粉 15 克，分 4 次用开水冲服。或用胎盘 1 个，同猪瘦肉煮烂食用。

⑧花生仁 75 克，捣烂后与大米 20 克加水煮粥，分 2 次喝完，连服数日。

⑨净老母鸡 1 只，将穿山甲 60 克砸成 5 分硬币大小的块，装入鸡腹内，入锅炖至鸡肉熟烂，食肉喝汤。

⑩花生仁 60 克煮熟后，加入红糖 30 克、米酒 50 毫升，略煎后，吃花生喝汤。

⑪大米、芝麻、葱须、红糖各 120 克，捣碎加水煎汤服用。每日早饭前饮 1 次。

⑫奶粉、瘦猪肉各 60 克，大枣 5 个，用水煎服，每天吃 1 次。

⑬核桃仁 10 个，去皮，加入炙鳖甲 15 克，研成细末，用米酒冲服。

⑭鸡蛋 3 个，鲜藕 250 克，加水煮熟，吃蛋、藕，喝汤。连用 5～7 日。

⑮羊肉 250 克，猪蹄 2 只，加适量葱、姜、盐炖熟，每日吃 1 次。

⑯黑芝麻 15 克，炒焦研末，每次取 9 克，用米酒冲服，加猪蹄汤冲服更佳。

⑰干黄花菜 25 克，加瘦猪肉 250 克同炖食。或用猪蹄 1 只，同黄花菜炖食。

⑱猪蹄 3～4 个，王不留行 12 克，同煮烂，饮汤吃猪蹄。

⑲黄花菜、大枣各 60 克水煎，每次饮 1 杯，每天服 3 次。

⑳河蟹 1 只捣烂，加米酒煮熟服用，每日 1 次，连服 3～5 天。

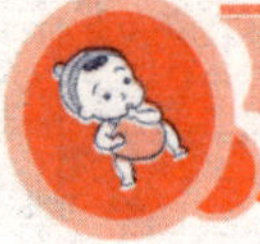

第三节　产后疾病防治

在产妇分娩后，常会因为一些原因出现产后疾病，如出血、发烧、腹痛、恶露不下、恶露不绝、大便干燥、身痛等，这些病症可严重影响产妇的身心健康，有的还可能会引起产妇的生命危险，造成一辈子的痛苦，所以在分娩后应积极治疗产妇的产后疾病，保证给孕育画上一个完美的句号。

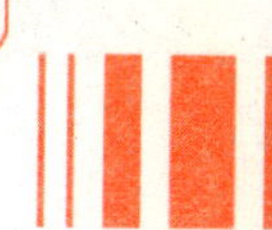

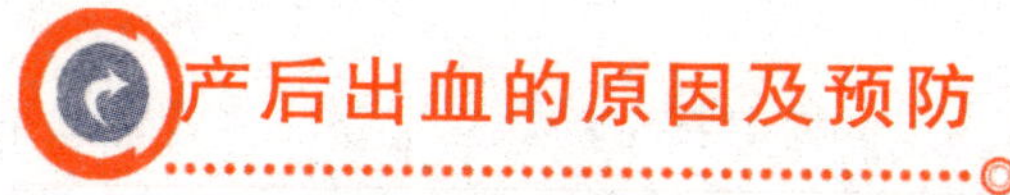

产后出血的原因及预防

产后出血的原因有子宫收缩乏力、胎盘滞留、软产道裂伤、凝血功能障碍等，其中最常见的原因是子宫收缩乏力，多见于产程过长、胎儿过大、产妇思想紧张、过度疲劳。

因此，在分娩过程中产妇要听从医生的指导，精神不要紧张，不要大声喊叫而浪费体力，要积极进食，注意休息，保持体力。对有可能出现子宫收缩乏力的，在胎儿娩出后立即注射缩宫素，促进子宫收缩。

有的产妇，特别是多次流产的产妇，胎盘可能会娩出困难，或有部分胎盘滞留于宫腔内，这样也可以造成出血不止。这样的病人可能需要医生协助剥离胎盘或刮宫。

若胎儿过大、会阴发育不良、急产或手术助产，则可出现软产道裂伤，因此对这类病人必要时可行会阴侧切术，若有裂伤尽快缝合止血。

产后贫血的治疗

产后贫血是由于妊娠期贫血未得到纠正和分娩时出血过多造成的。贫血会使人乏力，食欲不振，抵抗力下降，容易引起产后感染，严重的还可引起心肌损害和内分泌失调，所以应及时治疗。

血色素 90 克 /升以上者属轻度贫血，可通过食疗纠正，应多吃动物内脏、瘦肉、鱼虾、蛋、奶以及绿色蔬菜等。血色素 60～90 克 /升者属中度贫血，除改善饮食外，需药物治疗，常口服硫酸亚铁、叶酸等。血色素低于 60 克 /升者属重度贫血，单靠食疗效果缓慢，应多次输新鲜血，尽快恢复血色素，减少后遗症的发生。

会阴伤口的清洁方法

如果在分娩时会阴部有了伤口，就要注意护理。

在产后的头几天里，恶露量较多，应选用消毒过的卫生垫，并经常更换。

大小便后要用清洁的水清洗外阴，以保持伤口的清洁干燥，以防感染。

伤口痊愈情况不佳时要坚持 1∶5000 高锰酸钾坐浴，每天 1～2 次，每次

10～20分钟，持续2～3周，这对伤口的复原极有好处，效果很好。坐浴前要先清洗肛门，以免造成污染。

睡觉的体位对伤口也有影响。如果伤口在左侧，应当靠右侧睡；如果伤口在右侧，就应靠左侧睡。

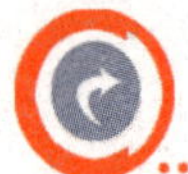

产后腹痛

产后子宫收缩所产生的疼痛或因血瘀或因产后气血虚弱，湿热乘虚而入所引起的腹部疼痛，称为产后腹痛，且在产妇分娩以后，腹痛过期仍不消失。古称“儿枕痛”。产后腹痛大多是瘀和寒引起，但也有失血过多子宫失于滋养而表现隐痛、恶露色淡的，当以补养法治疗。

本病一般可在家自行治疗、调理，不必住院。但如病情较重伴高热，恶露性状极差，应立即去医院诊治。患者应自行调整生活，做到积极活动、适当锻炼，饮食宜清淡，少吃生冷和容易引起胀气的食物，注意防止便秘和大便干燥，并且还要严格禁止房事。

产后腹痛时忌滥服药，服药不仅不能起到治疗效果，而且还会通过乳汁对婴儿产生不良后果。具体的治疗措施可参考下面的方法：

其一，患者可服用中成药，中药治疗对本病的疗效是早已得到公认的。瘀血阻滞于子宫者，可使用失笑散、益母草膏（冲剂）；寒气入宫、气血阻塞者，可使用艾附暖宫丸；失血过多子宫失于滋养者，可使用乌鸡白凤丸。

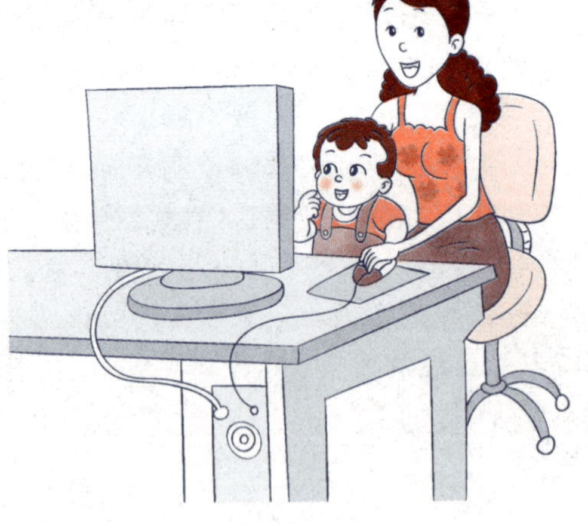

其二，有一些中医验方治疗本病也可取得好的效果。常用配方有：向日葵盘1只、红糖30克，分2次煎服，每日1帖；米酒500克、红花10克，煎汁至250克，分2次服；当归12克、桃仁12克、甘草5克、川芎15克、炮姜5克、香附12克，分2次煎服，每日1帖。

其三，调整饮食，使用一些饮食搭配方法达到治疗目的。常用配方有：生姜30克、当归60克煎过滤取汁，用药汁炖肥羊肉120克，每早空腹食之（用量酌定）；羊肉250克、当归15克、生姜15克，炖食；猪肉少量、益母草30克，煮熟后加黄酒少量，喝汤吃肉；陈生姜250克、熟地500克，同炒为末，

每服 10 克，温酒调下；干姜粉 1.5 克、红糖 25 克，开水冲服，连服数次；红糖 30 克、生山楂 30～60 克、生姜 3 片，分两次煎服。

其四，外治治疗本病，疗效也是肯定的。可用药物热敷腹痛部，热敷的药物可使用以下配方：盐 15 克、生姜 30 克（切细）、麦皮 100 克，炒热布包热敷；风寒砂（坎离砂），炒热热敷，每日 2 次；宁麻根 120 克切细，用酒炒热，热敷每日 2 次；炮姜、附子、肉桂各 15 克，延胡 30 克，艾叶 12 克，煎汤 10 分钟后，浸汤汁热敷，每次 30 分钟。每日按揉腹部数次，可帮助胃肠消化排气，又利于子宫复旧和及时排清恶露。

产后恶露不下

产后恶露不下，是指胎儿娩出后，恶露不自然排出体外或排出甚少。恶露不下可以诱发产后腹痛、产后发热等病。产后恶露不下，主要是因为伤于七情或风冷所感，导致气血运行不畅。临床常见的有气滞、血瘀两种：

气滞，主要原因是产时或产后，情志不畅，肝气郁结，失于疏泄，气机不利，血行受阻。气机不利，血行不畅，小腹多胀甚于痛；气滞则血阻，恶露不下；气郁不宣，胸胁胀满；肝郁气滞脉弦；舌质正常，苔薄白。

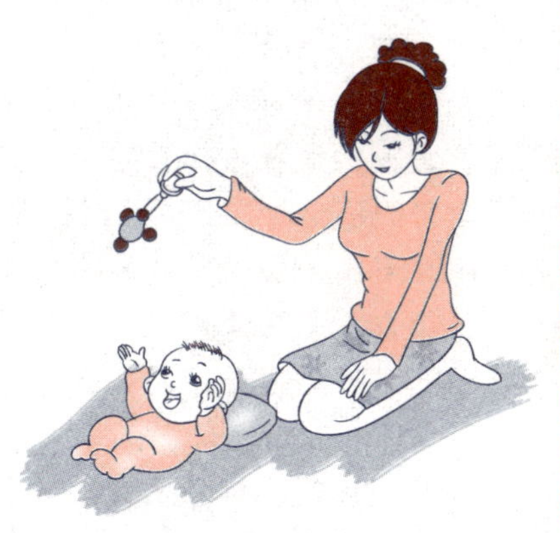

血瘀，主要原因是临产受寒或伤于风冷。血瘀，小腹多痛甚于胀，有块，疼痛拒按，舌紫黯，脉涩；寒凝，恶露不下，色紫黯。

临床上治疗恶露不下的方法多采用中医辩症施治，如：

气血虚弱型产后恶露下少或不下，色淡，头晕耳鸣，心悸。治疗时所用方剂为“圣愈汤”加减，主料为黄芪、党参、当归、川芎、白芍、熟地、白术、茯苓、丹参、别甲山药、太子参及益母草等。

气滞型产后恶露下少或不下，小腹胀甚而痛，胸协胀满。治疗时所用方剂为“香艾芎归饮”加减。主料为香附、艾叶、玄胡、当归、川芎、乌药、青皮等。

血瘀型产后恶露下少或不下，小腹疼痛拒按，色紫暗，同处有块。治疗时所用方剂为“生化汤”加减。主料为：当归、川芎、桃仁、干姜（炮黑）、炙甘草等。

什么是子宫复旧不全

在怀孕期间，母体为适应胎儿生长发育的需要，进行着一系列的生理变化，其中以子宫的变化最大，子宫腔的容积由非孕时的5毫升增大到足月时的5000毫升，子宫的重量由非孕时的50克增加到足月时的1000～1200克。

分娩后，由于子宫肌肉的收缩、缩复作用，迫使肌层内血管管腔闭锁或狭窄，子宫肌细胞缺血并发生自溶，子宫体积明显缩小，胎盘剥离面亦随着子宫的缩小和新生内膜的生长而得以修复。一般在产后5～6周可恢复到非孕状态，这个过程称为子宫复旧。当复旧功能受到阻碍时，即引起子宫复旧不全。子宫复旧情况可以通过产后宫底下降的情况以及恶露的量来观察。

正常情况下，当胎盘娩出后，子宫底降至脐下。12小时后由于盆底肌肉的恢复，子宫底上升与脐平，以后每天下降1～2厘米，大约在产后1周，子宫缩小12周妊娠大小，可在耻骨联合上方摸及，在产后20天降至骨盆腔内，腹部检查摸不到宫底，产后42天完全恢复正常大小。可根据上述标准每天观察产妇产后子宫复旧的情况，检查前产妇要先排尿。

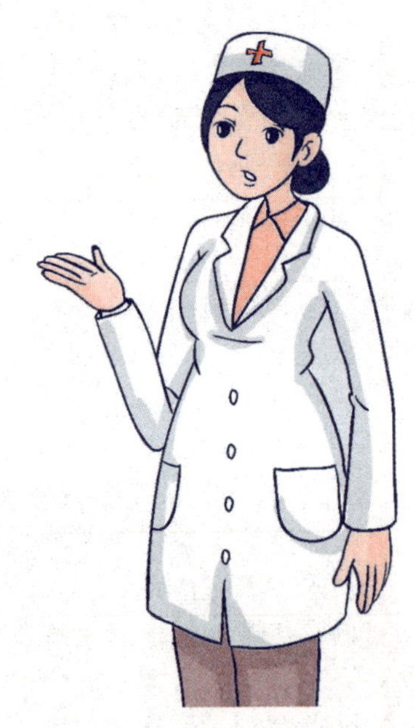

子宫复旧不全时，血性恶露持续的时间延长，可达7～20天或更长时间，量明显增多，有时可出现大量流血，恶露浑浊或伴有臭味。在血性恶露停止后还可有脓性分泌物排出。产妇多感觉腰痛及下腹坠胀。偶尔也有恶露量少而腹痛剧烈者。

通过检查还可发现，子宫如果复旧不全，会较同时期的正常产褥期子宫大且软，多为后倾后屈位，常有轻度压痛。宫颈也软，宫口多未关闭。

子宫复旧不全的应对措施

如子宫复旧不全未能及时纠正，因伴有慢性炎症，会使子宫壁内纤维组织增多，从而形成子宫纤维化。纤维化子宫可引起月经期的延长和月经量的增多。子宫复旧不全时，应采取以下措施及时纠正：

（1）应给予子宫收缩剂，以促进子宫收缩，如麦角流浸膏 1 毫升，每日 3 次，共 2 日；亦可用催产素 10 单位，肌内注射，每日 1～2 次，连续 3 日；肌内注射麦角新碱 0.2～0.4 毫克，1～2 次 /日，共 1～2 日。

（2）伴有炎症现象时，应给磺胺类药物或广谱抗生素消炎治疗。

（3）中药活血化瘀，促进子宫收缩，如益母草膏 2～3 毫升，每日 3 次。

（4）子宫后倾时，产妇应经常采取膝胸卧位，以纠正子宫位置。每日 1～2 次，每次 10～15 分钟。

（5）如果怀疑有胎盘或大块胎膜残留，就应该行刮宫疗法。

（6）子宫肌瘤合并子宫复旧不全者，应该采用保守治疗。如果长期流血不止，亦可考虑切除子宫。

（7）产妇应该注意休息，保持良好的情绪，加强营养，大小便要通畅。

产褥感染的原因

致病菌可能是在妊娠期就已经存在于产妇体内，也可能是在临产前、临产时或产后从外界侵入的。致病菌可能的来源如下：

（1）妊娠末期有阴道炎症，分泌大量带有刺激性的白带，临产前不久曾有过性生活或洗过盆浴。

（2）胎膜早破，阴道和宫颈内的细菌可经过胎膜破口处侵入盆腔引起感染。

（3）接生人员未经正规训练，双手或接生器械消毒不严格。

（4）产程过长，肛门检查或阴道检查次数过多。

（5）产妇的衣服被褥不讲卫生，或用未经消毒的纸或布做会阴垫。

（6）产妇的呼吸道、胃肠道、泌尿系或皮肤上的细菌，可通过血液或双手的散播侵入阴道。

（7）同产妇接触的人上呼吸道内有细菌，通过谈话、咳嗽、喷嚏传播给产妇。

（8）产妇产后出血过多，抵抗力下降，如果休息不好，营养跟不上，极易发生感染。

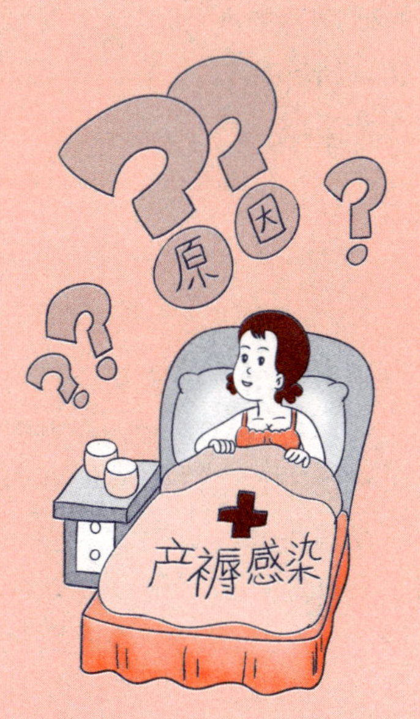

产褥感染的症状

产褥感染的病情轻重根据致病菌的强弱和机体抵抗力的不同而不同，发病前可有倦怠、无力、食欲不振、寒战等症状。

轻微的产褥感染常常是在会阴、阴道伤口处发生感染，局部出现红肿、化脓、压痛明显等症状，拆线以后刀口裂开。

如果感染发生在子宫，则可形成子宫内膜炎、子宫肌炎、脓肿。发热、腹痛、体温升高是产褥感染的一个重要症状。

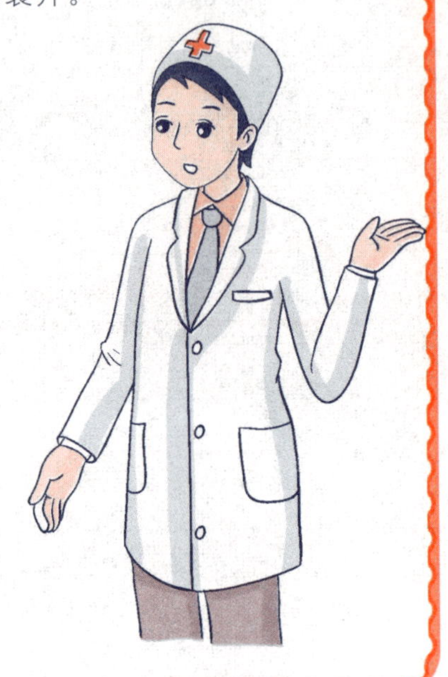

大部分产妇发病于产后3～7天，体温常超过38℃，热度持续24小时不退，子宫复旧差，恶露量多，有臭味，子宫有压痛。

如果继续扩散，可引起盆腔结缔组织炎，炎症蔓延到腹膜，则可引起腹膜炎。这时除寒战、高烧外，还会出现脉搏增快、腹前加剧、腹胀、肠麻痹等症状。若细菌侵入血液，则可发生菌血症、败血症，这时体温的变化很大，而且出现全身中毒症状，情况比较严重，如不及时治疗，则可危及生命。

产褥感染的预防

由于轻度产褥感染会影响产妇健康，延长产后恢复时间，而重度产褥感染则可危及生命，因此必须重视预防。

预防工作应从妊娠期开始。加强孕期卫生，保持全身清洁，妊娠晚期避免盆浴及性生活。做好产前检查，加强孕妈妈营养，增强孕妈妈体质，防止贫血。临产时，应多进食和饮水，抓紧时间休息，避免过度疲劳，以免身体抵抗力降低。积极治疗急性外阴炎、阴道炎及宫颈炎，避免胎膜早破、滞产、产道损伤及产后出血。有胎膜早破或产前出血等感染因素存在时，必须住院治疗，用抗生素预防。接生时避免不必要的阴道检查及肛诊。产后要注意卫生，保持外阴清洁，尽量早期下床活动，以使恶露尽早排除。

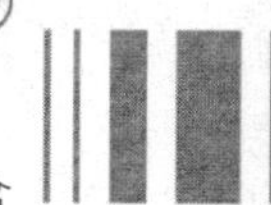

如果已经发生感染，应加强营养支持，及时补充足够的热量，尽快纠正贫血等。取半卧位，这样有利于恶露排出，将炎症局限于盆腔，减少炎症扩散。由医生根据情况使用消炎药。如果盆腔脓肿形成，需手术切开引流。

急性乳腺炎的起因

不少初产妇往往在哺乳时未让婴儿将乳汁吸尽，致使乳汁淤积在乳腺小叶中。特别是一旦乳头发生皲裂，哺乳时会引起剧烈疼痛，更影响产妇的充分哺乳。此外，有些产妇的乳头发育不良（如乳头内陷），也有碍于哺乳的进行。初产妇的乳汁中含有比较多的脱落上皮细胞，更容易引起乳管的阻塞，使乳汁淤积加重。乳汁的淤积又往往使乳腺组织的活力降低，为入侵细菌的生长繁殖创造了有利的条件。

急性乳腺炎的病原菌主要是金黄色葡萄球菌，链球菌引起的比较少见。细菌侵入的途径有三种：

（1）由于哺乳不当引起乳头皲裂，产妇双手不清洁，使细菌污染乳房，然后细菌从裂口侵入，再沿淋巴管蔓延至皮下和腺叶间的脂肪和结缔组织，引起蜂窝组织炎。

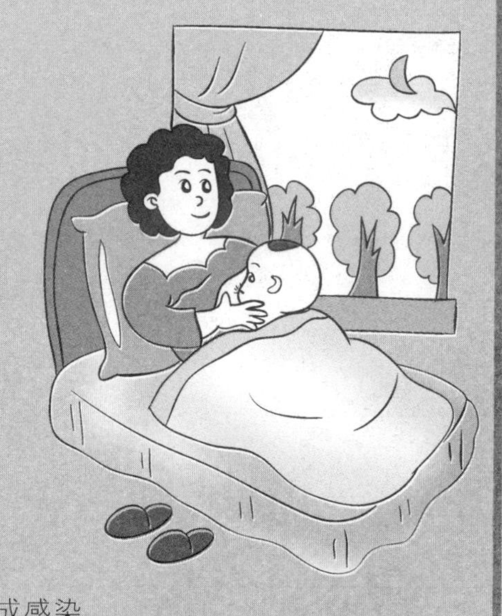

（2）另有一种在医院内流行的乳腺炎，多由耐青霉素的菌株引起，病菌通过婴儿的鼻咽部，在哺乳时直接沿乳腺管逆行侵入乳腺小叶，在淤积的乳汁中生长繁殖，引起乳腺小叶的感染。

（3）产妇呼吸道感染或生殖道感染，细菌经血液循环到乳腺，造成感染。

急性乳腺炎的预防

预防急性乳腺炎的关键在于防止乳汁淤积和保持乳头清洁，避免损伤。

从妊娠后期开始，经常用温水清洗两侧乳头。有人建议在产前经常用酒精擦洗乳头和乳晕，可促使局部皮肤变坚硬。应该定时哺乳，每次哺乳后都应使乳汁吸尽。如未能吸尽，在哺乳后可摸及乳房肿块，此时应该用手按摩乳房，挤出或用吸乳器吸出乳汁，防止乳汁淤积。

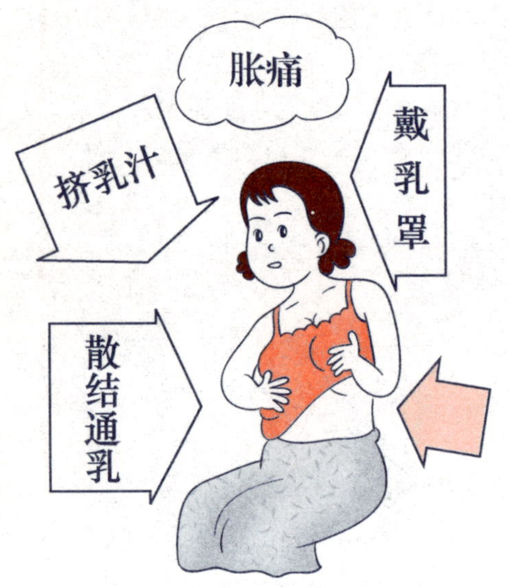

如已发生乳腺炎，应及时治疗，必要时应暂停哺乳，并用吸乳器吸尽淤积的乳汁。

乳腺炎是初产妇常见的一种病症，轻者不能给婴儿正常喂奶，重者则要手术治疗。如果及早预防或发现后及时治疗，可避免或减轻病症。

产前每月在乳头及乳晕上擦一次花生油，妊娠 8 个月后每日用酒精或温水洗擦乳头、乳晕，使乳头皮肤变韧耐磨，预防产后婴儿吸吮而皲裂。有乳头内陷者更应注意矫正。

产后每次喂奶前后用 3% 硼酸溶液或温水洗净乳头及乳晕。产后按需哺乳，哺乳前按摩乳房，哺乳后用吸奶器吸尽乳汁。

掌握正确的哺乳姿势，要让婴儿含住大部分乳晕，而不是只含乳头。每次喂奶时要使奶汁完全吸空，如婴儿吸吮力不够，不能吸空时，可用吸奶器或用手将乳汁挤出，不使乳汁淤积在乳房内。如发生乳汁淤积，可局部热敷，每次 20～30 分钟，每天 3～4 次。用手从乳房四周向乳头方向轻轻按摩后，用吸奶器将乳汁吸出或手法挤奶，每天 7～8 次。

哺乳后应清洗乳头。不要让婴儿含着乳头睡觉。哺乳时间不宜过长，防止乳头破损或皲裂。皲裂严重时需暂停喂奶，用手将乳汁挤出或用吸奶器将奶吸出，伤口愈合后再喂奶。乳头内陷的产妇，每天清洗后用手指向外牵拉乳头加以纠正。

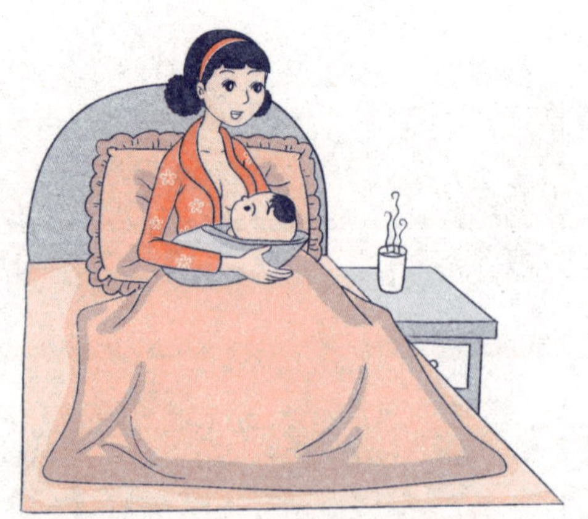

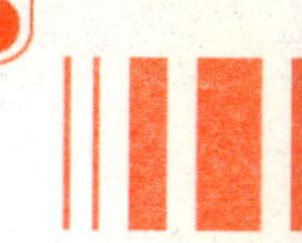

产后手脚疼痛的预防措施

注意充分的休息，不宜做过多的家务劳动，特别要注意减少手指和手腕的负担，例如，给孩子洗澡时，夫妻两人应相互配合，避免由产妇一个人一手托头一手洗。洗尿布时一定要用温水，避免寒冷的刺激。

在休养的同时应适当下床活动。特别是坐月子后期，要经常下地走动，这样不仅能防止脚跟脂肪垫退化，避免产后脚痛的发生，而且能防止产妇体重过分增加，调节神经功能，对改善睡眠和增进食欲十分有利。

如果不慎患上产后手脚痛，可以进行热敷和按摩。热敷用热毛巾即可，如能加上一些补气养血、通经活络、祛风除湿的中草药，则效果更佳。若采用按摩手法，一般是在痛点处先轻压后重压，压 30 秒，放开 15 秒，交替进行，注意按压时不要揉捏，否则会使疼痛加重。

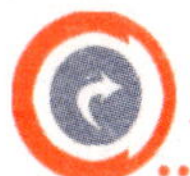

产后腰腿疼痛的防治

很多产妇产后会觉得腰腿疼痛，这是因为耻骨联合分离、骶髂韧带劳损或骶髂关节损伤所致。产妇在分娩过程中，骨盆的各种韧带会受到损伤，如果分娩时产程过长，胎儿过大，产时用力不当，姿势不正确或者腰骶部受寒等，再加上产后过早劳动和负重，都会增加骶髂关节的损伤机会，引起关节囊周围组织粘连，阻碍了骶髂关节的正常运动，或者当骨盆某个关节有异常病变，均可造成耻骨联合分离或骶髂关节错位，从而产生疼痛。

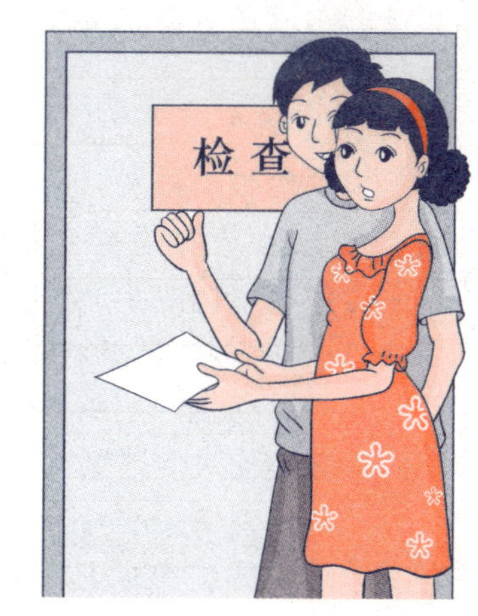

此外，当韧带尚未恢复时，由于受到了较强的外力作用，如负重下蹲、起坐过猛、过早做剧烈运动等，均易发生耻骨联合分离，从而产生疼痛。

如果产后休息不当，过早长久站立和端坐，会使产妇松弛的骶髂韧带无法恢复，从而造成劳损。另外产后起居不慎，闪挫腰背，以及腰骶部先天性疾病，如隐性椎弓裂、骶椎裂、腰椎骶化等，都会诱发腰腿痛。

产后腰腿痛以腰、臀和腰骶部疼痛为主，部分患者伴有一侧腿痛，疼痛部位多在下肢内侧或外侧，可伴有双下肢沉重、酸软等症状。

该病的预防措施主要是注意休息和增加营养，不要过早长久站立和端坐，更不要负重，避风寒，慎起居，每天坚持做产后操。

一般来说，产后腰腿疼痛经过几个月甚至1年左右，疼痛会自然缓解。如果长期不愈，可采用推拿、理疗等方法治疗，并可服消炎止痛药，既可减轻疼痛，又可促进局部炎症吸收。

产后阴道松弛怎么办

阴道分娩会引起阴道有不同程度的变化，使得性生活时摩擦力减弱，原有的阴道对阴茎的“紧握”能力下降，影响夫妻双方的性快感，对性生活的质量有一定的影响。

但是影响性生活的原因是多方面的，除了生理上的原因，夫妻双方心理上的调适很重要，丈夫应对妻子体谅和包容。只要注意产后的恢复锻炼。一般产后3个月后，产后女性的阴道是可以恢复到以前的水平的。

阴道本身有一定的修复功能，产后出现的扩张现象在产后3个月即可恢复。但毕竟是经过挤压撕裂，阴道中的肌肉受到损伤，所以阴道弹性的恢复需要更长的时间。产后女性可以通过一些锻炼来加强弹性的恢复，促进阴道紧实。

（1）**屏住小便**　在小便的过程中，有意识地屏住小便几秒钟，中断排尿，稍停后再继续排尿。如此反复，经过一段时间的锻炼后，可以提高阴道周围肌肉的张力。

（2）**提肛运动**　在有便意的时候，屏住大便，并做提肛运动。经常反复，可以很好地锻炼盆腔肌肉。

（3）**收缩运动**　仰卧，放松身体，将一个手指轻轻插入阴道，后收缩阴道，夹紧阴道，持续3秒钟，后放松，反复重复几次。时间可以逐渐加长。

（4）**其他运动**　走路时，有意识地要绷紧大腿内侧及会阴部肌肉，然后放松，重复练习。

经过这些日常的锻炼，可以大大改善盆腔肌肉的张力和阴道周围肌肉，帮助阴道弹性的恢复，对性生活有所帮助。除了恢复性的锻炼，产后女性还应该保证摄入必需的营养，保证肌肉的恢复。

每个产妇的情况不同，体质恢复也不尽相同，有些产妇因为休息不当、过于劳累，尽管通过锻炼，阴道的恢复也不尽人意，进而影响到性生活时，可以采取手术的方式来修复。

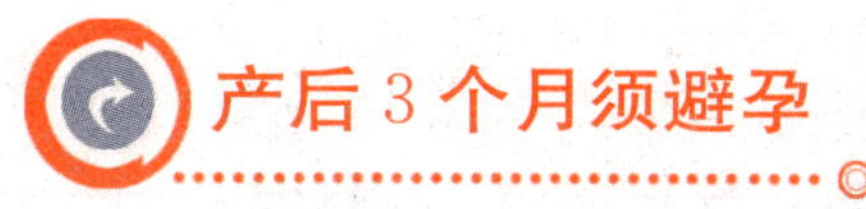

产后3个月须避孕

很多刚生完宝宝的新妈妈会面临性生活的一个大问题，既要防止意外怀孕，又不能因服药影响内分泌，还不能在仍旧脆弱的子宫上附加避孕器械。她们很苦恼：产后避孕，怎么做才妥当？

国际家庭计划研究所最近一项研究表明，如果女性产后进行完全哺乳，即持续用母乳喂养，直接让婴儿吮吸乳头，且月经尚未恢复，就可以不采取避孕措施。不过，正常生理是先排卵后来潮，否则可能出现“闷胎”，所以，哺乳情况不同，回潮时间不一致，最好产后6周的性生活开始避孕，这时候安全套是最普遍的选择。顺产后满3个月、剖宫产后满半年的哺乳期妇女，也可放置避孕环，但要在医生帮助下，对避孕环的形状、型号加以选择，若出现不规则出血、白带增多、月经延迟、腹痛症状，应尽早求医。

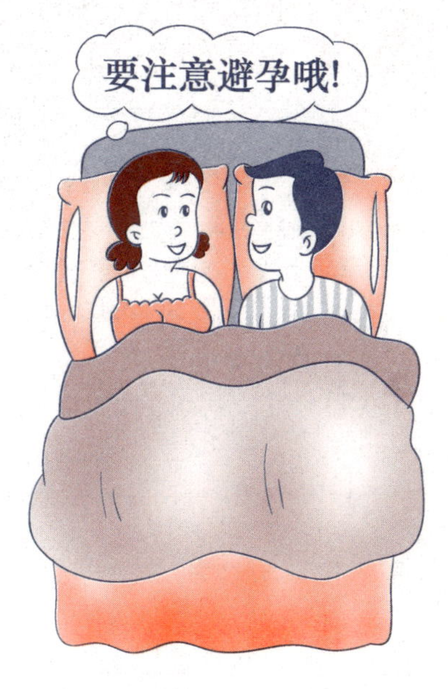

产后女性还可以选择避孕药，不过切记要选不含雌激素的纯孕激素类避孕药，只有这类药物才不会引起哺乳期妇女的不良胃肠道反应，不会造成乳汁质量和数量下降，从而影响婴儿的正常发育。皮下埋植缓释避孕药物、甲地孕酮等纯孕激素类口服避孕药都是不错的选择。

不想再生育的女性也可做绝育手术，但有严重的神经官能症、性疾病或生殖系统炎症的哺乳期妇女不适合这种方法。

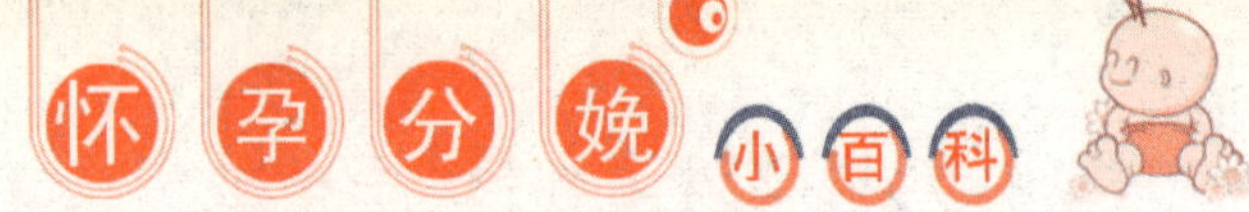

第二章 月子中的食谱

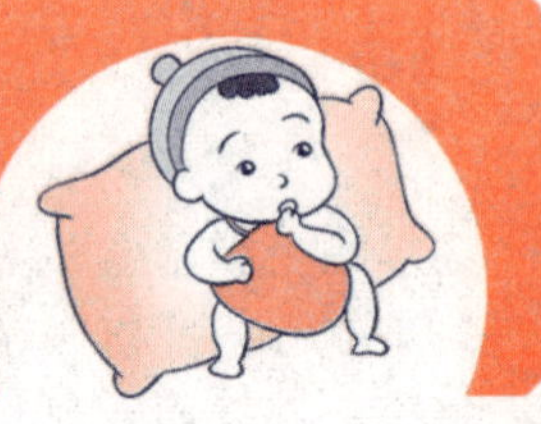

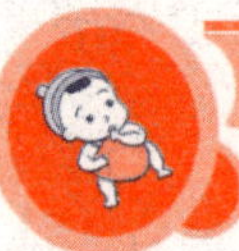

第一节 新妈妈滋补食谱

正常分娩产褥期饮食安排：产后1～2天应进食易消化的流质或半流质食品。产后第一天应吃流质食物，如小米粥、豆浆、牛奶等，多喝汤水。第二天则可吃较稀软清淡的半流食，如水卧鸡蛋、鸡蛋挂面、蒸鸡蛋羹、蛋花汤、馄饨和甜藕粉等，以后可根据产妇具体情况，采用营养丰富的滋补性食品的普通饮食。

山药莲子粥

【原料】 粳米30克，山药20克，莲子20克，红糖30克。

【制法】 米淘洗干净，莲子去芯。山药去皮，洗净，切成1片或小丁块。锅中放水约500克，加入原料，置炉上煮。先用大火烧开，再改中火加热。至米烂汁黏稠时放入红糖，稍搅拌，片刻后离火即可。

【特点】 含有丰富的糖类、钙、铁等营养物质。有健胃益脾、安神补血之功效。

大枣桂圆粥

【原料】 大米100克，大枣100克，桂圆肉50克，红糖10克。

【制法】 将大米淘洗干净，大枣与桂圆肉也都洗净。放入大砂锅中，烧开，再改用小火煮。当大米煮至快烂时，加入红糖，继续煮至粥稠时即可。

【特点】 气香味甜，有健胃益脾、安神补血之功效。此粥含有丰富的糖类，还含有钙、铁等营养物质。

百合糯米粥

【原料】 百合60克，糯米200克，糖50克。

【制法】 糯米洗净入锅，加入洗净的百合。加水适量，旺火烧开改用温火煮至熟烂，加糖拌匀即成。

【特点】 滋阴补血，催生乳汁。

牛奶大枣粥

【原料】 牛奶2000毫升，大米50克，大枣10枚，红糖10克。

【制法】 大米50克洗净，加水500毫升，煮开后用小火煮20分钟。米烂汤稠时加牛奶、大枣同煮10分钟，再加入红糖即可。

【特点】 味甜爽口，补血生乳。

花生猪骨粥

【原料】 粳米500克，猪骨1000克，花生仁150克，精盐15克，植物油10克，麻油10克。

【制法】 将米淘洗干净。猪骨洗净并敲成小块（去净骨渣）。花生仁热水浸泡剥去外皮。将猪骨熬汤，再取汤与米、花生仁加适量清水、植物油煮成薄粥。加入精盐及麻油调匀即可。

【特点】 滋阴通乳。

清蒸鲫鱼

【原料】 鲫鱼1条约300克，笋片50克，熟火腿4片，水发香菇4个，黄酒5毫升，盐适量，葱结1个，生姜片2片，熟猪油10克。

【制法】 将鲜鲫鱼去鳞、开膛，取出内脏，在鱼的两面用刀斜切，但不能伤骨，涂酒后平置于盆中。在鱼上撒盐，依次放上香菇、笋片，最上面放火腿片，再放葱、姜、熟猪油和鲜汤，上蒸笼急火蒸15分钟左右，去葱姜即成。

【特点】 香甜可口。补充蛋白质、钙、磷。

肉末炒菠菜

【原料】 瘦猪肉25克，菠菜200克，植物油25毫升，酱油20毫升，精盐3克，葱、生姜各5克。

【制法】 洗净猪肉，剁成碎末；菠菜择洗干净，切成寸段。将油放入锅内，热后先煸葱姜，然后将肉末放入，煸至变色，加入酱油、精盐翻炒均匀。投入菠菜，用旺火急炒几下即成。

【特点】 色泽碧绿，味道鲜香，含铁丰富，可以补血。

山药炒猪肝

【原料】 猪肝50克，山药250

克，芡粉25克，花生油50克，葱、生姜、酱油、精盐、白糖、黄酒各适量。

【制法】　将猪肝洗净，切成薄片，放入碗中，加湿芡粉拌匀。将山药削去皮，洗净，切成片。再将葱洗净切成葱花，生姜洗净切成末。锅上火，放油烧热，投入猪肝煸炒至松散变色时，加入葱花、生姜末、山药片、黄酒、酱油、白糖、精盐及少量水煸炒至肝片熟，炒匀出锅。

【特点】　色泽酱红，鲜嫩适口，是多种维生素和矿物质的极丰富的来源，主要有维生素A、维生素D、维生素B_1、维生素B_2、烟酸、铁等。同时也含较丰富的蛋白质及脂肪。

胡萝卜炒肉丝

【原料】　瘦猪肉50克，胡萝卜100克，香菜25克，油25克，麻油5克，酱油10克，黄酒5克，醋3克，精盐7克，水芡粉20克。

【制法】　将胡萝卜洗净，切成细丝，香菜洗净，切段待用。将瘦猪肉剔去筋，切成细丝放入盆内，加水芡粉、精盐上浆，用热锅温油滑开捞出。将炒菜油放入锅内，热后下入葱姜末炝锅，投入胡萝卜丝煸炒断生，加入肉丝搅拌均匀，再加入酱油、精盐、醋、黄酒。炒熟后加入香菜、麻油，搅匀出锅即成。

【特点】　甜香适口，营养丰富，口感软嫩，油而不腻。

豆腐烧鲫鱼

【原料】　鲫鱼500克，鲜嫩豆腐200克，酱油、黄酒、精盐、水淀粉、葱、生姜各适量。

【制法】　把鱼收拾干净，豆腐切成1厘米的长方条，葱、生姜切片待用。油烧热后将鱼下锅，稍煎，捞出，留适量油。把葱、生姜下锅，待炒出味，烹入黄酒、酱油，添汤适量，随把鱼、精盐下锅，烧开，把豆腐放在鱼旁，移至小火慢烧。待鱼烧透，捞出放盘中，锅中适量勾入水淀粉，浇在鱼上即可。

【特点】　鱼肉细嫩，豆腐味美。益气催乳，清热解毒。

番茄排骨汤

【原料】　猪排骨100克，番茄150克，精盐、胡椒粉各适量。

【制法】　排骨适当切块，锅上火，加水适量烧开。排骨放入，捞净浮沫，移至小火慢煮，将排骨烧熟。番茄洗净，适当切片，和盐、胡椒粉一同入锅，烧开即可。

【特点】　排骨酥烂，汤鲜味美。健胃消食，凉血降压。

黄鱼羹

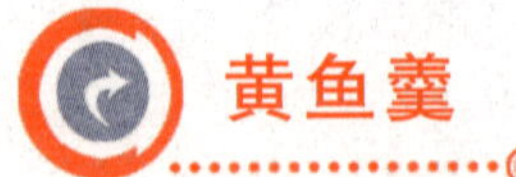

【原料】　黄鱼1条（重约500克），

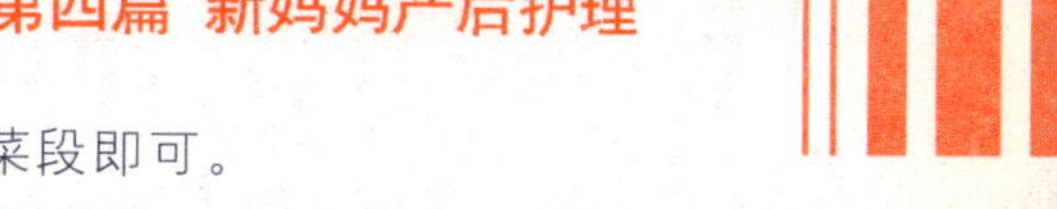

鲜豆瓣100克，葱花5克，生姜末5克，精盐10克，太白粉20克，黄酒15克，胡椒粉0.5克，熟猪油50克。

【制法】 选用新鲜黄鱼1条，除去鳞腮，剖腹去内脏，撕去头皮，洗净，放锅里加水750克煮熟捞出，剔除鱼骨，鱼肉切成蒜瓣状，鱼汤滤去杂质。锅放炉火上，放入熟猪油烧热，下鲜豆瓣、葱、姜末爆炒后，加入鱼汤、鱼肉、黄酒和精盐，烧3分钟左右，并将太白粉调稀，缓缓淋入锅中勾芡。待汤汁稠浓时，撒上胡椒粉即可。

【特点】 味美爽口，生津催乳。

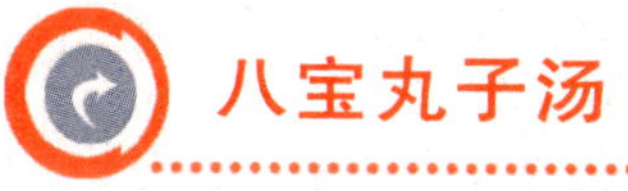

八宝丸子汤

【原料】 猪肉150克，水发海参10克，虾肉10克，熟鲜贝10克，鸡胸脯10克，水发口蘑10克，冬笋10克，火腿10克，鸡蛋1个，香菜1棵，精盐、酱油、花椒水、黄酒、生姜、鸡汤各适量。

【制法】 将猪肉用刀剁碎成泥状，把海参、虾肉、鸡肉、口蘑、冬笋和火腿都切成丁，再剁碎。鲜贝搓成丝。生姜切成末，香菜切成段。将鸡蛋打入碗内，用筷子抽打均匀，加进肉泥、虾肉、鲜贝、鸡肉、口蘑、冬笋、火腿、生姜、精盐、黄酒、花椒水，搅匀。锅内放上鸡汤，将调好的馅挤成较大的丸子，放入汤内。烧开后待丸子煮熟放入酱油、精盐，撒上香菜段即可。

【特点】 料多味全，汤鲜肉嫩，补益五脏。

金针猪蹄汤

【原料】 鲜金针菜根15克，猪蹄1只，精盐、水各适量。

【制法】 将金针菜根洗净。猪蹄刮洗干净，用刀从中间劈开。先把锅内加水，将猪蹄放入锅内煮，撇去浮沫后再加入金针菜根和盐，煮至蹄子烂熟时即可。

【特点】 肉烂不腻，微咸适口，生津催乳。

银耳乌龙汤

【原料】 银耳5克，水发海参50克，鲜汤300克，黄酒5克，精盐1.5克。

【制法】 银耳温水泡开，去根蒂，清水洗净。海参洗净，切成小片。将银耳、海参片一起放入开水锅氽透，捞出滤去水分。锅中放入鲜汤100克，精盐0.5克及黄酒2克。把银耳、海参片放入汤内，小火煨5分钟，盛入碗中。另起锅，放入鲜汤200克，精盐1克及黄酒3克。汤烧开，撇去浮沫，倒入盛银耳与海参片的汤碗中即可。

【特点】 清淡爽口，益气滋阴。

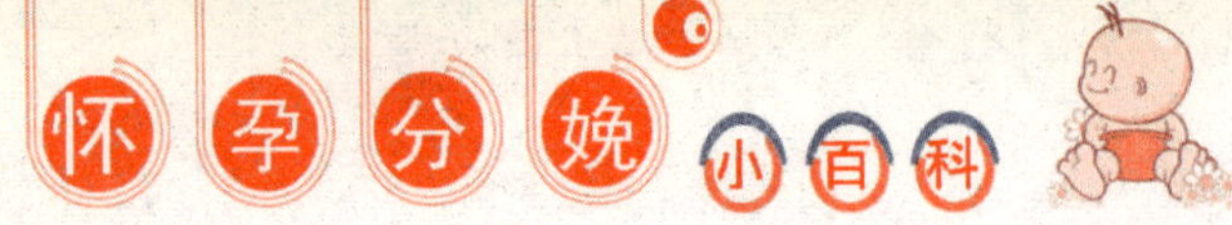

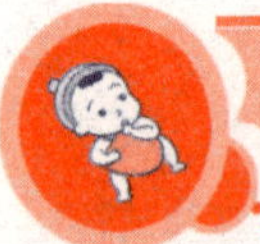

第二节　新妈妈哺乳食谱

新妈妈每日摄入营养素的量为：粮食450～600克、蛋类50～100克、肉类100～150克、豆制品100克、牛奶225克、蔬菜400克。同时乳母饮食烹调方法也应该注意，少吃油炸食物，多喝汤，可促进乳汁的分泌。一日三餐以外还可加两餐点心。多喝开水，给予充足的液体，可促进乳汁增多。如用公鸡、骨头或鱼熬成汤，再加点中药木通、当归，则有催乳作用。

猪肚粥

【原料】　猪肚250克，大米100克，胡椒粉、精盐各适量。

【制法】　将猪肚洗净，切成细丝，放入沸水锅烫一烫，捞出，待用。把大米洗净，与猪肚一齐放入煮锅内，加水适量，置于火上。煮沸后，加入胡椒粉，转用小火煮至猪肚烂粥稠。加入精盐调味即成。

【特点】　黏稠鲜香。猪肚含有蛋白质、脂肪、无机盐类等成分。此粥具有补虚损、健脾胃的功效。产妇常食可增强食欲，补中益气，有利强身健体。

【注意事项】　猪肚一定要清洗干净，可用盐、面粉等反复揉搓，去掉异味。

花生粥

【原料】　花生（不去红衣）45克，冰糖适量。大米100克，淮山药30克（或百合15克）。

【制法】　将花生洗净后捣碎，将山药或百合切成薄片。把它们和大米一起放入锅内，加水。用大火煮开，改用小火煮30分钟，然后加入冰糖，稍煮即可服用。

【特点】　花生粥健脾开胃，润肺止咳，养血通乳。可以长期食用，不受疗程限制。凡腹泻的患者不宜多吃。

番茄鸡蛋面

【原料】 挂面 150 克，番茄 100 克，鸡蛋 2 个，葱、精盐各适量，小磨麻油 5 克。

【制法】 番茄洗净，切丁。鸡蛋打入碗中，用筷子打散。锅上火，放油烧热，下入葱、番茄丁煸炒。加汤，烧开后，放入挂面煮熟，淋入蛋液，加盐、小磨麻油调味。

【特点】 鲜酸可口。含有糖类、蛋白质、胡萝卜素。

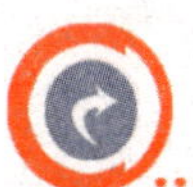

猪蹄面

【原料】 挂面、青菜各 100 克，猪蹄 1 只，酱油、白糖、鲜汤、精盐、葱、生姜、黄酒各适量。

【制法】 把猪蹄清理干净，切块，放酱油拌匀。锅上火，放油烧热，下入猪蹄炒至变色，下入葱、生姜煸出香味，烹黄酒，放入锅中，加水烧开。转小火，煮至酥烂，放入酱油、白糖、精盐调味。面条放入开水锅中煮熟，取出，放冷水中过凉。再放回热水中浸热，捞出、沥干，放碗中。锅上火，注入鲜汤，烧开后，放入青菜，再浇在面条碗中，将猪蹄连汁放面条上即成。

海带炖肉

【原料】 水发海带 250 克，五花肉 150 克，植物油、白糖、酱油、葱、生姜、大茴香、鸡汤各适量。

【制法】 将海带洗净，切成 2 厘米见方的块；把猪肉洗净，切成 2 厘米见方的块；葱去皮洗净，切成段；姜洗净，切成片。锅上火，倒入植物油，油七成热时，放入肉片翻炒，炒至肉变色时，放入酱油、白糖，葱段、生姜片、大茴香，翻炒一下，添汤。汤沸时撇去浮沫，加入海带。锅再开时，改用小火炖至肉烂熟。捞出里面的葱、生姜、大茴香，盛入盘中即成。

【特点】 色红、香、鲜、烂。含有丰富的肉类蛋白质、脂肪。海带中钙、铁、碘含量尤为丰富，是防治贫血、钙缺乏的良好食物，对产后恢复健康极为有利。

【特点】 肥润可口，含胶体蛋白质，具有催乳作用。

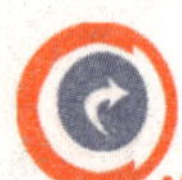

沙锅鲫鱼

【原料】 鲜鲫鱼2条(约600克)，猪肥膘肉30克，粉条30克，香菜5克，精盐、黄酒、醋、白糖、葱、生姜各适量。

【制法】 将鲫鱼刮鳞去鳃，取出内脏，洗净，在鱼身两侧斜切成十字花刀，放入沸水锅内烫一下，捞出，控干水。将猪肥膘肉洗净，切成小丁；香菜择洗干净，切成末；粉条用温水泡软；葱去皮洗净，切成丝；姜洗净，切丝。洗净沙锅，放入鲫鱼、肥肉丁、粉条，添汤。加盐、黄酒、醋、白糖、葱丝、生姜丝，盖上盖，将锅置于火上。烧开后撇去浮沫，改用小火炖30分钟，加香菜段即成。

【特点】 鲜美酥烂，味醇质嫩。含有丰富的蛋白质、脂肪、白糖、多种无机盐和维生素，能促进乳汁的分泌。

虾仁豆腐烧羊肉

【原料】 豆腐500克，羊肉、虾仁、鸡汤各100克，葱片、香菜、酱油、黄酒、玉米粉各10克，生姜片、精盐各5克，胡椒粉2克，豌豆粒25克，植物油50克。

【制法】 羊肉洗净，切成末；豆腐切成小块；鲜豌豆粒25克，洗净；香菜择洗干净，切成小段。锅上火，放入油，油烧热放入羊肉末进行煸炒，然后加葱、生姜、黄酒、胡椒粉、鸡汤，再将洗干净的虾仁、豆腐、鲜豌豆入锅煮炖约15分钟，熟后用玉米粉勾芡，撒上香菜段即成。

【特点】 清淡适口。羊肉有补中益气、安心止痛等功效，豆腐有清热解毒、生津润燥等功效，虾仁有健脾暖胃、补肾等功效。此菜可辅助治疗产后血虚、无乳等症。

豆腐香菇炖猪蹄

【原料】 豆腐、丝瓜各200克，香菇50克，猪前蹄1个（重约1000克），精盐10克，生姜丝、葱段各5克。

【制法】 猪蹄去净毛，水洗净，用刀斩成小块，待用。把豆腐放入精盐水中浸泡10～15分钟，用水洗净，切成小块。将丝瓜削去外皮，水冲洗净，切成薄片。把香菇先切去老蒂头，水浸软后洗净。将猪蹄置于洗净的锅中，加水约2500克，于炉火上煎煮，煮至肉烂时放入香菇、豆腐及丝瓜，并加入盐、生姜丝、葱段，再煮几分钟后即可离火。分数次食之。

【特点】 猪蹄烂香，汤浓。此菜含蛋白质、脂肪、糖类、钙、磷、铁及维生素A、维生素B_1、维生素B_2、维生素B_6、维生素C等，能益气生血、养筋健骨、通络下乳、行气散结、清热解毒，特别适合妇女产后食用。对于乳汁分泌不足者，具有良好的生乳作用。对于乳络不通、乳胀生结、疼痛乳少、乳房微热者，有通络行乳、散结止痛、清热除湿的作用。能促进乳汁通利，防止乳腺炎的发生。

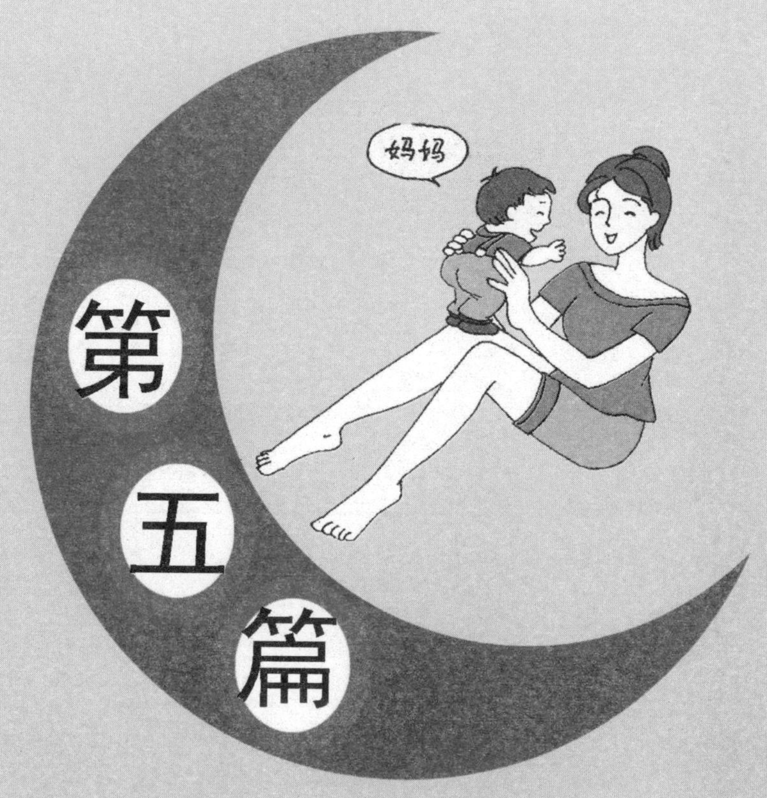

新生儿护理与喂养

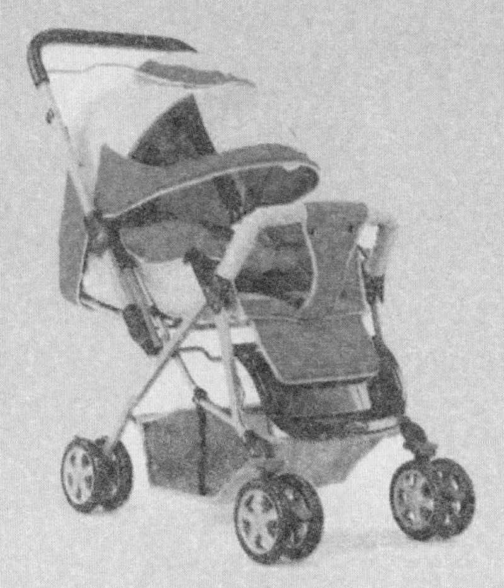

新生儿每天要睡16～17个小时，约占一天的70%。深睡眠时新生儿很少活动，平静、眼球不转动、呼吸规则；而浅睡眠时有吸吮动作，面部有很多表情，有时微笑，有时噘嘴，眼睛虽然闭合，但眼球在眼睑下转动，四肢有时有舞蹈样动作，但父母不要去打扰他。刚出生的小宝宝，只要他醒着，妈妈就应该在照顾他时，和他亲切地说话，抚摸他，向他露出微笑，这实际上是妈妈与宝宝做的一种游戏。但睡眠的时候不要将他抱起来玩耍。

第一章 新生儿护理

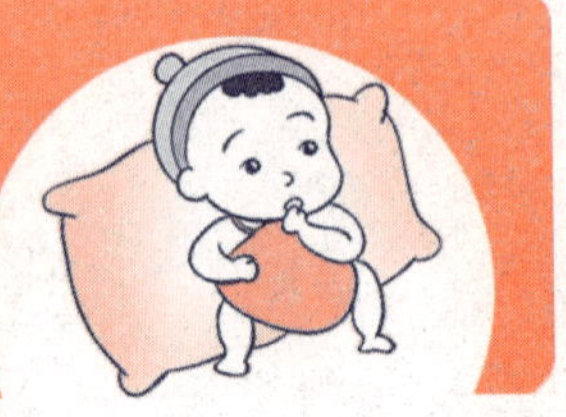

第一节 新生儿的特点

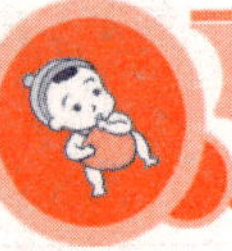

新生宝宝初生头几天由于吃奶少，要排出胎便及小便，呼吸较快，再经肺及皮肤蒸发的水分，使宝宝出生后2～3天会出现体重下降（低于出生体重）的情况，一般下降6%～9%，7天左右才会恢复，这是正常的生理现象。

判断新生儿是否健康

胎儿娩出后将本能地建立自主呼吸，发出第一声啼哭。如新生儿娩出后不能很快建立自主呼吸，会产生缺氧现象，称为新生儿窒息，并分为轻度窒息和重度窒息。在医学临床上广泛采用APgar五项评分法判断新生儿是否健康。

（1）皮肤颜色 全身粉红色为2分，手脚末梢青紫为1分，全身青紫色为0分。

（2）心率 心搏有力大于100次/分钟为2分，心搏微弱小于100次/分钟为1分，听不到心音为0分。

（3）呼吸 呼吸正常，哭声响亮为2分，呼吸慢，不规则为1分，没有呼吸为0分。

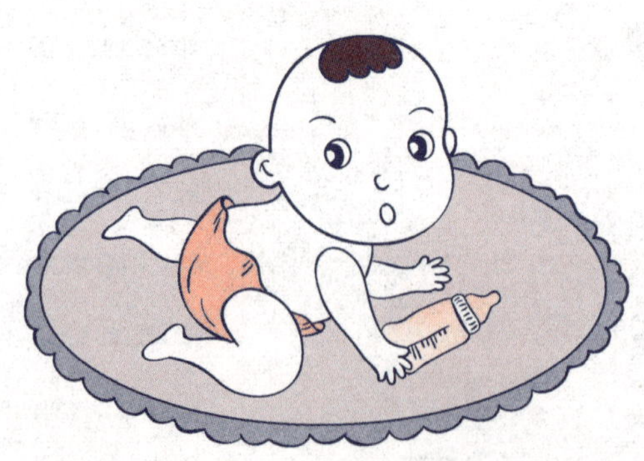

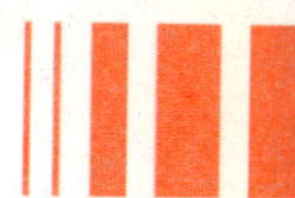

（4）肌张力及运动 肌张力正常为 2 分，肌张力异常亢进或低下为 1 分，肌张力松弛为 0 分。

（5）反射 即弹足底或插鼻管反应。哭或喷嚏（肌张力正常）为 2 分，有些动作如抽泣或皱眉为 1 分，无反应为 0 分。

评分越高表示窒息程度越轻，4～7 分为轻度窒息，0～3 分为重度窒息，大部分新生儿评分在 7～10 分。轻度窒息一般经清理呼吸道、吸氧等措施后会很快好转，预后良好。

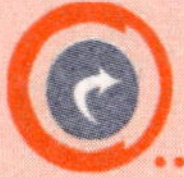

新生儿的生理变化

新生儿需要适应出生后的新环境，在生理功能方面进行重大调整。一是生理性体重下降，初生几天的新生儿进食较少，而排出胎粪、小便，所以出生后 4～5 天内体重可略下降，在出生后 7～10 天内会恢复到出生时的体重；二是脱水热，在初生后第 2～3天，因进食及喂水量不足或环境温度太高可引起脱水，导致发热，可高达 39℃ 以上，有烦躁、口渴、尿少、前囟稍凹等表现，但一般情况尚佳，经补给液体后体温可逐渐下降；三是乳房肿大和阴道流血，母体及胎盘激素可进入胎儿体内，出生后此类激素来源中断浓度下降，不论男婴或女婴可在生后 3～5 天起乳房肿大，甚至有初乳样分泌物，乳房肿大现象经2～3周消失，不要挤压肿大的乳房以防感染。部分女婴可在生后 5 天左右出现阴道流血，经 2 天左右消失，称为假月经。

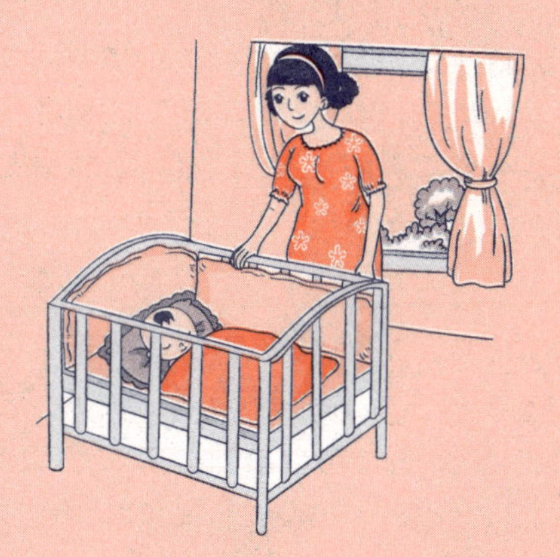

根据新生儿的特点进行护理

根据新生儿的特点进行护理非常重要，这是保证新生儿适应环境和健康成长的第一个关键环节，具体护理措施如下：

（1）维持正常体温 新生儿出生时，产房内的室温应不低于 22℃；新生儿娩出后即用清洁、柔软、温暖而干燥的毛巾包裹。接生用的棉垫下可放置热水袋，将衣物烘热，以减少体热丧失。生下4～6小时内的小儿体温调节功能较差，更应重视保暖。新生儿穿衣时理想的室温是24℃左右。

(2) 眼睛 新生儿刚出生时，双眼应滴0.25%氯霉素眼药水一次，以

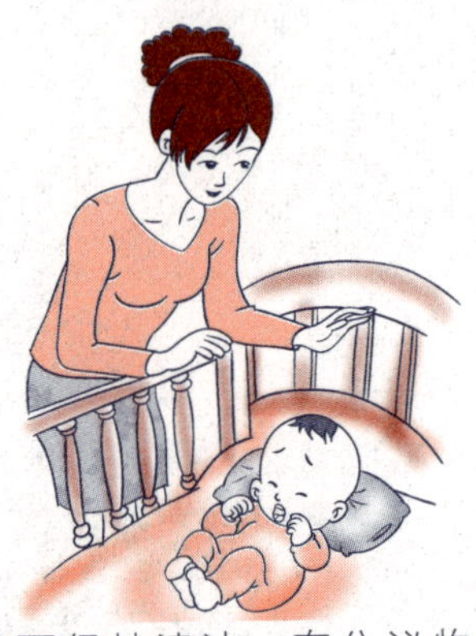

后眼睛要保持清洁。有分泌物时，可用消毒棉球蘸生理盐水揩洗，但不要来回地擦，然后再滴0.25%氯霉素眼药水。

(3) 鼻、耳和口腔 清洁只限于可见部位，切勿往深处盲目地擦，以免造成损伤。口腔两侧颊部的脂肪垫（俗称螳螂子）和齿龈上的黄白色突起物（俗称板牙）都是生理现象，切勿挑割。口腔不要揩洗以免损伤黏膜引起局部或全身性感染。

(4) 皮肤 新生儿刚出生时可以用消毒的棉花或软纱布蘸消毒的植物油，将头皮、面部、耳后、颈部及其他皱褶处揩洗干净。初生两周内在给新生儿洗澡时，要重视环境温度与水温，室温应为28℃，水温37℃左右。洗澡时，水不要浸入新生儿脐部，洗后可用70%酒精清洁脐孔。

(5) 臀部 要勤换尿布。每次大便后要用温水将婴儿臀部冲洗干净，然后擦干。浴后或在清洗臀部后于尿布区涂5%鞣酸软膏。若皮肤发红，每次大便后局部洗净，擦干后应扑粉或涂上鱼肝油或凡士林。

(6) 脐部 新生儿的脐部护理非常重要，如果护理不当可成为感染的入侵途径，应保持新生儿脐部的清洁干燥。若新生儿脐部有脓性渗出或红、肿，可用3%双氧水或70%酒精清洗局部，洗完擦干后涂2.5%碘酊或1%甲紫。若伴有体温异常或食欲减退应立即就诊。

(7) 大、小便 新生儿一般在初生后的24小时内排第一次大、小便，胎粪呈墨绿色，尿色偶尔可呈粉红色。若出生后24小时内无胎粪排出，要警惕新生儿先天性消化道畸形的可能，生后48小时不排尿，要注意有无泌尿道畸形。

(8) 预防感染 探望、接触新生儿的人数应尽量少，有皮肤、呼吸道、消化道感染的人应避免与新生儿接触。护理新生儿前要洗手。小儿皮肤、黏膜有任何微小损伤或感染时应立即处理。居室每天开窗通风1～2次，每次半小时。

(9) 发现异常及时就医 如发现新生儿发热或体温过低，食欲减退，烦躁不安，黄疸出现得早、过深或迟迟不退，皮肤和黏膜苍白、青紫色或有出血点或瘀斑，气急或呼吸困难，大便次数多、稀薄，吐血或便血，两眼定视，屏气，口角或手足抽动等情况时，应立即就医，不可延误。

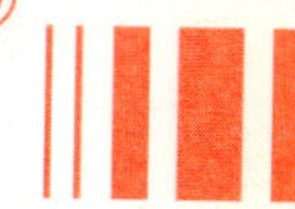
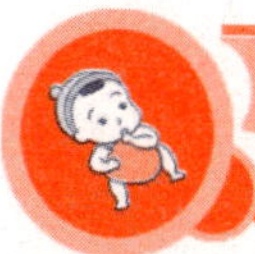

第二节　新生儿照看

新生儿皮肤娇嫩，抵抗力弱，所以护理动作要轻，精心护理则可减少感染，如沐浴时，对腋下、颈下、腹股沟等皱褶处不要擦得太重，洗好后要揩干，并均匀扑粉，如果发现皮肤有脓疮、疖子等感染性病灶时，应及时就医。

如何选择尿布

尿布要合理地选择。新生儿的皮肤细嫩，太硬的布容易擦伤皮肤。因此为宝宝选择尿布时，要选用轻软的棉布料制成最合适。为宝宝选用的尿布同样要用质软、无色、耐洗、易干、吸水性强的棉布做成。用旧床单、被里或衣服等改制更为理想，但在用前需要进行消毒，尿布制成长方形或三角形均可，不要太大太厚。不能长期使用塑料布垫，因为湿气不易透出，婴儿的皮肤容易发红、糜烂，发生尿布症。

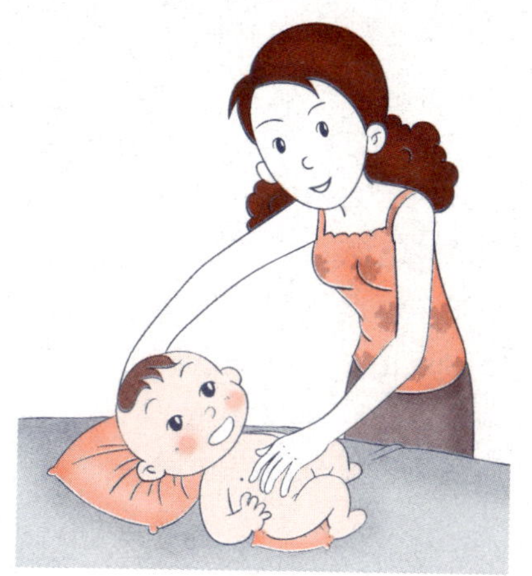

如何换尿布

换尿布时动作要轻柔。将柔软、吸水性好，透气性好，对皮肤无刺激性的棉布折叠成长条和三角形样的尿布，不要过厚过硬。一般来讲换尿布的操作顺序是：先洗手，将叠好的尿布放在三角形尿布上，呈丁字形。然后用左手将婴儿的两只脚轻轻提起，右手将两块尿布一齐塞在臀下，将上条尿布盖住阴部，再将尿布三个角分别从两腿中间，左右髋外兜起，像条小三角裤头。然后在“三角裤头”的下面、上衣的里面横垫上小棉垫，再将衣服前后拉平、包好。下雨天或冬季用的尿布，用火烤干后不能立刻就给孩子用，一定要等尿布凉透后再用，否则易发生臀部皮炎。

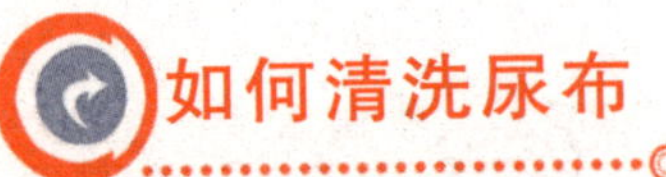

如何清洗尿布

清洗尿布要注意卫生。每次更换下来的尿布不要随地乱扔，应放在固定的盆内，立即清洗。如尿布上仅有尿液，可在热水浸泡后用清水漂洗干净；若有大便，可将尿布上的粪便清除后放入清水中，用碱性小的肥皂或洗衣粉揉搓，洗净后一定要用清水多冲洗几遍。所有尿布洗净后，最后均要用开水烫一烫，拧干后晾在阳光下晒一晒，以达到杀菌消毒的目的。不过需要强调的是，清洗尿布一定要用清水多洗几遍，最好是用温热水来清洗尿布。尿布上不管尿多尿少，都不能不洗就放在煤炉、暖气上烤烤或在太阳下晒晒再用，因为沾有尿便的尿布对新生儿臀部皮肤有一定的刺激作用，因此，一定要将尿布上的尿液、粪便以及肥皂或洗衣粉中的酸碱成分

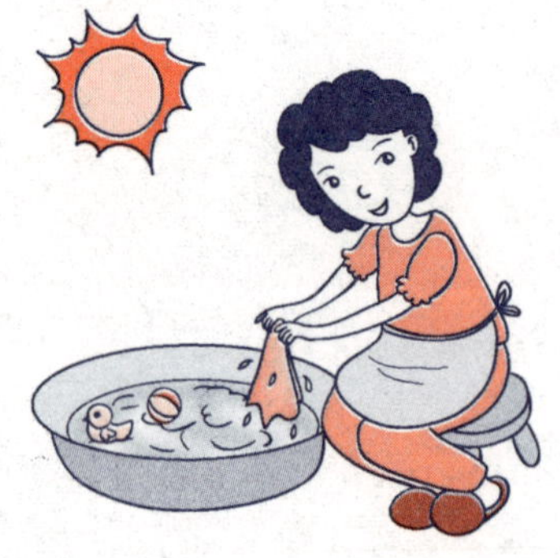

彻底清除掉，才能达到真正清洗尿布的目的。洗净晒干的尿布，要叠好放在一边以备更换时取用方便。

给新生儿洗澡

新生儿皮肤上附着胎脂，还混合有皮屑、难以蒸发的汗液和空气中的污染灰尘等，表面类似一个好的培养基，使大量细菌寄存。而且新生儿皮肤富含血管，热量积蓄，易于损伤，防御功能低下。这些客观因素都使得新生儿皮肤容易遭受细菌感染，并扩散，甚至引起败血症。新生儿应该经常洗澡，洗澡能清洁皮肤、维护皮肤健康，溶解皮脂、扩张毛细血管，促进代谢产物和热量排出。

新生儿出生第二天就可开始洗澡。洗澡时要注意室温保持在 26～28℃，水温保持在 36～40℃（温水）。时间应安排在喂奶前 1～2 小时，肥皂选用对皮肤刺激小的中性肥皂，或婴儿专用香皂；毛巾要柔软、舒适。

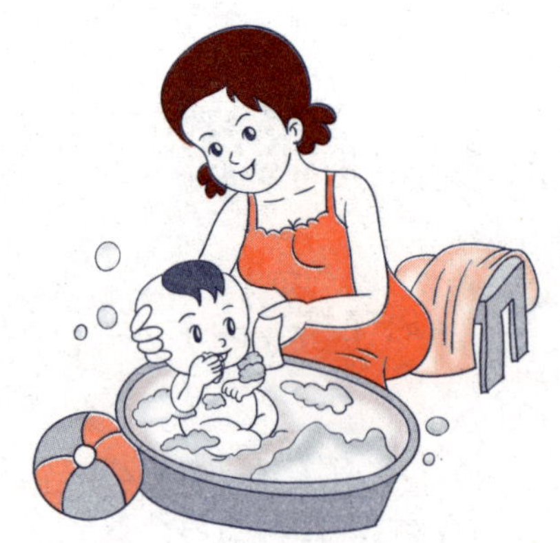

在洗澡时，把新生儿呈仰卧状放在澡盆水内，左手固定在枕后，将头部托出水面，用拇指和中指分别向前轻按住两侧耳屏盖住耳孔，右手先用柔软的毛巾洗头、擦干，接着依次清洗头颈、腋窝、手心、前胸、腹部、

腹股沟、大腿和腘窝皱褶处、脚等。洗完后，用左手前臂托住新生儿胸前，手掌托住新生儿右侧腋窝处固定，使之呈前倾的姿势，然后清洗背部及臀部和臀纹。全部洗完后再翻至仰卧位，拎出水面包起后轻轻擦干并在皮肤皱褶处扑上爽身粉或松花粉，保持局部干燥，注意耳孔和耳屏内侧面也应擦干。

洗完澡后应注意保暖，尽快给宝宝穿上衣物，防止感冒。脐残端未脱落者，每天洗澡后，用75%酒精消毒脐带。消毒时应用手将脐带轻轻提起，从脐根部呈螺旋动作向四周擦拭，这一方法擦拭可以避免将周围皮肤上的细菌带入脐部。

新生儿的服饰特点

由于新生儿皮肤娇嫩，易受刺激，容易造成损伤；新生儿手足屈曲不易穿脱衣裤；新生儿自身不易保持体温，易随外界温度的冷、暖而降、升等特点，因此新生儿的服饰就必须具备柔软、有弹性、透气性和吸水性，无刺激性，及宽松、方便、保暖等条件。新生儿常溢奶，易吐脏衣服，大、小便易弄湿、弄脏裤子，因此衣服需勤换勤洗，故要求衣料能耐洗、耐搓。能符合上述条件的只有全棉衣料。全棉衣料质地柔软适中，有舒适感，弹性，透气性及吸水性均好，也无刺激性。新生儿衣服应做得宽大些，还要穿脱方便，如前面开口打结的衣服就易穿脱。衣服过于窄小，穿脱不便，易损伤新生儿，甚至会造成骨折和脱臼等情况发生。另外新生儿生长发育快，如衣服太小，也会很快穿不下。为减少对新生儿皮肤的刺激，新生儿的衣服接缝处可在外面，边也可由里向外窝，更不要有额外的装饰。

衣料的颜色以浅色或白色为好，这样衣服脏了容易发现，便于换洗。如选用有颜色的衣料，也要选不易脱色的，以免刺激新生儿皮肤引起皮炎。

新生儿的正确抱法与包裹法

(1) 抱法 新生儿出生后一段时间里，尚不能控制自己的头，因此，当妈妈欲抱新生儿时，一定要注意新生儿垂下的头。抱起时要把手伸过婴儿的颈部，将头托起，另一只手放入背部和臀部下面，两手共同托起婴儿。用这种方法抱婴儿就能容易且安全地将其转移到任何地方。同时要做到动作轻柔，切不可用力过猛，以免造成新生儿受伤。

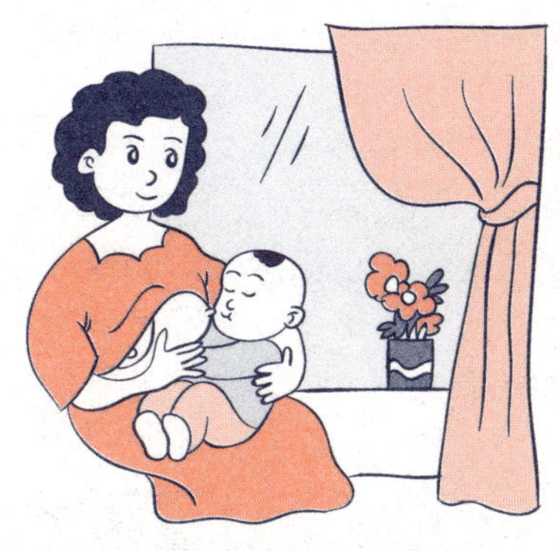

抱的时间，原则是5～20分钟，抱太久或是次数过多，皆易养成婴儿

爱人抱的习惯，假如抚抱10分钟还无法抑止婴儿啼哭的话，便要仔细检查婴儿的身体，解开衣服察看是否有异状，或是让他喝牛奶以防因饥饿而哭闹，如果情况未见改善，要马上送医院检查。

（2）包裹法 刚出生不久的新生儿，人们总喜欢用被子等把他包裹得严严实实，俗称"蜡烛包"。目的是给孩子保暖，另外还可以扳直手脚，避免将来成为"罗圈腿"。其实这样是不正确的。胎儿在母亲的子宫内四肢呈屈曲状态，出生后这种姿势还需要维持一段时间，如果突然用包裹、捆绑的方式去改变这种姿势，会给新生儿带来很大的不适应，并影响新生儿自由伸展，从而妨碍其正常的生长发育。另外，也容易造成新生儿腋下、腹股沟、臀部等处的皮肤糜烂。有的专家认为，这种包裹法还会影响新生儿肺部的呼吸，影响胸廓发育，是导致肺部感染的因素之一。至于"罗圈腿"和"X"形腿，现已证实，完全是由于后天喂养不当和疾病等因素引起的，如佝偻病所造成的骨骼变形，并不是"蜡烛包"所能解决的。相反，"蜡烛包"可诱发髋关节脱位等意外情况发生。

应该让新生儿的双腿叉开，处于像青蛙腿样的自然姿势，或用尿不湿包上后，外面再松松地裹上毛毯等，以防新生儿受凉。这样不仅满足了他们自由发展的需要，而且还能治愈一部分轻度先天性髋关节脱位的病儿。

新生儿适宜的生活环境

（1）房间 新生儿出生后不久，一天当中的多半时间是在睡眠中度过的。为此新生儿的房间，必须是能使新生儿睡眠安静的房间。应选择杂人少、光照好、通风好的房间。

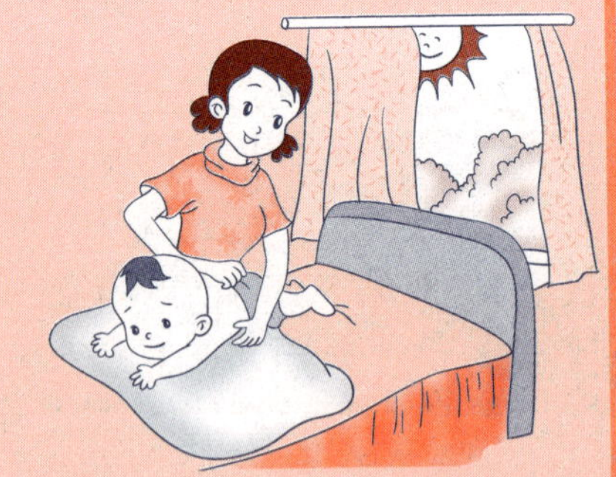

值得注意的是，应避免将床铺放在日光直接照射的地方，或光线从正面照到眼睛的位置，还要保持空气新鲜。

（2）室温 新生儿怕冷，因此保温是很重要的，室温夏天在23～25℃左右，冬天在20℃上下较合适。夜间使用暖水袋或脚炉时，要离开新生儿10～20厘米。

（3）清洁 注意经常保持清洁是非常重要的。病人和小孩子绝对不要靠近新生儿。小孩子的好奇心强，不注意容易出事故。

此外，出生后一个月以内，不要带新生儿去人多的地方，应控制与新生儿贴脸和亲嘴。应使新生儿远离小动物，因为小动物不仅带有细菌，而且，还有可能伤害到婴儿。在新生儿的房间应避免吸烟。

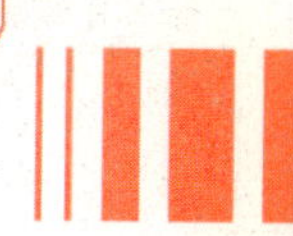

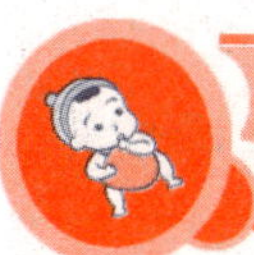

第三节　新生儿护理

应为新生婴儿准备一间向阳的、空气新鲜、清洁舒适、细菌极少的居室。冬季新生儿的居室不能过冷，一般室温在18～22℃为宜。如果用煤炉取暖，一定要安装风斗，以防煤气中毒。室内可挂些湿毛巾，或者地面上常洒水；炉子上的水壶的盖应打开，以保持室内空气的温度。

注意预防新生儿智力障碍

（1）**注意孕期保健**　防止孕妈妈营养不良，定期进行产前检查，及时治疗妊娠并发症，避免使用对胎儿有害的药物，避免近亲结婚。

（2）**加强产前遗传病的诊断**　通过羊水检查可发现某些遗传性疾病及畸形，从而终止妊娠。

（3）**早期发现早期治疗**　如果新生儿患甲状腺功能低下、苯丙酮尿症，应及早发现，及早治疗。例如，苯丙酮尿症患儿在出生后2个月内即可开始给予低苯丙氨酸饮食治疗；6个月以上才开始治疗，有1/3的新生儿患智力低下。若甲状腺功能低下，则应在3个月内开始给予甲状腺素的长期替代疗法。对于半乳糖血症应限制乳类食品。应早期控制黄疸，以预防核黄疸。由于染色体改变而引起的智力低下，目前还无理想的治疗方法。

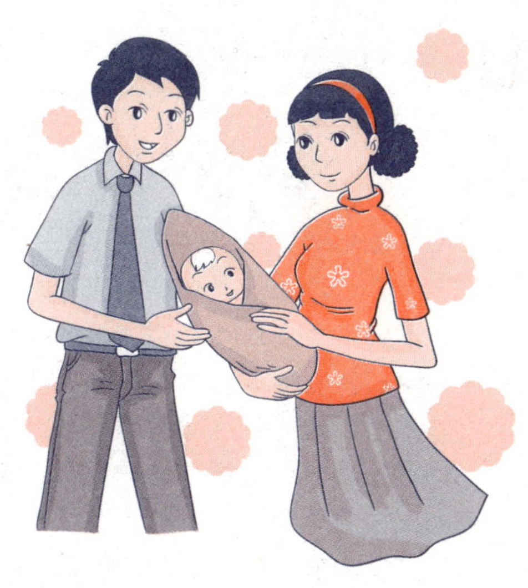

新生儿头上包块的识别与处理

在新生儿出生后第 2 天或第 3 天，有时会发现其头顶稍微靠左或靠右的地方有肿块。用手摸时有柔软感，即使摁一下婴儿也不哭，好像并不疼痛。过了两三天后也没什么变化。如果你仔细摸一下，会感到肿块周围的骨头向上隆起，而肿块的正中央好像没有骨头，这就是新生儿头上的包块。

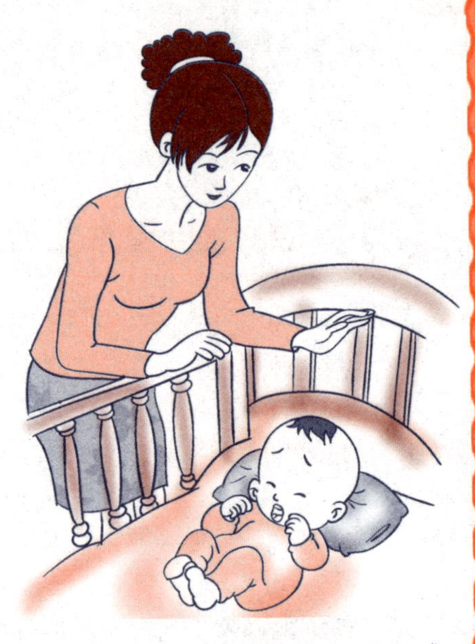

新生儿头部包块一般由两种情况引起，即产瘤和头颅血肿。产瘤又称为先锋头，是由于孩子在娩出过程中，头部受阴道挤压而发生头皮下局部水肿所致。多在刚出生时最明显，以后逐渐变小，36 小时内可完全消失。而头颅血肿则为颅骨骨膜下血管破裂，出血被骨膜局限在局部所致。这是由于孩子在娩出时颅部和母亲骨盆间相互摩擦、挤压或因生产困难而采用了产钳或胎吸助产所致。孩子在刚出生时往往头部包块不明显，数小时后或 1～2 天后头部包块逐渐增大，以后缓慢地缩小。一般在生后 2 周至 3 个月自然吸收。大多数新生儿在上述两种情况下均无明显的不适之感，亦不会出现发热、呕吐、抽搐等异常情况。

新生儿出现头部包块后，不论是哪一种情况，均不必特殊处理。在此期间只需注意保护皮肤，不使其受感染即可。在给新生儿洗澡时动作要轻柔，不要用手使劲地搓揉，还应避免碰撞。更应注意的是不要穿刺抽血。因头颅血肿内的血液处于半凝固状态，既不易抽出，又极易引起细菌在其内繁殖而造成感染，而头部细菌感染的后果是极其严重的。如在此期间孩子伴有只睡觉不吃奶、少哭、反应差、面色苍白、尖叫等情况，则应警惕颅内出血的可能，要及时带孩子去医院进行头颅 B 超或头颅 CT 等检查。如确实存在颅内出血，医生将酌情给予手术等治疗。此外，如头颅血肿较大，孩子可有贫血、黄疸加深等继发现象，亦应去医院由医生进行诊治。

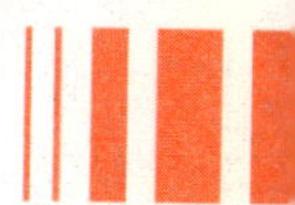

新生儿脐带的护理与预防

脐带是胎儿通过胎盘与母亲连接的纽带，是胎儿吸取母亲血液中营养物质和氧气的唯一通道，也是胎儿体内产生的废物运送给母亲代为排泄的唯一通道。

新生儿一般3～7天内脐带残端在脐部皮肤与脐带交界处脱落。

必须密切观察新生儿脐部的情况，每天仔细护理，保持脐部的清洁卫生。脐部护理应从新生儿出生24小时后开始，首先应认真洗净双手，然后将肚脐上的纱布打开，以左手捏住脐带，轻轻提起，右手用消毒棉棍3～4根蘸75%酒精，围绕脐带根部进行消毒，将分泌物及血块擦掉，再用消毒纱布包好。

如果脐带残端已干缩，可不用纱布覆盖，采用暴露方法，更有利于脐带脱落，以后每日护理1～2次。同时还必须勤换尿布，避免尿、便污染脐部。

如果发现新生儿脐根部发红，有脓性分泌物和臭味，或者有出血，必须及时就医。有时脐部有少量的褐色液体流出，一般只需用75%的酒精消毒，保持局部清洁，几天内就会变干。

由于脐带内血管与新生儿血液直接相连，如果脐带感染，引起脐炎，细菌很容易进入血液，形成败血症，因此，应切实认真地做好新生儿脐部的护理，预防脐炎的发生。

新生儿语言训练

孩子一生下来就应该注意训练其语言能力，父母要有意地在不同的场合、不同的时间对孩子进行语言训练。在孩子睡醒、吃奶、玩耍、做游戏、被爱抚时要和孩子说话。

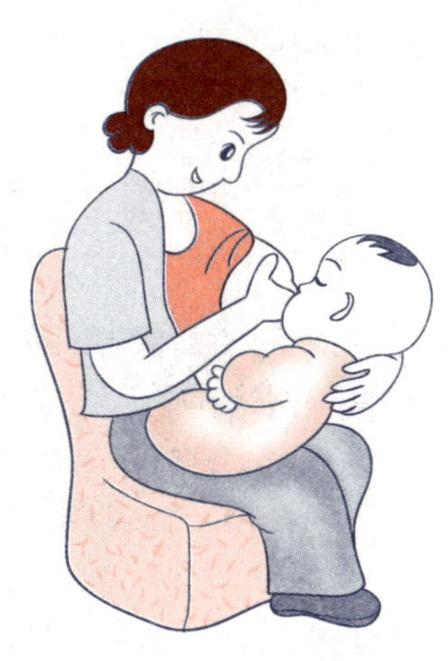

比如在孩子吃奶时可以说“宝宝吃奶了”，玩耍时说“我们开始做游戏了”，听音乐时告诉孩子听的是什么曲子等。

孩子在2～3周时即会发出“哦哦”的声音来应答大人的声音。父母讲得越多，孩子应答得越勤。另外，可以有意地给孩子讲故事，说儿歌，训练孩子的语言能力。

与新生儿进行情感交流

美国心理学家加达德博士说过“让婴儿以婴儿的见解去亲自体验，自己对人生是抱着信赖和幸福感，还是不信任感或绝望感，关系着婴儿与父母的关系融洽与否”。初为父母，是在与孩子建立了亲密的交流关系之后，逐渐获得了自信和为人父母的感觉，孩子也因为有了与父母的接触而获得安全、幸福和信赖的感觉，这些基本的满足感是孩子日后成长、发展人际关系的基础。父母可以通过目光的交流、爱抚、拥抱、轻柔的呼唤、身心的交流传递亲子之情，发展孩子对外界事物的认知和感受能力，促进孩子健康而愉快地成长。

科学地开发新生儿大脑的潜力

人的大脑分为左右两个半球，左右脑的功能虽然无法完全分开，但两者在功能优势及功能发展的时间上存在着差异。左大脑拥有语言优势，右大脑拥有感觉优势，时间差异主要指在人生早期，大脑功能的发展主要集中在右脑半球，而右脑半球的发育又将决定左脑半球功能的发展。这就为早期教育提供了重点和目标。下面介绍几种早期促进右脑半球功能发育的简单办法：

（1）对着左耳说话，声音不要太大。每日 2～3 次，每次 5 分钟左右。

（2）听没有歌词的古典音乐。

（3）按紧左鼻，用右鼻呼吸。

（4）进行早期感官教育，包括视、听、嗅、触觉等训练。

训练手指功能刺激大脑发育

手是认识物体的重要器官，也是触觉的主要器官。科学研究发现，通过活动手指可刺激大脑，增强大脑的活力，并可延缓脑细胞的衰老。这对人类智力的开发，尤其是孩子智力的开发十分重要。

人们常说“心灵则手巧”。这里所说的“心”不是指心脏，而是指大脑。“心灵”与“手巧”是辩证的关系，手脚灵了，头脑才会聪明，笨手笨脚必然笨头笨脑。训练孩子的手，等于给孩子做“大脑健体操”。手的动作，代表着孩子的智慧，因为大脑用来处理来自手的感觉信息和指挥手的运动占的比例最

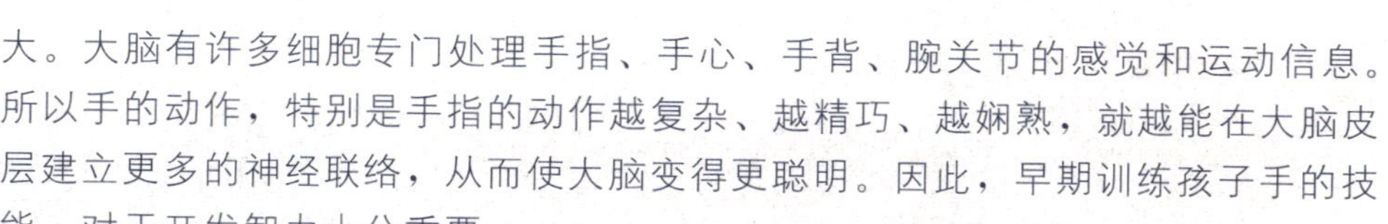

大。大脑有许多细胞专门处理手指、手心、手背、腕关节的感觉和运动信息。所以手的动作，特别是手指的动作越复杂、越精巧、越娴熟，就越能在大脑皮层建立更多的神经联络，从而使大脑变得更聪明。因此，早期训练孩子手的技能，对于开发智力十分重要。

在新生儿期可采用如下方法：

（1）**锻炼手的皮肤感觉** 经常给予孩子手部皮肤以有力的刺激。如把手交替伸进冷、热水中（温度要适宜），或让孩子多接触一些不同性质的物品，如玩玩具、玩石子、玩豆豆等。这样，可以锻炼孩子手的神经反射，促进大脑的发育。

（2）**增强手指的柔韧性** 如让孩子经常伸、屈手指，有利于提高孩子大脑的活动效率。

（3）**锻炼手指的灵活性** 让孩子的手指做一些比较精细的活动，摸各种各样的东西、玩具，摸的同时要教他认识事物，如摆弄智力玩具、做手指操等。要手脑并用，边做边思考，以增强大脑和手指间的信息传递，提高健脑效果。

（4）**交替使用左、右手** 左手受右侧大脑支配，右手受左侧大脑支配，交替使用和锻炼左、右手，可以更好地开发大脑两半球的智力。

第二章 新生儿喂养

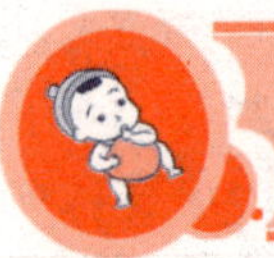

第一节 母乳喂养

奶时，妈妈最好用拇指和四指分别放在乳房上、下方，托起整个乳房，将奶头放入宝宝的口中，等宝宝含住奶头后，母亲要将乳头的乳晕部分尽量塞进宝宝的嘴里，然后，用中、食指轻轻夹住奶头，以免乳房堵住宝宝的鼻子，妨碍宝宝呼吸。在喂奶时不要逗宝宝笑，宝宝吃奶时若因逗引而发笑，可使喉部的声门打开，吸入的奶汁可能误入气管，轻者呛奶，重者可诱发吸入性肺炎。

初乳对新生儿来说十分珍贵

“初乳”一般指产后5天内乳房开始分泌的乳汁，其量较少，色淡黄，对新生儿来说极为宝贵。其成分中含蛋白质特别高，可达12克/升，是成熟乳的2倍多；脂肪较低，达35克/升；乳糖含量稳定，约75克/升。初乳中的微量元素铁、铜、锌含量也很高，含铁量2.1毫克/升，含铜量1.34毫克/升，是成熟乳的2倍多；含锌量5.59毫克/升，是成熟乳的4.7倍。新生儿期体内锌贮备不多，能从初乳中获得足够的锌是非常宝贵的。

初乳量虽少，但营养价值很高，一定要保证给婴儿喂哺，千万不要挤了弃掉。有些人认为开始的乳汁黄、稠，不能喂，这是不对的。初乳有以下优点：

(1) 初乳营养丰富，含蛋白质成分高，小儿初出生哺初乳就可获得较高的营养。

(2) 初乳中含有丰富的抗体，即分泌型的免疫球蛋白A（SIgA）以及白细胞，婴儿食后可以提高肠道的抵抗力，减少感染性疾病。

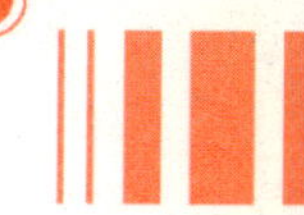

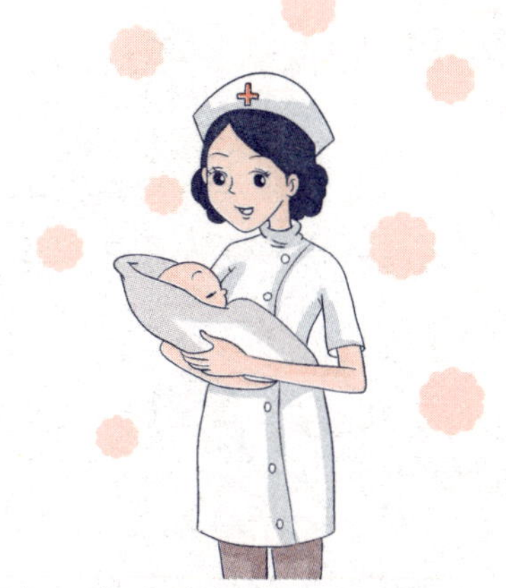

（3）初乳中有生长因子，可以促进肠道的发育。

（4）初乳中含较多的微量元素锌，可以促进婴儿的发育。

（5）初乳还有轻泻作用，可以帮助新生儿排泄胎粪。

（6）早产妈妈的奶更利于早产宝宝的消化吸收，还能提高早产宝宝的免疫能力，对抗感染有很大作用。

鉴于以上优点，对于产妇来说，一定要珍惜自己的初乳，尽可能不要错过给宝宝喂养初乳的机会。有的产妇虽然泌乳不好，但也有初乳，所以至少应坚持哺乳 1 周以后，再根据需要可加用牛奶或换成牛奶喂养。初乳的分泌与营养供给无关，每天最多分泌 10～40 毫升。即使以后采用人工喂养，初乳的供给也必不可少。

及早授乳的好处

早授乳是指产妇在产后尽早让宝宝吸吮乳头，尽管产妇分娩后 2～3 天乳汁分泌量较少，不够婴儿吃，但从长远利益考虑，还是应该在母儿情况良好的前提下，让孩子在生后 1 小时内就开始吸吮乳头。

（1）泌乳受神经和多种内分泌激素调节，吸吮乳头的刺激可以引起泌乳和排乳反射，其过程是：吸吮乳头的刺激通过感觉神经向上传达到丘脑，丘脑又把这个信息分别下传到垂体前叶和后叶，前叶接到信息后立即产生泌乳激素——催乳素，可使乳房的腺体分泌乳汁；后叶接到信息即产生乳汁喷射激素——催产素，可使乳腺周围肌肉收缩，促进排乳及子宫收缩复原。

（2）母亲早喂奶，可免除奶胀的痛苦，防止乳腺炎的发生。

（3）早喂奶还有利于母子间感情密切，使宝宝及早获得物质和精神食粮。

（4）早哺乳，孩子可以得到初乳中丰富的蛋白质、微量元素。

（5）最重要的是初乳中含有大量抵抗疾病的免疫物质，可增强新生儿抵御疾病的能力。一般 6 个月以内的宝宝很少患传染性疾病，这与初乳中的免疫物质是分不开的。

小宝宝吸吮乳头愈早，次数愈频繁，催乳激素就分泌得越多，乳汁就越充足，宝宝也可通过早吸吮和早吞咽，促进肠蠕动及胎便的排泄。

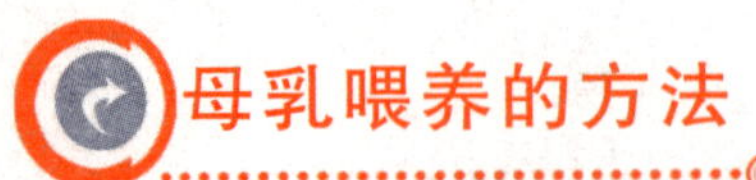

母乳喂养的方法

(1) 先洗净双手，用温热毛巾擦洗乳头乳晕，同时双手柔和地按摩乳房3～5分钟，促进乳汁分泌。

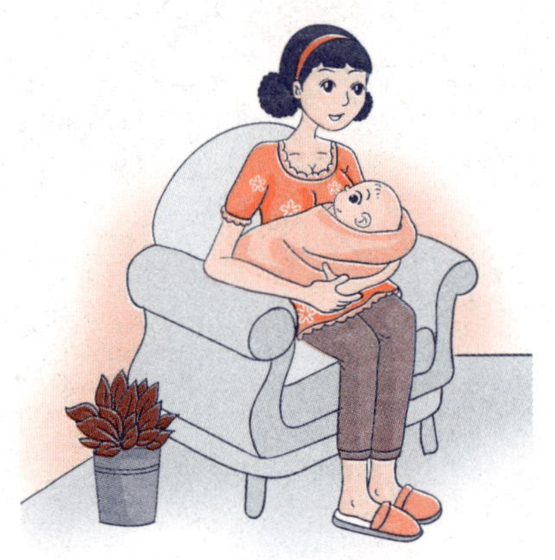

(2) 妈妈要心情愉快，全身肌肉放松，这样有益于保持舒适体位。一般采用坐位，若产后最初几天妈妈身体特别虚弱，可暂用侧卧位，但要特别注意，防止睡着后压在宝宝脸上或身上发生窒息事故。

(3) 抱起宝宝，坐在较矮的靠背椅或床上，把宝宝斜放在腿上，让宝宝的头枕在妈妈胳膊上，与妈妈胸贴胸、腹贴腹，嘴与乳头成同一水平位。

(4) 妈妈将拇指放在乳房上方，其余四指分别放在乳房下方呈“C”型，托起乳房；若乳汁过急，可用剪刀式手法托起乳房。

(5) 将乳头从宝宝的上唇掠向下唇引起觅食反射，当宝宝嘴张大，舌向下的一瞬间，快速将乳头和大部分乳晕送入宝宝的口内。

(6) 用温柔爱抚的目光看着宝宝的眼睛。

(7) 先吃空一侧乳房再换另一侧，下次哺乳相反，轮流进行。

(8) 哺乳结束时，让宝宝自己张口，乳头自然从口中脱落。

(9) 喂奶后要抱直宝宝轻拍其背，让宝宝打个“嗝”，以防溢乳；若宝宝入睡，应取右侧卧位，以防吐奶时，奶水呛入气管引起窒息。

(10) 喂奶完毕，挤出少量乳汁均匀地涂在乳头上，让其自然干燥，以保护乳头皮肤。

(11) 每次喂奶后，一定要挤出或吸出剩余乳汁，否则会造成下奶不畅，还有可能得乳腺炎。

(12) 哺乳期间，妈妈要戴合适型号的纯棉胸罩，以支托乳房，改善血液循环。

(13) 防止宝宝鼻部受压。哺乳

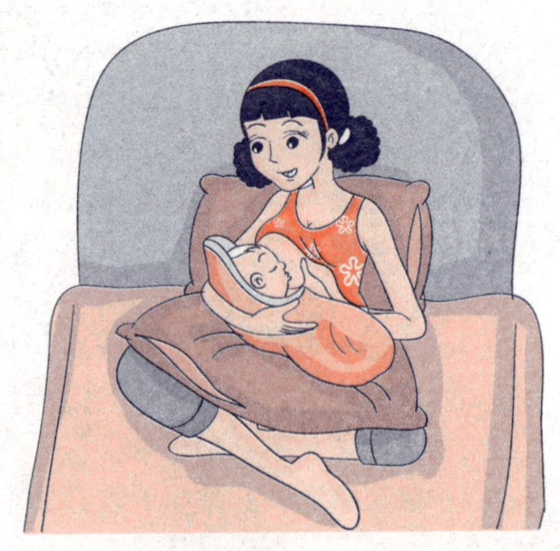

全过程保持宝宝头部和颈略微伸展，以免鼻部受压而影响呼吸，但也要防止宝宝头部与颈部过度伸展造成吞咽困难。

母乳喂养时的姿势

(1) 摇篮式 这种姿势适合在公开场合给宝宝喂奶。妈妈端坐在凳子上，把宝宝的头放在右臂的弯曲处，让宝宝平躺着，宝宝嘴巴位置与妈妈的乳晕大体平行，胸部、腹部、膝盖都朝向妈妈，让宝宝的下臂（即左臂）环绕妈妈。喂奶时，不要让宝宝的鼻子埋在妈妈的乳房里，但也不能让宝宝的头和颈过度伸张造成吮吸、吞咽困难。

(2) 侧卧式 这种抱法适合需要休息的妈妈，特别是剖宫产的妈妈。妈妈向右侧身躺着，让宝宝的嘴和妈妈右边的乳房平行，用右臂抱着宝宝。注意千万不要压着宝宝的手臂。

(3) 抱足球式 这种喂奶方式对宝宝体型较小、妈妈乳房较大者特别适用。把宝宝抱在右臂下，右手托着宝宝的头和颈部，宝宝面向着妈妈，紧挨妈妈的身体，妈妈用左手固定住右乳房，放进宝宝的嘴里，让他吮吸。

(4) 妈妈手的姿势 拇指和四指分别放在乳房上方和下方，托起乳房。只有在奶流过急时才用剪刀式。

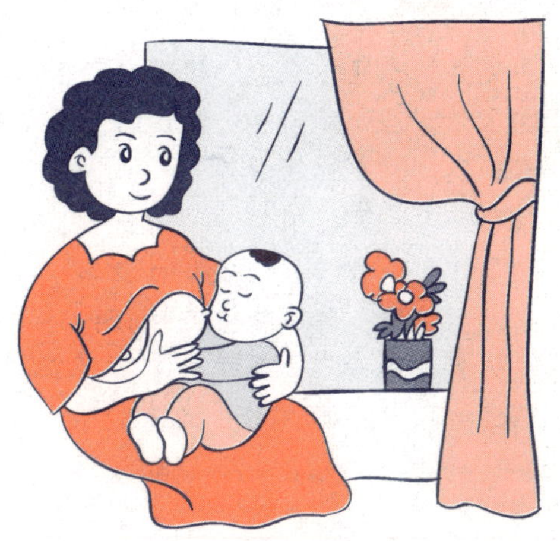

母乳喂养的次数和时间安排

哺乳不需要固定时间，也不必限制次数。应实行按需哺乳，即婴儿什么时候饿了什么时候吃奶，没有时间和次数的限制。当然，大部分母亲在哺乳几天后即可掌握规律。一般在生孩子后头几天，每天可喂 8～10 次，待乳量增多、婴儿睡眠时间延长后，每天的哺乳次数可相应减少。大部分婴儿每 3～4 小时吃 1 次奶，偶尔有的孩子 2 小时吃 1 次。

随着孩子的生长发育，吃奶间隔时间和每次吃奶持续的时间都会逐渐延长。养成规律的哺乳习惯，可便于母亲休息和生活安排。到了 3 个月后，夜间可少喂 1 次，5 个月后每天喂 5 次也就够了。

每次哺乳时，乳汁的前半部分和后半部分的营养成分是不一样的。前半部分乳汁较黏稠，富含蛋白质、乳糖、维生素和无机盐，后半部分则有50%为脂肪，这两部分的乳汁对孩子来说都是非常需要的。一般连续吸吮4分钟可获得80%的乳量，10分钟时几乎达100%，所以每次喂奶10～15分钟就可以了。

由于宝宝的体质、吸吮能力和习惯不同，所以乳母在喂奶时要根据具体情况来观察掌握，对于早产儿和低体重儿，可适当增加喂奶次数，授乳时间也可适当延长。

夜间怎样哺乳

婴儿的月龄越小，就越需要在夜间哺乳，婴儿长大一点后晚上就可以不哺乳了。因为年龄越小，新陈代谢越旺盛，需要的热能越多。年龄越小，胃的容量也越小，每次哺乳量也少，哺乳次数也随之增多，要少量多餐。新生儿期夜间哺乳要求达到3～4次，随着年龄增大，夜间哺乳次数可逐渐减少，到3个月时夜间可只哺乳1次，到5个月时夜间可以不哺乳了。总的原则是根据婴儿饥饿情况以婴儿吃饱为度。

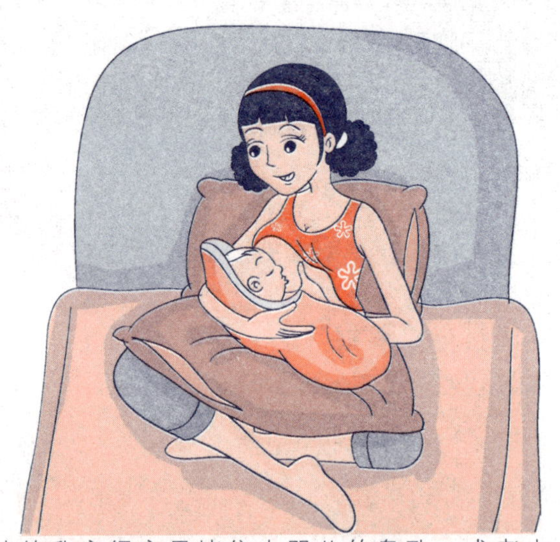

至于夜里哺乳的姿势，最好采用坐式。因为乳母晚上很有睡意，如果躺着哺乳，充满乳汁的乳房很容易堵住小婴儿的鼻孔，或者由于乳汁流出过急，小婴儿来不及吞咽而发生呛乳窒息，这样的意外事故屡见不鲜。乳母坐着喂哺不易睡着，比较安全。

怎样知道新生儿吃饱了

可根据以下几个方面来观察新生儿是否吃饱：①乳母乳量充足，乳房胀满，静脉显露，喂哺时可听到婴儿吞咽乳汁的声音，婴儿吃饱后自己会

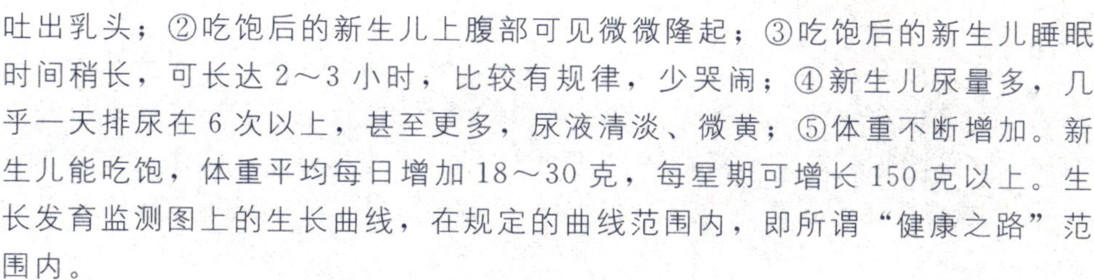

吐出乳头；②吃饱后的新生儿上腹部可见微微隆起；③吃饱后的新生儿睡眠时间稍长，可长达 2～3 小时，比较有规律，少哭闹；④新生儿尿量多，几乎一天排尿在 6 次以上，甚至更多，尿液清淡、微黄；⑤体重不断增加。新生儿能吃饱，体重平均每日增加 18～30 克，每星期可增长 150 克以上。生长发育监测图上的生长曲线，在规定的曲线范围内，即所谓“健康之路”范围内。

相反，新生儿如果吃不饱，可以见到以下的表现：①新生儿体重长时间增长缓慢，在排除某些疾病的情况下，这是处于饥饿状态；②哺乳时小儿长时间不离开乳房，哺乳后不久婴儿马上就哭闹；③小儿吸吮时很用力，但不久就不愿再吸，睡着了，不到 2 小时又醒来哭闹，有时拼命地吸吮乳头，有时还把乳头吐出来哭闹。

新生儿吐奶怎么办

新生儿吐奶须细心观察，然后采取不同的处理方法。要区别是溢奶还是呕吐奶汁。新生儿溢奶一般由生理性原因引起。新生儿胃呈水平状态，贲门括约肌较松弛，幽门括约肌较紧张，进入胃的食物不易通过，而在喂饱后马上睡下，随着体位的改变，乳汁即从口角溢出。这种情况可以在哺乳后抱起小儿轻轻拍背，让小儿睡下时使床头稍高即可。新生儿呕吐，则常由于喂哺过多，吸入较多的空气，寒冷的刺激，消化不良，幽门痉挛，肥大性幽门狭窄等原因引起。呕吐本来是一种保护性反射，但频繁的呕吐会影响营养的吸收，引起水和电解质的不平衡，故要引起注意。发现新生儿呕吐应寻找原因，必要时上医院检查治疗。

如何让母乳充足

母亲乳汁的来源主要靠营养的补充。因此，母亲必须多吃一些营养丰富并易消化的食物，应多喝汤水，多吃含蛋白质、脂肪丰富的食物，如鸡汤、鱼汤、排骨汤、鸡蛋汤、肉类食品等，以及有丰富的矿物质及维生素的水果、蔬菜。

乳汁的分泌主要靠中枢神经系统的调节。在喂奶期间如过度的紧张、悲伤、忧虑、激动等，均能影响催乳激素的分泌而使乳汁分泌减少。因此，在哺乳期间，应按时哺乳，要有规律性。母亲应有合理的作息制度，保持精神愉快，避免吃刺激性强和不易消化的食物。这样可保证有足够的乳汁分泌。

早期让婴儿吸吮，增加哺乳的次数，两侧乳交替喂哺都能刺激催乳激素的分泌，使乳汁量分泌增多。如果乳汁分泌仍然不多，可采用下列方法：①鲫鱼，加水煮汤吃。②黄芪 12 克，王不留行、通草、穿山甲、当归、路路通各 6 克，水煎服。③党参 30 克，王不留行 15 克，通草 6 克，牛膝 30 克。

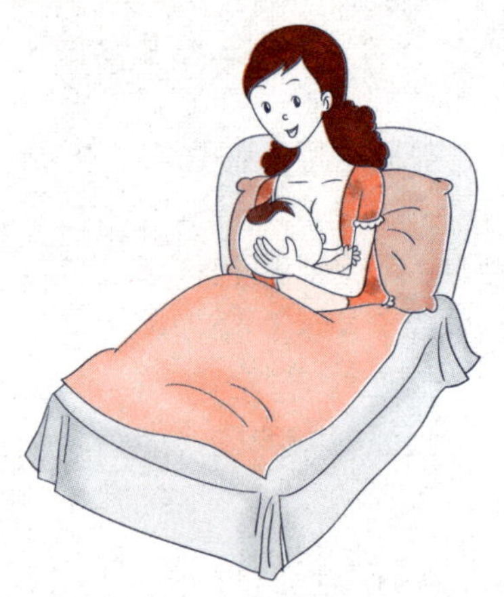

用水煎服，每日 1 次。④王不留行 30 克，猪蹄 1 只，同炖。猪蹄炖烂后，去掉药渣，再加入少许食盐，分两次吃猪蹄喝汤。上述几种方法对促进乳汁的分泌效果较好。

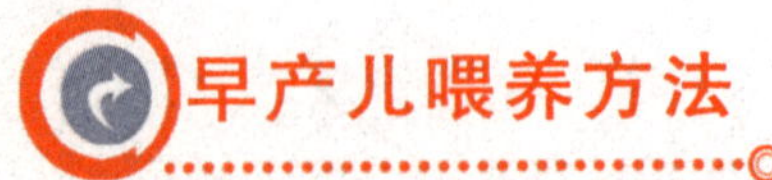

早产儿喂养方法

怀孕超过 28 周而不满 37 周出生的婴儿称为早产儿。早产儿因提前出生，体重轻，各个器官、系统都不如足月新生儿成熟，如体温调节中枢发育未成熟，故体温不稳定，常常因

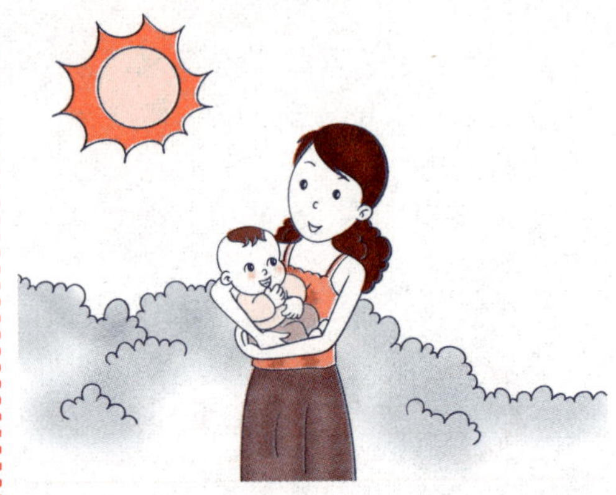

气温改变而使体温迅速升高或降低。早产儿吸吮能力弱或无，吞咽反射能力差，很容易出现呛奶。由于早产儿胃贲门括约肌较松弛而幽门括约肌较紧张加之胃容量小，故容易溢奶，严重的可因溢奶而致呼吸道梗阻而危及生命。早产儿胃酸及各种消化酶分泌少，又易导致消化功能紊乱及营养缺乏症。因此，早产儿喂养比较困难。但早产儿又需要更多的营养满足生长发育的需要，所以对早产儿的喂养一定要有耐心和信心。

首选母乳喂养，因为只有母乳才能适应早产儿消化功能不成熟的状况。如果无母乳可用牛乳喂养，先可用2∶1浓度（鲜牛乳 2 份加水1 份），以后逐渐加到3∶1浓度，按总量加糖10%，也可用半脱脂乳。一般于出生后 6～12 小时开始喂葡萄糖或白糖水，

以防低血糖。出生后 24 小时可喂乳，喂乳前可试喂葡萄糖水，吸吮及吞咽反射较好者可直接喂母乳，但应避免引起疲劳。容易疲劳者可用小橡皮奶头的奶瓶喂奶，奶头开孔要适宜，过大易引起呛咳，过小又费力，吸吮及吞咽反射弱者，应以滴管喂养。喂乳后应注意有无青紫、溢乳或呕吐，防止呕吐物吸入呼吸道而引起窒息。喂后应取右侧卧位。

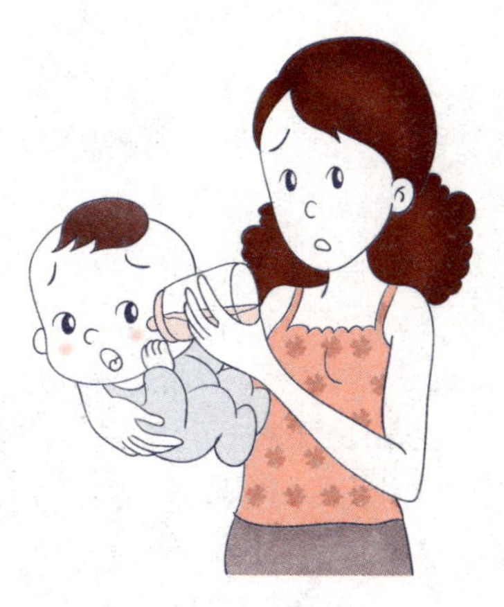

早产儿抵抗能力差，奶瓶要煮沸消毒，其他食具均应注意消毒，以防肠道疾病的发生。

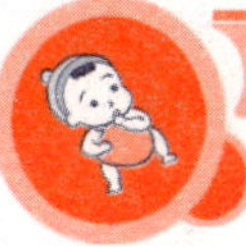

第二节　人工喂养

因母乳量不足或其他原因不能全部给新生宝宝母乳哺养，需加喂牛奶或其他植物性乳品时称混合喂养。方法是在每次母乳喂养后再补充辅食，也可一天喂数次替代母乳，其余时间要哺喂母乳。全日哺乳次数不宜少于 3 次。如果想停止母乳喂养，最好应逐渐地实施，因为从母乳喂养宝宝到人工喂养需要一个适应的过程。

怎样进行人工喂养

当母亲没有乳汁或是因为疾病及其他原因不能进行母乳喂养时，就应该采用其他乳或代乳品进行喂哺，这种喂哺方式称为人工喂养。尽管牛奶、羊奶、豆浆或其他代乳粉不如母乳对婴儿有利，但只要注意选择新鲜优质乳品，进行正确而合理的喂养，仍可满足宝宝的生长发育需要。在进行人工喂养时要注意以下几点：

（1）**代乳品选择**　根据当地的习惯和条件选用乳品和代乳品。最常用的是鲜牛奶和羊奶，或有些地区生产的维生素 A、维生素 D 强化奶。市面上销售的各种奶粉，有些配方很接近母乳，而且根据小儿生长发育的需要，不同的月龄配方不同。

(2)代乳品调配 代乳品的调配方法是1份容量的奶粉加4份容量的水，即1汤勺奶粉加4汤勺水。如果按重量比为1∶8（1克奶粉加入8毫升的水），冲调溶解后相当于全奶。对于新生儿期，全奶应加开水稀释。

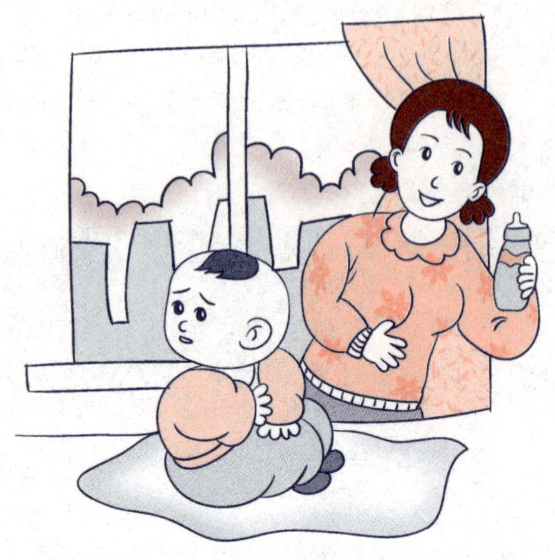

生后1周内先用2∶1（2份牛奶加1份水，再加5%的糖），以后逐渐加大浓度，改为3∶1或4∶1，近满月时可喂全奶。

奶粉（或全奶）稀释后，按每100毫升稀释奶的奶汁加糖5～8克（约半汤匙）调匀。调好的奶汁煮沸2～3分钟后取出冷却，以奶汁滴到手腕内侧皮肤上时适宜温度为准，即可喂给宝宝。

(3)喂养方法 将孩子抱在怀里，一手把奶瓶底托高，以使奶汁充满奶嘴，这样可以防止婴儿吸入空气。有些母亲喂奶时，担心奶汁过多会呛着孩子，往往将奶汁充填一半奶嘴，这反而会使孩子吸入大量空气，容易造成嗝奶。以后可逐渐让孩子自己手握着奶瓶喝奶，这样有利于孩子的发育。

(4)喂奶次数及方法 宝宝一日所需的总奶量的简便算法为宝宝体重的千克数×（100～120）毫升，新生儿一般每天喂奶7～8次，每次间隔3～3.5小时。喂哺次数和奶量可参考下表。

喂哺次数和奶量参考表

日龄（天）	每日喂奶次数（次）	每次奶量（毫升）
0～7	7	40～60
8～14	7	60～90
15～30	6	90～120

奶粉的调制方法

鲜牛奶的调制主要有稀释、加糖、煮沸三个步骤。

稀释：新生宝宝2周内喝的牛奶按2∶1（2份鲜牛奶和1份温开水或米

汤)；3 周内按 3∶1；4 周内按 4∶1 稀释；满月后可不稀释。若当地市售奶质较稀，宝宝吃奶后不久便饿，可少加或不加水，以大便正常、无奶瓣为准。

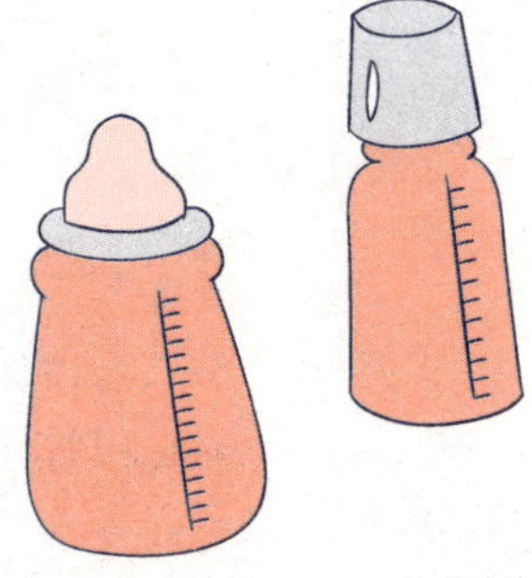

加糖：100 毫升稀释奶加 5～8 克糖。

煮沸：把宝宝全天吃的奶按喂奶次数和量分装在奶瓶内盖好，置于加冷水的锅中，水面稍高出奶面，煮沸 3～5 分钟后取出，放入冷水中冷却，然后放入 4℃冰箱中保存，喂时加热即可。

奶粉的调制，最好按奶粉包装上的调制说明进行调制，尤其是配方奶粉和婴儿专用奶粉。普通奶粉可按 1 平匙奶粉加 4 匙水的标准来调制。调制时，可先用沸腾后冷却至 50～60℃的热开水将奶粉化开，再加适量水调匀成以上要求浓度，再按调制鲜牛奶的方法加糖，甜奶粉可不加糖。

人工喂养需注意的问题

(1) **奶具消毒** 婴儿所用的奶瓶、奶头、汤匙、碗、奶锅等必须每次消毒，并放在固定盛器内，最好是带盖的钢精锅内，以保证清洁和消毒质量。

(2) **奶液调配** 婴儿配方奶成分最接近母奶，因此适合于无母乳的婴儿喂养。奶液宜新鲜配置，防止变质。冲奶时不能用沸水，而用冷却到 50～60℃的开水冲调为宜，以免破坏配方奶中的营养成分。剩余奶液不宜放置后供下一次喂养，这一点非常重要，不严格执行，极易导致腹泻等疾病。

(3) **奶量的掌握** 1 岁以内的小儿宜以母乳化奶粉——配方奶喂养。奶量按说明书介绍的量冲服，并按孩子服后体重增加的情况增减。

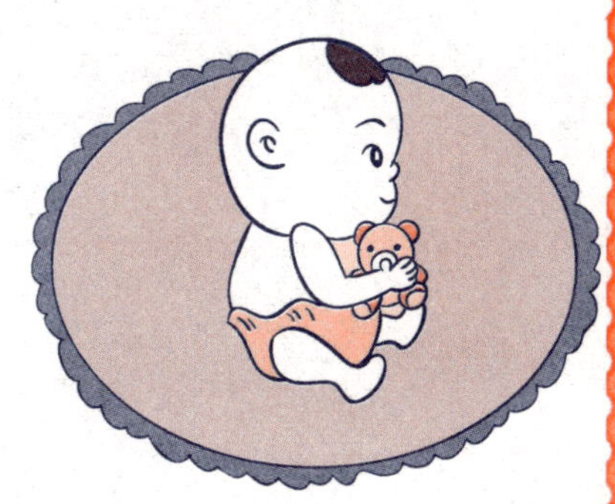

(4) **试温** 奶前需先试温。试温只需倒几滴奶于手背，切勿由成人直接吸奶头尝试，以免受成人口腔内细菌的污染。

(5) **喂奶的姿势** 婴儿最好斜坐在母亲怀里，母亲扶好奶瓶，慢慢喂哺。从开始至结束，都要使奶液充满奶头和瓶颈，以免婴儿将空气吸进。喂奶后需将婴儿抱起，轻拍背部，使空气排出，避免回奶。

人工喂养一定要补充水分

人体的重量大部分是水分，年龄越小，体内水分比例越高。满一个月的婴儿体内水分约占体重的75%，早产儿占80%左右，成人占60%。由于新生儿体表面积较大，每分钟呼吸次数多，使水分蒸发量较多，而他们的肾脏为排泄代谢产物所需的液量也较多。因此，婴儿按每千克体重计算，所需液体较多，在第一周以后，新生儿每天需要液体量为每千克体重120～150毫升。

人工喂养大多数是用牛奶，从牛奶的成分来说，所含矿物质即钙、磷、钾、氯等要比母乳中大3倍之多，这些矿物质吸收到体内后，为了保证体内矿物质的供需平衡，就要求肾脏排泄多余的矿物质。而婴儿的肾脏功能还没有发育成熟，换句话说，要让肾脏排出多余矿物质，就需要一定量的水分才能保证完成任务。水分不足，肾脏就完不成任务，如果勉强完成，就会使肾脏受损。

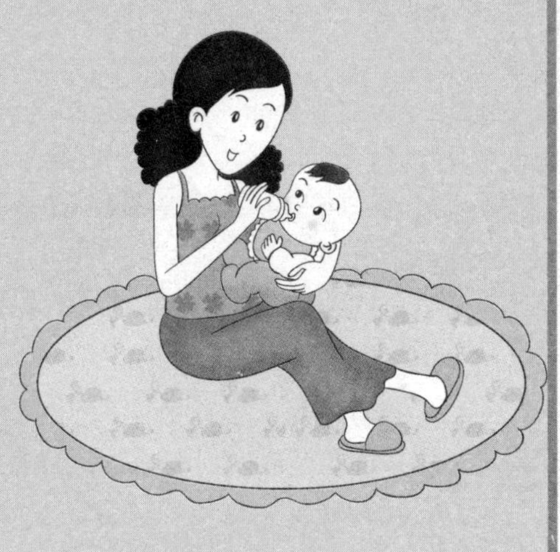

所以，除了喂奶，千万不要忘记喂水，用牛奶喂养者或炎热夏季出生的新生儿，尤其要注意喂水，但喂水也不要过量，以免使婴儿心脏、肾脏增加负担。一般来说，母乳喂养的婴儿，在4个月以内只需少量喂一些水或果汁，而人工喂养的婴儿则应在两次喂奶之间喂一次水。到了炎热的夏季，婴儿最容易渴，除了喂奶外，还应多给一些水喝，使新生儿获得充足的水分。

剖宫产乳母哺乳时应注意的问题

剖宫产的乳母因为腹部刀口疼痛，上肢又要输液，故一般不能像顺产的乳母那样自由，但医生仍要鼓励产妇多翻身，早下床，一般2～3天后即可下床。为了避免伤口的疼痛，乳母哺乳宜采用侧卧位方式。3天以后伤口疼痛减轻，

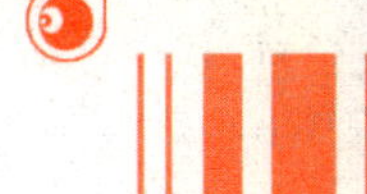

哺乳的姿势也可根据自己的喜好选择。

剖宫产的乳母由于第1～2日要禁食，或只进食少量流食，加上伤口疼痛，泌乳量相对会少些，但因静脉输液量的补充，仍然会有乳汁分泌，而且前2天的新生儿需要量也较少，故不必担忧。剖宫产的新生儿应坚持用母乳喂养，不必添加牛奶或其他代乳品。剖宫产的乳母在手术后常需用些药物，如术后6小时为减轻伤口疼痛可肌肉注射哌替啶、静脉点滴催产素以利子宫收缩；也可用一些抗感染药物，如青霉素（预防性应用，量较小）以及能量合剂等。一般来说，这些药物对新生儿哺乳没有影响。

刮宫产后的母亲创口感染，凡有中毒症状的应停止给新生儿哺乳。因感染细菌的毒素可以通过乳汁进入新生儿体内，对新生儿产生有害影响。感染必须采用抗生素治疗，绝大部分的抗生素都能通过乳汁进入新生儿体内，使新生儿受到影响。故术后应尽量避免感染的发生。

第三章 新生儿疾病护理

由于新生儿的口腔、鼻、皮肤、脐带等处抵抗病菌的能力较弱，致使病菌非常容易从这些薄弱环节侵入体内造成感染，因此，做好这些地方的清洁非常重要。新生儿居室要阳光充足，保持室内空气新鲜；孩子少和陌生人接触，减少探视，最好每天接触的人要固定；母亲若患感冒时，不宜对着孩子咳嗽，喂奶时要戴口罩；乳品、尿布保持清洁，定期消毒。

新生儿鼻子不通气

新生儿鼻腔发育尚未成熟，鼻腔短小，鼻黏膜血管丰富，对外界环境改变、刺激或病原体敏感，易发生炎症。当新生儿发生鼻子不通气时，首先应查看鼻腔，如有分泌物，可用干净的消毒棉签蘸少量的水将分泌物软化粘出。有时也可刺激孩子打喷嚏，喷出分泌物。清理孩子鼻腔分泌物时，动作一定要轻柔，以免损伤鼻黏膜，造成鼻出血。如鼻腔内无分泌物，可能是炎症使鼻黏膜充血肿胀造成，可采用温热毛巾局部湿敷。不能用点药来帮助鼻子通气，滴鼻药在别无他法时偶尔使用，并严格掌握滴量。

新生儿发热

正常新生儿的肛温为36.5～38℃，若超过38.5℃以上为发烧现象。引起新生儿发热的原因很多，孩子发热时，应找出病因，有的放矢。新生儿发热时，不应随随便便地使用退热药，物理降温是既安全，又有效，又方便的方法。如果是周围环境温度对体温产生的影响，则孩子只是体温较高，除此之外无其他状况时，如室温>25℃时，应设法适当降低室温，减少、松开衣服或包

被散热降温，或用冷湿毛巾敷头部，如上述方法无效，以温水（比体温低3～4℃）为其擦拭全身就可顺利降温。应注意，在血管丰富的地方如颈部、腋下、腹股沟部、手脚心等处擦洗，促进散热的作用强。擦浴过程中要注意避风，不要让孩子着凉。

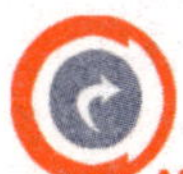

新生儿脑瘫

新生儿脑瘫是指出生前（从胚胎时起）到生后一个月以内各种脑损伤或脑发育异常所引起的中枢性神经系统运动障碍及身体姿势异常，可伴智力低下、癫痫和感觉、性格、行为的不正常等。若能在超早期（生后3个月内）或早期（出生后6～9个月内）发现患病，并马上开始长期正规治疗，较轻的大多数可基本治愈。所以，对本病一定要早发现、早治疗。一旦发现婴儿有异常表现，应及早就诊。如果是高危儿（难产儿、早产儿、出生时窒息），不论有无异常都要定期就诊。脑瘫的治疗，住院治疗只是短期的，在家中完成的是长期的治疗和训练。父母应在专业医师指导下学会家庭康复手法、家庭训练法和特殊教育，并以满怀的爱心，充沛的信心、高度的耐心，长期护理孩子，努力培养和促进其独立生活能力、社会适应能力的形成。

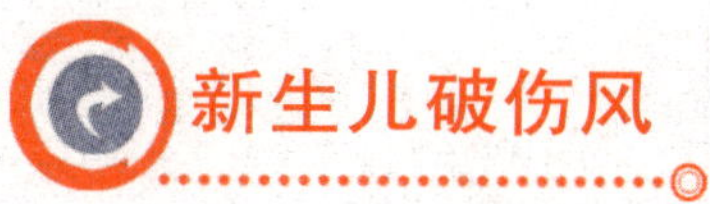

新生儿破伤风

新生儿破伤风常是在接生断脐时，无菌操作或消毒工作不严格，破伤风杆菌侵入脐部引起。多数发生在出生后4～7天，患儿开始仅有哺乳困难，烦躁不安，啼哭闹，随后出现牙关紧闭，脸部肌肉紧张，眉弓上

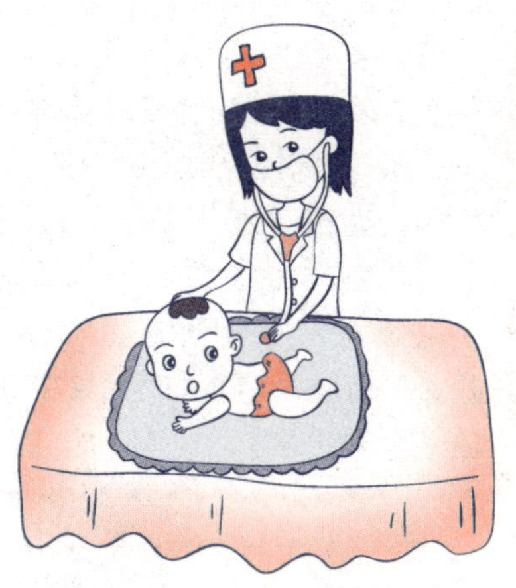

吊、口角外咧，形成“苦笑脸”，吞咽困难，角弓反张，重者喉肌、呼吸肌痉挛可以引起窒息。一旦发现新生儿破伤风，应马上入院诊治。新生儿破伤风的病死率很高，做好预防是重中之重。实行新法接生是本病预防的最重要措施，接生时要求严格消毒和无菌操作，接生人员的手、接生用具以及产妇外阴部都要经过严格消毒。新生儿出生后，脐带必须严格消毒和处理。目前能起到有效地预防作用的措施还有孕前注射破伤风类毒素进行计划免疫。

新生儿毒虫叮咬

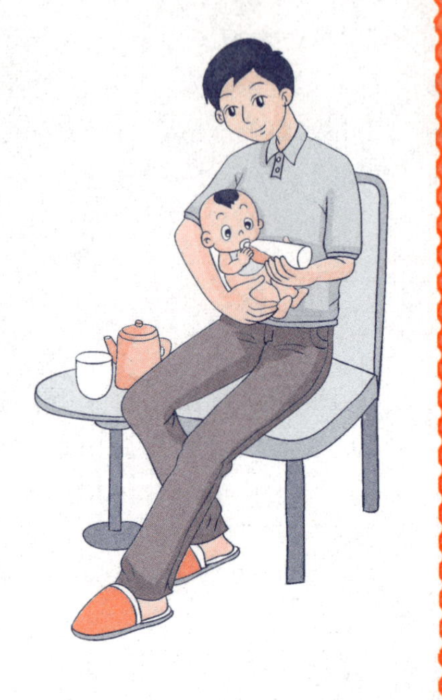

夏秋季节，新生儿难免不被毒虫咬伤。咬伤新生儿的毒虫常见的有蚊子、虱、臭虫、蚤、蚂蚁、螨、蝎子、蜘蛛、蜈蚣、蜂等。避免新生儿被毒虫咬伤，重在预防，平常应注意家庭环境卫生清洁，要经常灭虫、挂蚊帐，不可露宿。一旦咬伤后可用风油精、清凉油、红花油等外涂，并用冷毛巾外敷止痛。特殊的咬伤，如蜂螫，在处理时应先除去蜂刺后，用肥皂水、硼酸溶液冲洗，再涂擦稀氨水。若被蜈蚣咬伤，可涂雄鸡口水，或用雄黄、明矾研末、凉水调和外敷。如有继发感染及全身中毒症状，应送医院治疗。

新生儿接种卡介苗

卡介苗是一种经过人工培养的无毒副型结核杆菌悬液制成的减毒活疫苗，它不引起发病而有免疫的作用，接种后可以预防结核病。新生儿出生后24小时即应初种。城市儿童应于7周岁加强免疫1次，农村儿童于7、12周岁各加强免疫1次。

(1) 接种卡介苗的反应 世界卫生组织主张推广应用皮内注射法进行预防接种，我国目前多采用此法。应用每毫升含0.5～1毫升的冻干卡介苗稀释摇匀后，在右上臂三角肌下缘皮内注射0.1毫升。接种时勿过深，不可注射在皮下，剂量要准确无误。接种后2～3周，局部可出现红肿、硬结（直径在10毫米左右)，随后中间逐渐软化，形成直径3～5毫米的小脓疱，可逐渐吸收，或穿破形成溃疡。局部如果流脓、流水，可以涂甲紫促其干燥，不可挤脓、包纱布，更不能做局部热敷。一般经2～3个月自行结痂，痂掉了就好了。少数人

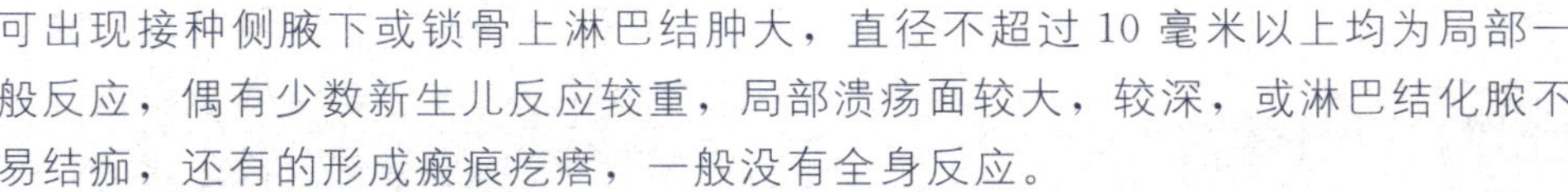

可出现接种侧腋下或锁骨上淋巴结肿大，直径不超过10毫米以上均为局部一般反应，偶有少数新生儿反应较重，局部溃疡面较大，较深，或淋巴结化脓不易结痂，还有的形成瘢痕疙瘩，一般没有全身反应。

接种卡介苗后要注意新生儿的卫生保健，不要接触结核患者，并于3～4个月到指定的结核防治所复查接种效果。少数反应较重的应及时去结核病防治所随诊。

（2）不宜接种卡介苗的新生儿 如果新生儿具有以下情况，即暂时不能接种卡介苗：新生儿出生时体重小于2500克、有严重的窒息、早产儿、吸入性肺炎等。但是，在身体恢复健康、体重上升到3000克时，经医生检查后，即可在出生后3个月内直接接种卡介苗，如超过3个月，则应先做结核菌素试验，呈阴性时方可接种卡介苗。

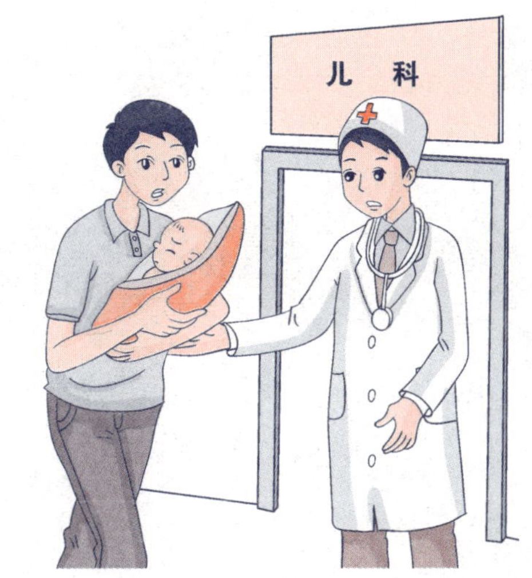

对发烧、腹泻，各种病的急性期，病后恢复期未满1个月的，患心、肝、肾疾患及皮肤病，特别是接种部位有湿疹等均应当缓种。

对低体重儿、难产儿及有过敏史者，经医师同意后慎重补种。

新生儿接种乙肝疫苗

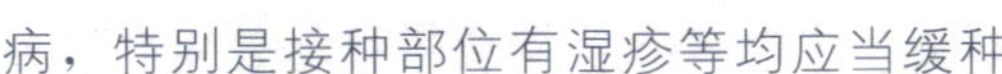

乙型肝炎是由乙肝病毒所致的一种传染病。感染了乙肝病毒，有些人发病，而另一些人则不发病，没有恶心、呕吐、食欲不振等临床表现，但他们的血液中含有乙肝病毒，可以将病毒传染给正常人，使他人患病，这些人被称为“乙肝病毒携带者”。

由于新生儿免疫耐受性的原因，感染后一般没有临床表现，大多数将成为病毒携带者。这些人有可能发展为慢性肝炎、肝硬化或肝癌，因此必须对新生儿乙肝感染采取预防措施。一般在出生后24小时内注射乙肝疫苗，使新生儿自身能抵抗乙肝病毒，防止母体病毒传染新生儿，防止外界其他途径（输血、注射、接触乙肝病人）的感染，以起到保护新生儿的作用。

新生儿脐炎

处理好新生儿脐带，是件很重要的事情。在胎儿期，脐带是保证营养和排泄废物的主要通道。出生后，脐带已失去了生理功能，故会很快干枯、脱落。剪断脐带后最初的几天，脐窝部稍湿润，但脐周皮肤正常。但如果脐带迟迟不脱落，不干枯，脐窝有溢液，甚至溢脓，脐周皮肤红肿，

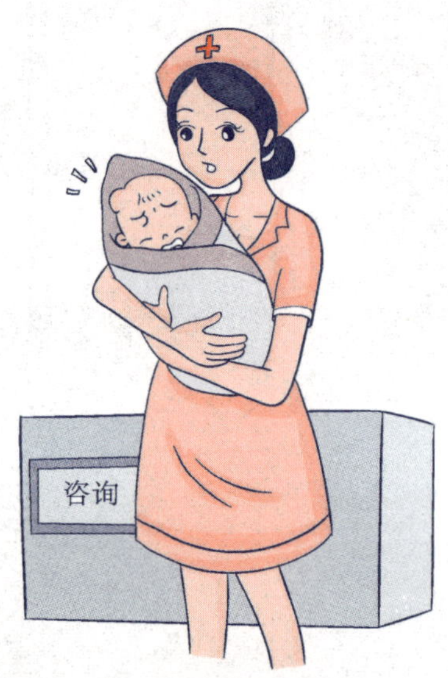

甚至发出臭味（由于感染的细菌不同，臭味轻重不一），则是患了新生儿脐炎。由于脐炎向周围组织蔓延，可成腹壁蜂窝组织炎，乃至侵入腹膜，造成腹膜炎。还有因脐动、静脉尚未闭合（要在生后3～4周才完全闭合），可因此引起肝脓疡、败血症等等，故不要小看了脐炎，一不小心会酿成大祸。

预防脐炎并不十分困难。只要重视脐部护理，就能避免发生脐炎。要学会科学的处理脐部。首先要保证脐部的清洁和干燥，小心尿布浸湿了脐部。尤其是男婴，很容易发生脐部被尿浸湿的事。再就是给婴儿洗澡后，不要忘记把潮湿的脐部处理干燥。脐部潮湿时，要用消毒棉棒沾上70%的酒精消毒，再用1%的甲紫涂抹。用酒精消毒和涂甲紫时，都要认真涂到脐窝深处，不要只涂表面。常见到新生儿脐部涂了甲紫，但用手轻轻扒开脐窝部看看，深处却有脓血。如脐部有污血，甚至有脓，发出臭味时，应先用棉棒沾上双氧水，涂向脐窝部，要多次换棉棒，直到双氧水放入后不再起泡泡为止。此时再用干棉棒吸干，再用70%酒精消毒，涂甲紫。注意不要涂红汞。

如经过上述处理后，脐部的炎症仍不能控制，而且出现发热、不吃奶等全身症状，就应前往医院救治了。

新生儿肺炎

新生儿肺炎是新生儿期常见病，可为产前（宫内和产时）和出生后感染。产前以巨细胞病毒、风疹病毒、乙型溶血型链球菌、肠杆菌等感染为主，亦可与母体感染的衣原体和弓形体感染有关。出生后则与金黄色葡萄球菌、大肠杆菌、合胞病毒、流感病毒等感染有关。可见多种病毒、细胞

都可导致新生儿肺炎。

产前感染的新生儿肺炎多在出生后3～7天发病，产前感染的肺炎症状极不典型，约有半数体温正常，严重患儿反而体温不升，往往仅表现拒食、嗜睡或不安、面色欠佳、多无咳嗽。病情加重后则出现呼吸困难，生命垂危。

出生后的新生儿肺炎发病晚于前者，症状亦较前者典型些。足月儿体温可升高亦可正常，早产儿仍有可能体温不升。患儿可出现咳嗽、呛奶、鼻塞、气促等。

新生儿患病时不一定出现体温升高，故不可仅以体温是否升高来判断新生儿是否患病，这点应特别引起母亲们的关注。

新生儿肺炎采取综合治疗，除抗生素外，还必须保暖、吸氧、保持水电平衡。多数情况下只要早期发现病情，均可在医护人员积极治疗下治愈，但在农村及边远地区新生儿肺炎死亡率仍较高。

新生儿败血症

新生儿败血症，是新生儿时期常见的严重细菌感染性疾病，是由于细菌侵入血循环，并在血液中生长、繁殖、产生毒素而引起的。该病发病率及死亡率均较高，如能及早进行积极抗感染治疗是可以治愈的。得病后，患儿可表现为原有的黄疸加重，体温不恒定，多数发热，但有时体温正常或稍升。常有呕吐、厌食、腹泻，有的烦躁或嗜睡，哭闹不安，甚至惊厥。早产儿可表现为面色发灰、全身虚弱、吸吮无力、哭声低微，呈反应低下的状态。

新生儿易患败血症的原因主要有以下几点：

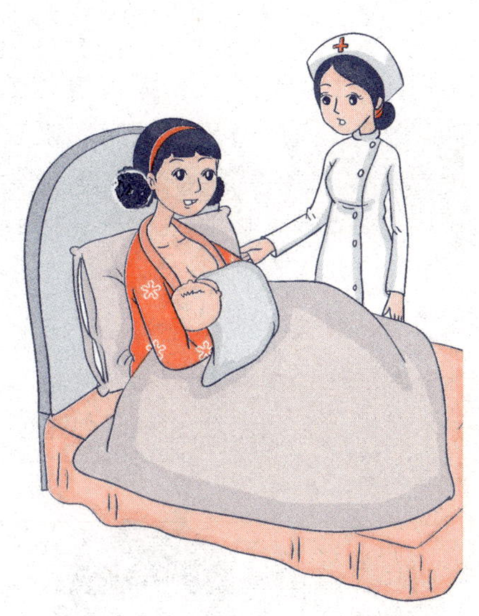

（1）新生儿的皮肤黏膜薄嫩容易破损；未愈合的脐部是细菌入侵的门户；更主要的是新生儿免疫功能低下，当细菌从皮肤、黏膜进入循环后，极易向全身扩散而致败血症。

（2）母亲患感染性疾病时，某些细菌及其毒素，可以通过胎盘传染给胎儿，此种情况，多于出生后48小时内发病。

（3）胎儿娩出时，由于母体羊膜早破，羊水污染，产程延长，助产过程消毒不严等，均可增加感染机会，从而逐渐导致新生儿败血症。

(4) 新生儿反应能力低下，当有某些局部感染时，未被及时发现，如脐炎、皮肤小脓疱、脓头痱子、眼睑炎等，均可成为病灶，如不及时治疗，则可能导致为败血症。

新生儿便秘

大便干燥即便秘，指2～3天不排便。新生儿发生便秘多数是功能性的。主要是消化道平滑肌薄弱以及消化液和酶不足造成的。需要注意的是，出生后不排便或仅有少量黄白色胎便，这往往是新生儿肠道先天畸形的症状，应该早期明确诊断，及时进行手术治疗。若诊断不及时，延误了手术时机，会使新生儿病情加重，甚至危及生命。

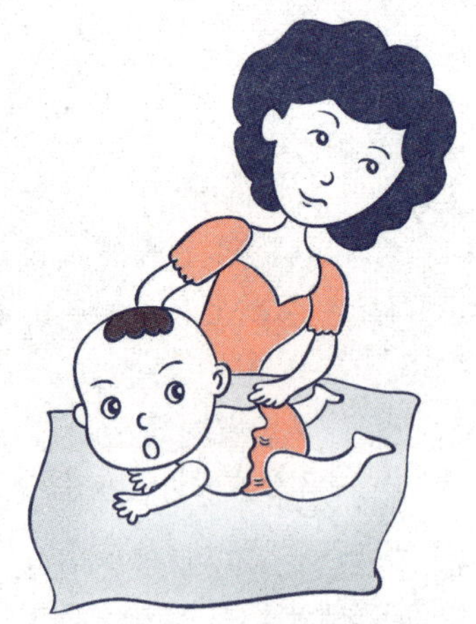

新生儿常见便秘的原因有如下几种：

(1) 喂养因素的影响　人工喂养或饮食过于精细、蛋白质摄入过多的孩子常易引起大便干燥。如单纯用牛奶喂养，从出生半个月开始，大便正常，每日一次，到满月时，就会2～3天才排便一次。如果婴儿没有生病，吃奶正常，体重增加，可以在牛奶里加蔗糖后继续喂养。如果为母乳喂养，母乳量不足，婴儿经常处于半饥饿状态，大便量势必会减少，也会隔2～3天一次。这时新生儿体重增加速度会随之减慢，就应该添加牛奶或婴儿奶粉。如果没有疾病，孩子大便及体重增长应恢复正常。因此，新生儿可喂些新鲜的菜汁、果汁，每天也可适当地喂点麻油，增加滑肠作用。

(2) 感染　新生儿肛门周围有脓肿，也会引起便秘。经检查，新生儿肛门及肛门周围红肿，有压痛及波动感，应该立即送医院手术切开，排脓的同时，服用抗生素。

(3) 先天性畸形　先天肛门闭锁或肛门狭窄的新生儿无胎便排出。先天性巨结肠，许多天才大便一次，腹胀明显，灌肠后会排出大量的气体和粪便。这种情况应该及时到医院确诊。

预防便秘重要的是每天要养成定时大便的习惯。便秘达两天以上者，可用开塞露或小肥皂条塞入小儿肛门内，帮助排便。但不宜长期使用。小肥皂条在使用前要用温开水烫软后塞入肛门。有肛裂的新生儿，必须治疗肛裂，涂一些润滑油，以免排便时肛门痛，新生儿不愿解手，时间长了，易造成便秘。

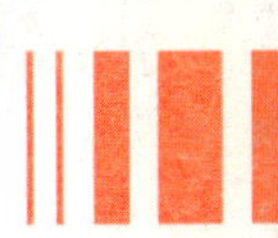

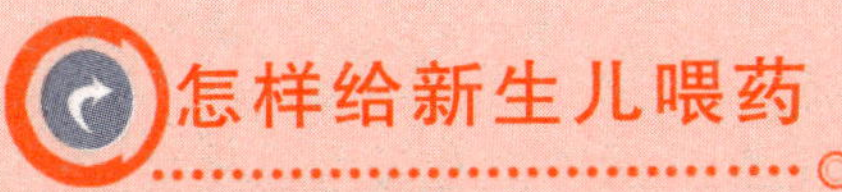

怎样给新生儿喂药

新生儿味觉反射尚未成熟，喂药比较容易，但容易呛咳，喂药时应该慎重对待。病情较轻的孩子喂药时，切勿捏住鼻子灌药，这样很容易呛入气管。应固定其头部和手，将药液用小匙放到舌根部，孩子就可以自然服下。还可用奶瓶让婴儿吸吮服下，应注意开水涮净沾在奶瓶上的药液，以保证足够的药量。病情较重的孩子喂药时，用滴管或塑料软管吸满药液后，放在患儿口腔颊黏膜和牙床间，按吞咽的速度缓慢的滴入，并注意严防药液呛入气管。如服用中药汤剂，煎的药量以半茶盅为宜，不要太多。应将温热的中药加糖调匀，分 3~6 次用奶瓶喂药。在用药时或用药后，注意观察孩子的反应，防止意外的发生。喂浓度较大，味道较苦、酸的液体药物时，可适当加水稀释，或加糖调味。另外，应注意不要用乳汁冲服药液，以防乳汁与药物相互作用而凝结，降低药效或影响食欲。

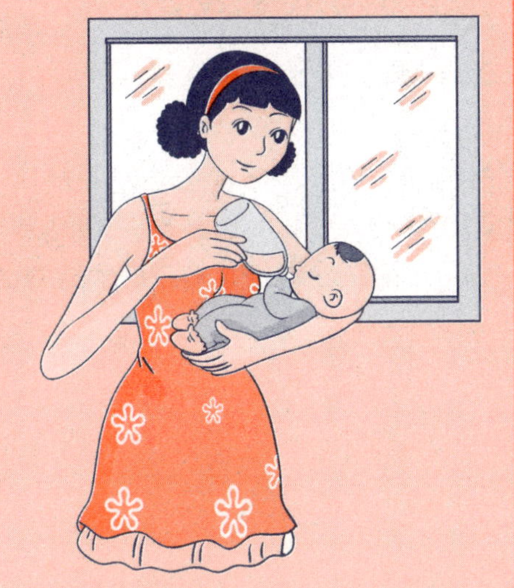

小儿接种疫苗安全吗

一般来说，预防接种是安全可靠的。但是，生物制品对人体来说都是异种物质，人体经接种后，会在全身引起一系列的生理、病理反应，反应过程中所表现出来的临床症状，通常称为预防接种的反应。这种反应的表现形式和强度不一，发生反应的原因和反应性质也各有不同。预防接种反应可分为一般反应和异常反应两类，有时还可偶尔合并其他疾病。

一般反应是由于制品性质决定的。由于死菌苗和死疫苗或多或少地还保留着某种程序的毒性，接种后会引起一定的局部或全身反应。临床表现为局部出现红肿疼痛，有时还伴有局部淋巴结肿大疼痛；全身症状，轻的有疲倦感、头昏、周身不适；重的则有头痛、发热、寒战、恶心，甚至呕吐、腹痛、腹泻等。如果接种反应比较大，局部红肿继续扩大，高热持续不退，则应密切观察病情的发展，并送医院治疗。

异常反应指仅在少数人或个别人中发生的并发症反应。反应往往比较严重，如不及时治疗，可能引起不良后果。异常反应包括晕针、过敏性休克、过敏性皮疹、血清病、变态反应性脑脊髓膜炎、诱发潜伏的感染等。

偶尔合并其他疾病，只是与预防接种偶然巧合发生的某一种疾病，则不论接种与否，这种疾病必将发生，实际上是与预防接种无关的，如种痘后出麻疹等。

为了减少反应，保证安全，各种预防接种必须在身体好的时候进行。当孩子患有湿疹和化脓性皮肤病时，禁止接种痘苗，以免引起湿疹痘或全身痘；孩子腹泻时，不要吃脊髓灰质炎糖丸活疫苗；空腹饥饿时，不宜注射预防针，以防血糖过低而引起严重反应。正确掌握禁忌证，对防止严重反应或事故的发生，具有十分重要的意义。一般说来，对特殊禁忌证应从严掌握，不能放松，否则会出问题。新生儿接种时要注意接种部位的清洁卫生，暂时不要洗澡，以防局部感染。